¡CÓMO EVITAR EL CAERSE MUERTO!

¡CÓMO EVITAR EL CAERSE MUERTO!

UNA GUÍA PARA LA PREVENCIÓN DE 201 CAUSAS DE MUERTE SÚBITA O RÁPIDA

Dr. EDUARDO CHAPUNOFF

Incluye Índice
Ilustraciones por el Dr. Eduardo Chapunoff

Website *www.dreduardochapunoff.com*
E-mail *eduardochapunoff@bellsouth.net*

Library of Congress Control Number:		2010903976
ISBN:	Hardcover	978-1-4500-6057-8
	Softcover	978-1-4500-6056-1
	Ebook	978-1-4500-6058-5

La información, ideas y sugerencias ofrecidas en este libro no intentan reemplazar las opiniones de su médico. Antes de aplicarlas, consulte con el profesional. Ni el autor ni la casa publicitaria son responsables por cualquier daño que supuestamente resulte de la aplicación de la información aquí ofrecida.

Impreso en Estados Unidos de Norte América

Para ordenar copias adicionales de este libro, contacte
www.dreduardochapunoff.com
o
Xlibris Corporation
1-888-795-4274
Orders@Xlibris.com
77554

ÍNDICE

OPINIONES SOBRE

"CONTESTANDO SUS PREGUNTAS SOBRE PADECIMIENTOS CARDIACOS Y EL SEXO"

Dr. Eduardo Chapunoff

Prólogo por el Dr. Arnold A. Lazarus
Distinguido Profesor Emérito de Psicología
Universidad Rutgers, New Jersey

Selección especial del EDITOR
iUniverse

*

FINALISTA
Concurso anual del Libro del Año 2004
ForeWord Magazine

La versión en inglés de este libro *"Answering Your Questions about Heart Disease and Sex"* fue publicada por la editorial Hatherleigh Press, New York, en octubre 2007. Distribuidor: Random House.

"Nunca he visto una discusión más elegante sobre un tema tan sensible."

—Dr. JUDITH COCHE
Psicóloga, fundadora y directora del Centro Coche
Recipiente del Premio para "Mujeres Excepcionales", Philadelphia, 2004

* * *

"Este libro disipa el misterio existente sobre la enfermedad cardíaca y el sexo. Chapunoff no reprime su sentido del humor. Es una buena idea, si se considera la gravedad con la que algunos lectores estudiarán este libro. Esta obra tiene el potencial para ser un exitoso trabajo de referencia."

—KARL KUNKEL
Crítico, ForeWord Magazine

* * *

"Un libro escrito con brillantez humorística y didáctica."

—Dr. FRANK PEREZ RIVAS
Ex director de la Veterans Administration Clinic, Oakland Park, Florida

* * *

"Al escribir Contestando Sus Preguntas Sobre Padecimientos Cardiacos y el Sexo, *el Dr. Chapunoff emplea un formato intrigante, confortable e ingenioso. Este trabajo contiene vasta información sobre el corazón y otros problemas físicos y emocionales que tienen extraordinario valor. No existen libros similares. El autor es honesto y directo en sus opiniones. Este excelente trabajo prueba que una lectura educacional puede ser atractiva, aún cuando la materia que se trata sea muy seria."*

—BETTY CORBIN TUCKER
Autora de 5 libros, incluyendo "La espina del abuso sexual"
Conductora de seminarios para escritores

* * *

"El Dr. Chapunoff examina los problemas de enfermedad cardíaca y el sexo desde todos los ángulos posibles, médicos y personales. La información que ofrece es actualizada, esencial, completamente basada en datos científicos, y de gran relevancia. El autor demuestra claramente sus conocimientos y la importancia que le otorga a este nuevo tópico. Su libro es altamente recomendado."

—Dr. RAYMOND C. ROSEN
Profesor de psiquiatría y medicina, Universidad Robert Wood Johnson, Escuela de Medicina, New Jersey
Director del programa de educación sexual

* * *

"El Dr. Chapunoff despliega la madurez profesional que sólo se adquiere durante muchos años de ejercicio profesional, escuchando atentamente a enfermos de todo tipo cultural y educacional. Nunca he visto una lectura más integrada e inspirada sobre la conexión que existe entre la salud, la intimidad y la felicidad."

"¡Este libro es una auténtica celebración del espíritu luchador y el anhelo de subsistir del corazón y el espíritu de los seres humanos!"

—Dr. SCOTT E. BORRELLI
Psicólogo
Profesor, La Universidad de Maryland. División Europea
Director de servicios de consultas psicológicas, Universidad Americana International de Londres
Editor jefe del European Journal. El EMDR Practitioner (www.emdr-practitioner.net)

* * *

"El extraordinario libro del Dr. Chapunoff sobre el corazón y el sexo, hace mucho tiempo que se necesita. Es como un regalo divino para los 63 millones de norteamericanos que padecen de enfermedad cardiovascular."

"¡Este trabajo está escrito con un estilo fácil de entender, contiene anécdotas incisivas, certeros consejos médicos, un excelente índice, y merece ser ampliamente leído y recomendado!"

—Dr. ALINE ZOLDBROD
Psicóloga-terapista sexual, Boston, Massachussets
Autora de SEX SMART (Premiada por ForeWord Magazine)
Co-autora de SEX TALK

* * *

"Contestando Sus Preguntas Sobre Padecimientos Cardiacos y el Sexo *es una obra interesante y divertida que despliega abundante humor y anécdotas notables. Y es una lectura mejor y más importante para un paciente cardíaco que la revista de la semana pasada Better Homes and Gardens que le ofrece la habitación de un hospital. Olvídese del regalito de un ramo de flores para desear mejoría. En su lugar, bríndele a su convaleciente la oportunidad de una vida sexual por US $15,95."*

—JOHN HUETTER
Crítico, Boca Ratón News, Boca Ratón, Florida

* * *

"El libro del Dr. Eduardo Chapunoff es pródigo en la descripción de anécdotas divertidas y explicaciones complejas, y tiene valor para cualquiera que posea deseo sexual y un corazón que palpite."

—JACQUELINE SOUSA
Editora, Coral Gables Living Magazine
Presidente, Metropical Media Corp., Coral Gables, Florida

* * *

"El Dr. Eduardo Chapunoff es uno de esos raros científicos que ha enfocado una materia preocupante por siglos y que ha sido estrangulada por prejuicios. Su libro ofrece un bálsamo de simple claridad, compasión, y una guía de consejos que tiene solidez de roca."

"Hay razones que explican la alta reputación del Dr. Chapunoff . . . su habilidad, su forma de escribir y guiar, son totalmente accesibles, amables, y sabias."

—BERNIE AHEARN
Comentarista de radio, a cargo del programa "El mundo del hombre" ("A Man's World"), Detroit, Michigan

* * *

"Me agradó la lectura de este libro. Es un trabajo informativo, sin intenciones dogmáticas, directo en su sinceridad, y no tan técnico como para que no pudiera entenderlo. Al discutir la materia de sexo sin vueltas innecesarias, el lector no tiene razón para sentirse inhibido o avergonzado. El humor generosamente contribuye a este proceso."

—NANCY GAIL
BC Books, Georgia

* * *

"Estimulante, honesto, con estilo directo y conversacional. El Dr. Chapunoff es un maestro en el arte de atraer a sus lectores presentando información que es relevante y actualizada."

—NORM GOLDMAN
Editor y director de Books for Pleasure, Montreal, Canadá

DEDICACIÓN

Este libro está dedicado a los bomberos y a los equipos de rescates de emergencia, quienes con frecuencia arriesgan sus propias vidas para evitar la muerte súbita o rápida de otras personas.

AGRADECIMIENTOS

Deseo expresar mi profunda gratitud a mi esposa María Cristina, por la poesía, amor y alegría que otorgó a mi vida.

Extiendo mi apreciación a los ejecutivos del Doctor's Medical Center de Miami, Dr. Ventura de Paz, Presidente, Luis Portal, Vice-Presidente, Dr. Anel Monrose, Gerente General, Kenia Cancio, Gerente General Asistente, y Magaly Castaneda, Director de Recursos Humanos, por el enorme apoyo que siempre me han brindado para la ejecución de mis servicios profesionales. Admiro su efectividad, integridad y sensibilidad. Me resulta difícil encontrar las palabras adecuadas para expresar el afecto y el respeto que siento por ellos.

También mucho agradezco la especial colaboración del Dr. Patrick Gray, Director Médico, el Dr. Augusto Cruz García y la de todo el personal del Doctor's Medical Center, por hacer tan placentera mi labor cotidiana.

Mis eternas gracias se dirigen a la memoria de mis padres Julio y Jacinta. Todo lo bueno que pude extraer de mí mismo en el transcurso de los años, se lo debo a ellos.

Eduardo Chapunoff

FIGURAS

21. Taponamiento pericárdico debido a la perforación del ventrículo izquierdo por un infarto agudo
22. Sistema eléctrico del corazón
23. Ritmo cardíaco normal
24. Síndrome del nódulo sinusal enfermo
25. A- QT normal
    B- QT prolongado
26. A- QT normal
    B- QT corto

INTRODUCCIÓN

La muerte es el único examen que todos pasamos sin haber estudiado.

La muerte es un fenómeno corriente, y estoy seguro que usted lo ha notado.

Evidentemente, es también un fenómeno preocupante, si juzgamos por lo que la mayoría de las personas piensan.

No se puede evitar, pero si somos cuidadosos y afortunados, gozamos la esperanza de una demora, algo así como un pacto negociado con el destino.

Una muerte lógica tiene sentido, y voto por ella sin dudarlo.

Quizá deberíamos considerar una muerte lógica aquella en la que parientes y amigos lamentan la pérdida, sin considerarla terriblemente insensata. Ejemplos: Una larga batalla contra un cáncer, un accidente cerebrovascular con discapacidad total física y mental, incluyendo ceguera y sordera, una persona con demencia avanzada, entre otras barbaridades.

Pero muchas muertes son ilógicas. No tienen sentido, y no tendrían que ocurrir. Desde mi propia perspectiva, una muerte sin sentido es la muerte que podría haberse previsto y evitado.

En el curso de este libro, usted leerá sobre numerosas causas de muerte súbita o rápida. Al apreciar cuán fácilmente muchas de ellas pudieran evitarse, es posible que experimente una sensación de disgusto y frustración.

Uno considera más aceptable la pérdida de una vida cuando ésta se luchó por ser salvada, cuando tanto el paciente como el médico desplegaron la tenacidad necesaria para evitar el deceso. Pero encontrar la muerte a la vuelta de la esquina por negligencia, descuido, ignorancia, o mediocridad, es particularmente triste. Y, a veces, si usted me permite ser totalmente sincero, puede calificarse como un acontecimiento estúpido.

LA MUERTE Y LAS CIVILIZACIONES

La historia ha registrado innumerables hechos de personas que murieron con gusto—y mucho dolor físico—por una convicción, en la hoguera, la horca, el circo romano, la guillotina, con sus cuerpos mutilados o perforados por una bala, una flecha, o una espada, en duelos o campos de batalla. Todo eso por amor, honor, riqueza, ambición de poder, o lealtad a una idea socio-política, fe religiosa, o un comandante militar o rey, quien, incidentalmente, con frecuencia tomó ese sacrificio como la tácita obligación de un subordinado, importándole un bledo si su servidor murió con su cuerpo entero o fragmentado.

El aura especial que confieren ciertas muertes heroicas, no otorga al proceso de la muerte un aspecto más atractivo. En general, la muerte no es un acontecimiento bienvenido. La gente se muere porque "debe" morirse, no porque "quiere" morirse.

Pero hay siempre excepciones para todo. Vea el caso de los suicidas cargados de explosivos. Carecen de temor. Aún más, disfrutan su decisión, bailan y se ríen horas antes de pulverizar su cuerpo. El ser un mártir, evidentemente, modifica radicalmente la percepción de lo que la vida significa y cómo se dispone de ella.

Por otra parte, suicidas que sufren de depresión severa no encuentran la manera de despojarse de sus miserias. Esto es infortunado por un número de razones. Una de ellas es el hecho que muchos suicidios pueden evitarse si se descubren a tiempo los estados depresivos y se administran tratamientos rápidos y efectivos. Usted se sorprendería quizá al ver personas que tuvieron ideas suicidas, como se normalizan y tienen un gran entusiasmo por vivir luego de haber sido tratados por estados de depresión mayor, con drogas psicotrópicas y psicoterapia.

En la cultura Occidental, existe un sentido de rebelión contra la muerte. Incluso la gente de edad avanzada siente la ansiedad de vivir un poquito—o bastante—más.

Individuos ultra-religiosos manejan sus asuntos espirituales de manera diferente—y más eficientemente. Aceptan el final con más resignación, y algunas veces, con una sensación de paz y auténticas sonrisas, pensando que pronto vivirán en un mundo sin dolor, al lado de su Dios, sus padres, hijos, esposas, amantes, parientes, amigos, y mascotas, dependiendo de sus gustos y preferencias individuales.

La convicción religiosa tiene mucho impacto: Aquellos que esperan que Dios les dará el perdón por sus pecados y los recibirá en un lugar paradisíaco, son muy afortunados. Piensan no solamente que sobrevivirán, sino que lo harán eternamente. ¿Quién puede superar ese estado de ánimo?

Para los que padecen de extraordinarios sufrimientos físicos o psicológicos, la muerte puede representar una solución, no un problema. Significa el fin de sus tormentos y agonía.

Yo he observado el proceso de morir muchas veces. Comúnmente, la gente fallece sin percatarse de la realidad ya que su mente no responde, están obnubilados o comatosos. Otros permanecen alertas hasta el último momento.

TESTIGO DEL ACTO FINAL

Hace años, estaba tratando y observando el proceso de muerte de un anciano por quien tenía un enorme afecto. Había sido mi paciente durante veinte años.

Apenas podía respirar. Tenía 90 años, y permaneció alerta hasta el último minuto de su vida. Bill sabía que era su final. Era un hombre muy amable, y también muy sabio. Durante sus visitas a mi consulta, habíamos conversado muchas veces sobre temas de la vida, y siempre me decía: "¡Eduardo, no se preocupe por nada! Si quiere disfrutar de su vida y vivir por mucho tiempo, recuerde esto:—¡"NUNCA SE PREOCUPE!"-

Momentos antes de su deceso, me vió luchando para controlar las lágrimas. Tomó mi mano con la suya, extraordinariamente fuerte para su edad y su condición terminal, y me dijo lo que siempre me había dicho:—"Eduardo, recuerde, no se preocupe"—Cerró sus ojos y murió.

Bill era el que estaba pasando por una situación crítica. A pesar de ello, fue él el que ofreció el consuelo. A la edad de 90 años, y en pleno proceso de muerte, tuvo más coraje que yo. ¡Qué gran inspiración fue ese hombre para mí!

Este es el tipo de experiencia que uno nunca olvida. Sólo espero que cuando me llegue el turno, tendré la capacidad para desplegar, al menos, la mitad de su gracia y su valor.

Hay personas que mueren lentamente. Otros lo hacen de manera rápida. Algunos pierden la vida vertiginosamente, ya sea en forma súbita o rápida. Estos últimos son los que tratamos en esta obra.

La muerte súbita puede ser indolora, si ocurre durante el sueño, o inducida durante una anestesia general. Es la clase de deceso que la mayor parte de los humanos se mueren por vivirla.

Hay finales rápidos que son una pesadilla. Un ejemplo es el ahogo que resulta de la obstrucción respiratoria por un cuerpo extraño que debía haber ido al esófago en lugar de la tráquea. Hay una manera efectiva de tratar esta crisis: la maniobra de Heimlich, descripta en este libro.

DEFINICIÓN DE MUERTE SÚBITA

Los cardiólogos definen la muerte súbita como la terminación de la vida en el período de una hora. Los médicos que practican autopsias (patólogos) extienden el concepto de muerte súbita cuando el deceso ocurre en un período de veinticuatro horas. Yo presentaré ejemplos de estas dos variaciones.

Algunas condiciones relatadas en este libro terminan la vida en pocos días. Después de todo, el morirse en un lapso de tiempo tan corto no debería categorizarse como una "muerte lenta". O sea, considero la decisión de incluir estas últimas, justificada.

CLASES DIFERENTES DE MUERTE SÚBITA

- **Natural:** la muerte resulta de una enfermedad

- **Suicida:** la muerte es causada por el mismo individuo, con la intención de llevarla a cabo
- **Homicida:** muerte causada por otro ser humano
- **Accidental:** muerte no intencional, y que no resulta de causa natural, suicida, u homicida
- **Indeterminada:** No existe evidencia que justifique el fallecimiento

LA MANERA DE EVITAR UNA MUERTE SÚBITA

- **Prevención:** Adoptar precauciones para evitar enfermedades o accidentes
- **Tratamiento:** Tratar una emergencia tan pronto como sea posible después de su ocurrencia

Algunas muertes súbitas pueden ser previstas. Otras no. Considere el caso de un aeroplano que se estrella en una zona muy poblada sobre restaurantes, bancos, negocios, y gente caminando por la calle. ¿Quién hubiera podido prever tal desastre?

Otras formas de muerte súbita son evitables. Acciones preventivas pueden aplicarse para tratar el tabaquismo, la obesidad, hipertensión, los niveles altos de colesterol, estilo de vida sedentario, el estrés, el control eficiente de la diabetes, entre otras condiciones. El resultado de la negligencia para manejar estos problemas es con frecuencia una muerte súbita, pero llevó años de vida, a veces décadas, practicar estilos de vida defectuosos que eventualmente culminaron en una tragedia.

Muchos ataques cardiacos (infartos de miocardio), insuficiencia cardiaca, rotura de aneurismas, o embolia pulmonar masiva (un coágulo que se desprendió de una vena de la pierna o el muslo que viaja hasta el pulmón) y muchos otros padecimientos que conducen a una muerte súbita o rápida pudieran haberse evitado aplicando hábitos saludables en el transcurso de la vida, que llevan **a la PREVENCIÓN—la solución ideal—o al PRONTO TRATAMIENTO—la segunda mejor alternativa.**

La temprana detección y tratamiento de una dolencia, a menudo salva la vida, pero si le dan a elegir, seleccione la *prevención.*

Hay muertes que resultan del uso de substancias ilícitas como la cocaína, heroína, y otras drogas populares que mucho se usan en lugares donde la gente baila y cree que se divierte toda la noche. En pocos minutos, las víctimas, generalmente adolescentes o adultos jóvenes, engrosan la lista de lúgubres estadísticas.

La edad avanzada es un factor de riesgo que afecta a cada persona de manera diferente. Aquí lo importante es la presencia de enfermedades asociadas con la edad mayor. O sea, no es sólo la edad lo que importa, sino sus nocivos acompañantes.

Los genes no pueden cambiarse, pero a veces dan cierto margen de negociación. Un ejemplo: El aneurisma cerebral es una dilatación focal de una arteria cerebral que siempre acarrea el peligro de rotura. Se observa con frecuencia en miembros de una familia. Aunque el desarrollo del aneurisma puede ser inevitable, la oportuna detección y tratamiento permite su corrección antes de romperse. Cuando esto ocurre, es difícil evitar un desenlace fatal.

El número de causas de muertes súbitas y rápidas es tan impresionante que me ha resultado imposible mencionarlas en este libro. He descripto 201. Espero que al recordarle al lector su existencia y la forma de prevenirlas, el día menos pensado usted podría salvar su propia vida o la vida de otra persona.

Cualquier humano que contribuye a salvar a otro y que practica cualquier profesión o actividad, deriva una inmensa satisfacción espiritual que no puede ser comparada con muchas otras.

Usted pudiera creer que para salvar una vida durante una emergencia, usted debe ser un profesional entrenado en el campo de la salud. Esto no es siempre así. Obviamente, cuanto más entrenada en la técnica de resucitación una persona está, mejores son las probabilidades de que la víctima se salve.

Irónicamente, un paro cardiaco puede ser resuelto por un testigo inexperimentado con poco conocimiento de la técnica de resucitación. El equipo de rescate llega pronto al lugar del evento, la víctima es transportada al hospital, y sobrevive sin complicaciones. Otras veces, un individuo detiene su corazón en presencia de profesionales experimentados y sus grandes esfuerzos fracasan.

CÓMO ENFOCAR LA LECTURA DE ESTE LIBRO

Este trabajo contiene mucha información. No es el tipo de libro que se puede asimilar en un día de lectura.

Le sugiero comenzar focalizando en las materias que aplican a su situación o interés en particular. Si se trata de un infarto cardíaco, es apropiado informarse sobre esa condición y también leer el capítulo sobre factores de riesgo cardiovascular.

Si padece de asma y es alérgico a drogas, picaduras de abejas o avispas o alergias del medio ambiente, le recomiendo revisar primero los capítulos de anafilaxia, picaduras de abejas, y asma. Si le gusta nadar en el océano, lea los capítulos sobre ahogo y el que trata los ataques de tiburones. Si se enteró que un pariente o conocido murió de intoxicación por el monóxido de carbono, suicidio, anorexia, asfixia, uso o abuso de cocaína, septicemia, insuficiencia cardiaca durante el embarazo, electrocución, obesidad mórbida, buceando, o durante la actividad sexual, es quizás preferible leer el capítulo específico antes de leer otros.

Cuando relacione un evento real con el capítulo pertinente, le resultará más fácil recordar detalles preventivos.

Piense que cualquiera de las condiciones descriptas capaces de inducir una muerte súbita o rápida, pudiera afectarlo alguna vez a usted o a alguno de sus seres queridos. Si aquellos que han muerto súbitamente pudieran volver para relatarnos sus experiencias, estoy seguro que muchos nos dirían: ***¡"Nunca pensé que esto me hubiera podido ocurrir a mí!"***

Las muertes súbitas o rápidas son tragedias, y hay bastante para lamentar. Pero la pena es más intensa cuando el fallecimiento se hubiera podido evitar.

Y ahora que usted está dispuesto a familiarizarse con el amplio espectro de situaciones capaces de producir desenlaces catastróficos, y la lectura y análisis de tanta mortandad lo incita a la tristeza y una excesiva preocupación, por lo menos cada media hora, respire profundamente, trate de relajarse, y dedique unos instantes a pensar más en la vida y el vivir, que en la muerte y el morirse.

PARTE 1

ANEURISMAS

Verdugos implacables.

En el curso de mi carrera, he visto aneurismas en distintas zonas del cuerpo humano. Aquellos que reventaron, independientemente del territorio vascular afectado, fueron experiencias inolvidables. Las presentaciones fueron siempre agudas, intensas, dramáticas. Usted seguramente recuerda aquellos programas televisivos en donde se desarrolla el drama de la vida y la muerte en salas de emergencia hospitalarias, y el personal médico corre agitadamente en todas direcciones y a toda velocidad. ¡Bien, la rotura de un aneurisma significa eso . . . y mucho más!

El aneurisma es la dilatación focal de una arteria. La palabra "aneurisma" deriva del Griego "aneurisma", que significa "ensanchamiento".

Los aneurismas se desarrollan en múltiples territorios. Cuando un aneurisma se rompe en el cerebro o la aorta, la vida corre gran peligro.

Existe un tipo de aneurisma que no es una dilatación focal de una arteria sino una porción del ventrículo izquierdo que sufrió un infarto de miocardio. El músculo cardiaco es reemplazado por una cicatriz que carece del poder de contraerse.

Normalmente, la pared del ventrículo izquierdo se contrae y toda la bomba cardiaca se mueve en bloque en una dirección. El aneurisma del ventrículo izquierdo hace una protrusión hacia afuera cuando el resto del ventrículo se mueve hacia adentro.

Describiremos esta condición más adelante, en esta sección.

La aorta normal parte del ventrículo izquierdo y se divide en 3 segmentos: la aorta ascendente, el arco aórtico, y la aorta descendente.

Aneurismas pueden formarse en cualquiera de estas secciones.

Los aneurismas ocurren porque la pared de la arteria ha sido dañada y debilitada por placas ateroscleróticas.

A veces no hay placas ateroscleróticas y el aneurisma se forma por la debilidad de su capa media. Este fenómeno puede ser—o no—congénito. Cuando lo es, se le llama el síndrome de Marfán.

La presión que existe dentro del sistema arterial empuja la pared de la arteria hacia afuera, y esto resulta en un aneurisma. La hipertensión facilita el proceso. El tamaño del aneurisma puede permanecer sin cambios durante años, o crecer hasta que decide romperse.

Además de la rotura de un aneurisma, otro tipo de emergencia puede originarse en la aorta. Es la **"disección".** Aquí, la sangre penetra en las paredes de la arteria y las separa.

La disección de la aorta puede ocurrir independientemente de la presencia de un aneurisma.

FACTORES MÁS COMUNES QUE PROVOCAN LA FORMACIÓN DEL ANEURISMA

Adquiridos
* Aterosclerosis
* Hipertensión
* Tabaquismo

Congénitos
* Síndrome de Marfán

La aterosclerosis es la formación de placas en la pared de la arteria que contienen colesterol. Cuando este proceso avanza y la arteria se endurece el trastorno es llamado arteriosclerosis.

Las placas ateroscleróticas pueden ser jóvenes y suaves o viejas y duras debido a la acumulación de calcio. Si la placa es vulnerable y se quiebra, forma un coágulo que obstruye la arteria. Una arteria puede ser severamente ocluída también si una placa dura aumenta de tamaño. El daño resultante depende de la zona en donde la oclusión de la arteria ha ocurrido: un infarto de miocardio si sucedió en una arteria coronaria, un infarto cerebral o accidente cerebrovascular si se cerró una arteria cerebral o carótida, dolor en la pierna o el pie o gangrena si la oclusión arterial afectó a una arteria importante de una extremidad inferior, entre otros ejemplos.

Otros factores contribuyen: la edad mayor de 55 años, el sexo masculino, historia de un pariente cercano que sufrió un aneurisma, altos niveles de colesterol, sífilis, trauma (caída o accidentes de vehículos).

1- ANEURISMA DE LA AORTA ABDOMINAL (AAA)

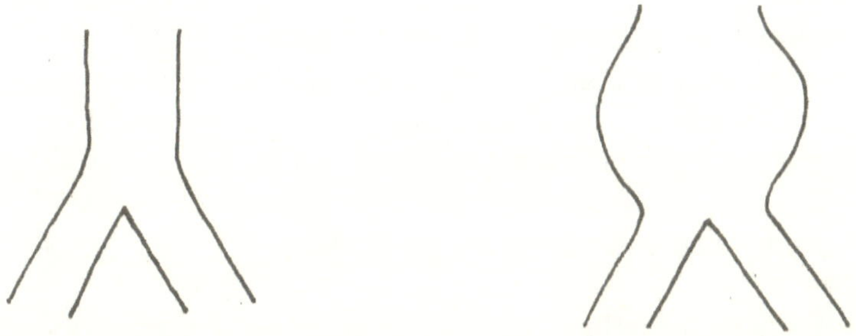

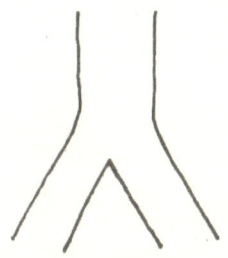

A- Aorta abdominal normal **B- Aneurisma de la aorta abdominal (AAA)**

Figura 1

Los síntomas característicos son el dolor bajo en la espalda y dolor abdominal. A veces, el AAA se expande SIN SÍNTOMAS.

La palpación del abdomen por su doctor (el aplicar la mano con cierta profundidad en el abdomen) puede o no detectar el aneurisma. Si el abdomen es delgado, el médico lo notará. Si es obeso, no podrá hacerlo. Un test simple, el ultrasonido, descubre el aneurisma, aunque en casos de obesidad severa no se visualiza claramente y hay que recurrir a un scan.

Tratamiento

Si el aneurisma es pequeño le recomendarán un examen periódico para evaluar su tamaño. Generalmente, esto se hace una vez cada 6 a 12 meses.

El aneurisma que causa síntomas debe ser tratado. Cirugía es recomendada para AAA más grandes de 5.5 cm de ancho. Muchos doctores adoptan ese tratamiento con aneurismas de 5 cm de diámetro, o cuando es menor de 5 cm de ancho pero ha aumentado su tamaño recientemente: .5 cm en los últimos 6 meses, o 1 cm en los últimos 12 meses.

AAA. Tratamiento cuando no se ha perforado

- Operación tradicional abierta del abdomen: El AAA se reseca y reemplaza con material sintético
- Stent intravascular: No todos los AAA pueden ser tratados por este método. Se considera cuando el AAA está localizado debajo de las arterias renales

AAA. Tratamiento cuando se ha perforado

- Requiere inmediata cirugía. El aneurisma perforado arroja un torrente de sangre adentro de la cavidad abdominal y el paciente sufre un estado de shock

Un médico retirado de 70 años de edad pidió que lo viera inmediatamente en mi consulta. Sentía la sensación de que "algo estaba por explotar" adentro de su abdomen. Descubrimos un AAA de 12 cm de ancho. Durante la cirugía, el AAA frotaba contra la columna vertebral y la pared de la aorta mostraba una erosión y estaba a punto de romperse. El aneurisma se extirpó y el paciente se recuperó.

—*—

Hace años, y en un período de dos semanas, traté a dos hombres octogenarios traídos a la sala de emergencia con anemia muy severa, en estado de shock, y con una masa en un testículo, grande y dura. Al principio parecía una hernia, pero no lo era. El testículo de los dos pacientes contenía sangre que había descendido a los genitales y que provenía de un aneurisma abdominal roto. Uno de estos enfermos fue operado pero falleció después de la intervención de un infarto masivo. El otro sucumbió minutos después de llegar al hospital.

2- ANEURISMA DE LA AORTA TORÁCICA ASCENDENTE Y DEL ARCO AÓRTICO

Los síntomas dependen de la localización y el tamaño del aneurisma, y resultan de la compresión de órganos, nervios, y otros vasos sanguíneos.

Dificultad respiratoria
Cambio de la voz
Tos seca
Dolor pulsátil en el pecho o la cabeza

3- ANEURISMA DE LA AORTA TORÁCICA DESCENDENTE

Síntomas: dolor en el hombre izquierdo, la pared del tórax, en el frente o la espalda.

Tratamiento

En la aorta ascendente o el arco aórtico: Cirugía, cuando el aneurisma mide más de 5-6 cm. Se usa material de Dacron (un material artificial).

En la aorta torácica descendente:

Opción # 1. Si el aneurisma es más grande de 6 cm, cirugía es necesaria para resecar el aneurisma y reemplazar ese segmento.

Opción # 2. La aplicación de un stent es una alternativa menos cruenta. El stent es un material metálico o plástico que se introduce a través de un catéter en la zona de la ingle y se ubica dentro del aneurisma y previene su rotura.

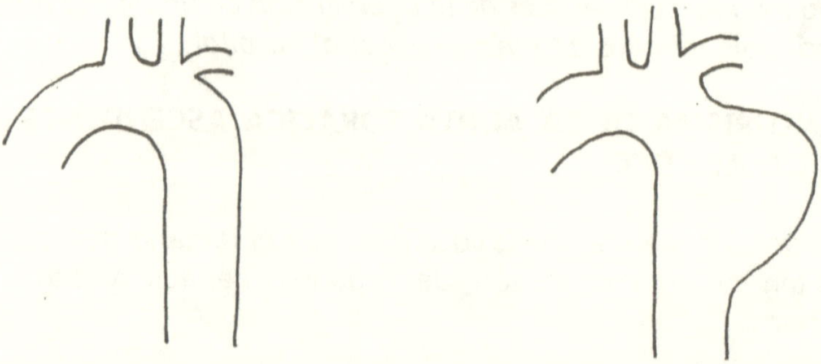

A- Aorta torácica normal **B- Aneurisma de la aorta torácica descendente**

Figura 2

4- ANEURISMA DE UNA ARTERIA CEREBRAL

El aneurisma cerebral es como una burbuja que crece en una arteria del cerebro. Ocurre por la debilidad de la pared arterial.

Un aneurisma muy pequeño, puede no causar molestias. Si crece de tamaño, aún así puede no causar síntomas.

Sin embargo, antes de romperse denota su presencia con severos dolores de cabeza, naúseas, vómitos, trastornos de la visión, y pérdida de la conciencia.

Infortunadamente, los aneurismas del cerebro son diagnosticados en el momento peor, cuando el globito aneurismático explota. Esto significa hemorragia cerebral, y con frecuencia, la muerte.

La mayoría de los aneurismas cerebrales sufren la rotura sin síntomas precedentes.

El 4% de los adultos jóvenes y hasta el 10% de las personas de edad, tienen aneurismas cerebrales. La rotura ocurre en el 65-75% de los pacientes, generalmente, antes de los 50 años.

Más de 30.000 individuos en Estados Unidos explotan su aneurisma cerebral cada año. El 12% de ellos fallecen antes de llegar al hospital y más del 50% mueren dentro de los primeros treinta días.

Tamaño del aneurisma

Varía. Los pequeños miden menos de 15 mm. Los grandes, 15-25 mm; los gigantes, 25-50 mm (se han reportado más grandes de 50 mm).

¿Cuáles son las causas que producen la formación de un aneurisma cerebral?

Tendencia congénita
Tabaquismo
Infecciones en la sangre que localizan gérmenes en una arteria cerebral
Trauma cerebral
Hipertensión

Diagnóstico

Se utilizan los siguientes procedimientos:

- Imagen de Resonancia Magnética (IRM)
- Angiografía de Resonancia Magnética (ARM)
- Tomografía computarizada (TC)

Un alto riesgo de tener un aneurisma cerebral existe en personas que tienen parientes de primer grado (padres, hermanos) que han tenido un aneurisma cerebral, y aquellos que sufren de enfermedad poliquística de los riñones (quistes múltiples en los dos riñones).

Diagnóstico de un aneurisma cerebral roto

Los tests diagnósticos más importantes son:

- Tomografía computarizada (TC). Técnica de rayos X que examina el cerebro con secciones "rebanadas"
- Examen del fluido cerebro-espinal. Una aguja se inserta en la columna espinal baja y se obtiene una pequeña cantidad de fluido espinal. Si contiene sangre, significa que la sangre alcanzó el espacio subaracnoideo que existe entre el cerebro y la membrana que lo cubre, llamada "subaracnoidea"
- Los pacientes que tienen una hemorragia subaracnoidea requieren la angiografía cerebral (obtiene información crítica

sobre el tamaño, la forma, y la localización del aneurisma, y establece la presencia o ausencia de espasmo arterial)

- El espasmo arterial tiene enorme importancia y debe ser tratado agresivamente para evitar daño cerebral

5- ANEURISMA DE UNA ARTERIA CORONARIA

Esta anormalidad es descubierta en un angiograma cuando el cardiólogo está buscando y evaluando otra condición. Y ahí mismo surge la pregunta: ¿Debe ser tratado o no?

El aneurisma de una arteria coronaria es poco frecuente. Es una dilatación focal que excede el diámetro de la arteria coronaria más grande del paciente 1.5-2 veces. Un aneurisma coronario de 6 x 8 cm ha sido reportado.

La aterosclerosis es responsable por la mayoría de estos aneurismas. Estos pueden causar angina de pecho o infartos de miocardio cuando se forma un coágulo en su interior o un fragmento de ese coágulo es arrojado en la misma arteria.

El curso natural de esta condición, su evolución y pronóstico, o incluso qué hacer con él una vez que es diagnosticado, no se sabe con certeza.

Su tratamiento varía. Algunos cirujanos cardíacos favorecen su resección y usan una vena de la pierna para unir los fragmentos saludables de la coronaria afectada. Otros prefieren no tocar el aneurisma y dejarlo solito.

6- ANEURISMA ESPLÁNCNICO

La práctica médica trata con frecuencia pacientes con dolor abdominal. Los médicos diagnostican enfermedad vesicular, úlcera de estómago, piedras renales, diverticulosis, tumores, inflamaciones intestinales, pancreatitis, y otras dolencias. Pero un diagnóstico evasivo son los aneurismas esplácnicos, dilataciones arteriales formadas en los vasos que parten de la aorta abdominal para proveer sangre al hígado, intestino, y bazo.

De todos los aneurismas descriptos, los esplácnicos son los menos populares y reconocidos por la profesión médica. Autopsias, sin embargo, sugieren que son más frecuentes que los aneurismas de la aorta abdominal. Un estudio por Shabana F. Pasha y colaboradores, publicado por la Clínica Mayo Clinic Proc, 2007; 82 (4):-472-479 advierte sobre la importancia de reconocer su presencia ya que hasta el 25% de ellos se rompen, y cuando esto ocurre, la mortalidad varía entre el 25% y el 70%. El aneurisma espláncnico más frecuente es el de la arteria esplénica (del bazo).

El diagnóstico debe ser considerado en un paciente que se queja de dolor abdominal. El médico descubre un pulsación fuerte aplicando su mano en el abdomen, o el estetoscopio aplicado en la pared abdominal detecta un sonido especial, llamado frémito (en inglés, "bruit").

La mayor parte de los aneurismas espláncnicos no dan síntomas y se descubren cuando el cirujano explora el abdomen para tratar otra condición o analiza imágenes radiológicas (angiografía), también por otras razones.

El tratamiento es la extirpación del aneurisma por cirugía si su diámetro mide más de 2 cm, si la paciente está embarazada, o si de alguna manera, se ha demostrado el crecimiento del aneurisma.

7- ANEURISMA DEL SENO DE VALSALVA (ASV)

ASV se debe a una debilidad congénita del tejido elástico de los senos de Valsalva. Estos son tres pequeños sacos situados detrás de las hojas de la válvula aórtica. Al dilatarse uno de estos saquitos debido a la aterosclerosis, aneurisma aórtico, endocarditis, trauma torácico, entre otras causas, se forma el aneurisma.

Al romperse penetra una cavidad cardiaca lo cual significa una sobrecarga de sangre para el corazón e insuficiencia cardiaca aguda. Si la perforación del seno de Valsalva se canaliza hacia el pericardio, el taponamiento pericárdico ocurre, sofoca al corazón y no le permite contraerse.

Los ASV se ven en una de mil personas y generalmente se rompen entre la pubertad y los 30 años.

Los que no se rompen, usualmente no producen síntomas y son detectados por casualidad al analizar un ecocardiograma obtenido para evaluar una condición que no tiene ninguna relación con el ASV.

Su evaluación incluye la resonancia magnética y estudios de ecocardiografía. A veces un cateterismo cardiaco es necesario.

Tratamiento

La presión arterial debe ser muy bien controlada. Los beta-bloqueadores son muy útiles.

La corrección quirúrgica de un aneurisma del seno de Valsalva es a menudo recomendada a causa de la alta mortalidad que resulta de su rotura.

8- ANEURISMA DEL VENTRÍCULO IZQUIERDO

Consiste en una porción muerta del músculo cardiaco que se origina de la siguiente manera:

Si el bloqueo de una arteria coronaria condujo a un infarto de miocardio, la porción afectada del músculo cardiaco deja de ser músculo para transformarse en tejido cicatrizal, el que carece de capacidad para contraerse.

Normalmente, cuando el ventrículo izquierdo se contrae para enviar sangre a la circulación, toda la pared del ventrículo sirve de bomba propulsora. Cuando se formó un aneurisma, parte del ventrículo izquierdo ha sido dañada y esto reduce el poder del ventrículo para eyectar la sangre en el sistema circulatorio. La bomba cardiaca está debilitada y esto puede conducir a la insuficiencia o falla cardiaca, arritmias graves y/o la formación de coágulos dentro del aneurisma.

El peligro potencial de estos coágulos es su liberación y transporte por la corriente sanguínea a órganos vitales. Un ejemplo es un coágulo que viaja al cerebro y causa la parálisis de la mitad del cuerpo u otros daños neurológicos.

El aneurisma ventricular puede extirparse por cirugía, la cual comúnmente incluye el bypass coronario. Los resultados son muy buenos.

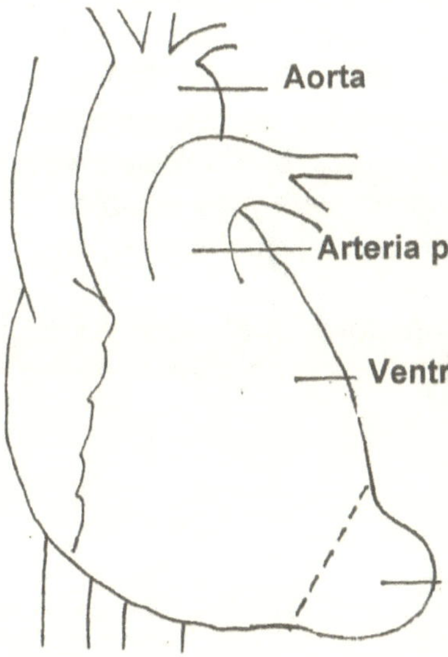

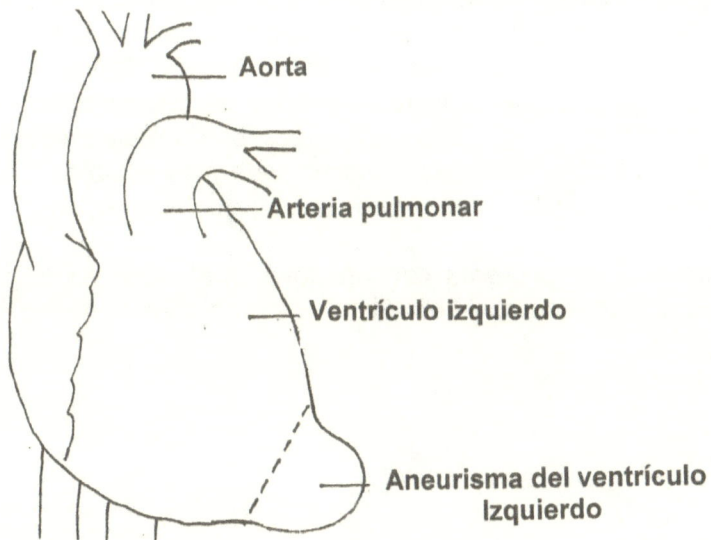

Aneurisma ventricular que resultó de un infarto de miocardio

Figura 3

9- DISECCIÓN DE LA AORTA

Es una enfermedad infrecuente pero a menudo fatal. Aproximadamente 10.000 norteamericanos sufren anualmente de disección aórtica. El proceso consiste en un desgarro de la capa media de la aorta (la arteria posee tres capas) debido a una degeneración de su tejido colágeno.

En septiembre de 2007 acabó la vida del famoso actor John Ritter. Y también mató al Rey George II de Inglaterra, Richard Biggs, actor, Mike Wieringo, artista de libros cómicos norteamericano, y la inolvidable comediante Lucille Ball. ¿Quién podría olvidarse del show "Yo Amo a Lucy"?

Algunos, sin embargo, han tenido más suerte: el eminente cirujano cardiovascular, Dr. Michael DeBakey, creador de técnicas quirúrgicas para tratar la disección aórtica, sufrió él mismo una disección aórtica y fue operado por sus discípulos a la edad de 97 años. Se recuperó, volvió a sus labores, y murió en el año 2008, a la edad de 99.

Recientemente examiné una mujer de 48 años que sufría de hipertensión. Tuvo un dolor agudo y fuerte en el abdomen irradiado a la zona escapular izquierda, popularmente conocida como la "paleta". Se le encontró un aneurisma disecante de la aorta abdominal descendente. Fue tratada médicamente—sin ninguna operación—y sobrevivió. Un mes más tarde se quejó de un dolor suave en la misma zona y los estudios mostraron recurrencia de la disección. Se le implantó urgentemente un stent.

La enfermedad se presenta con un dolor intolerable en el pecho y acarrea una mortalidad del 80%. El 50% de los pacientes no llegan vivos al hospital.

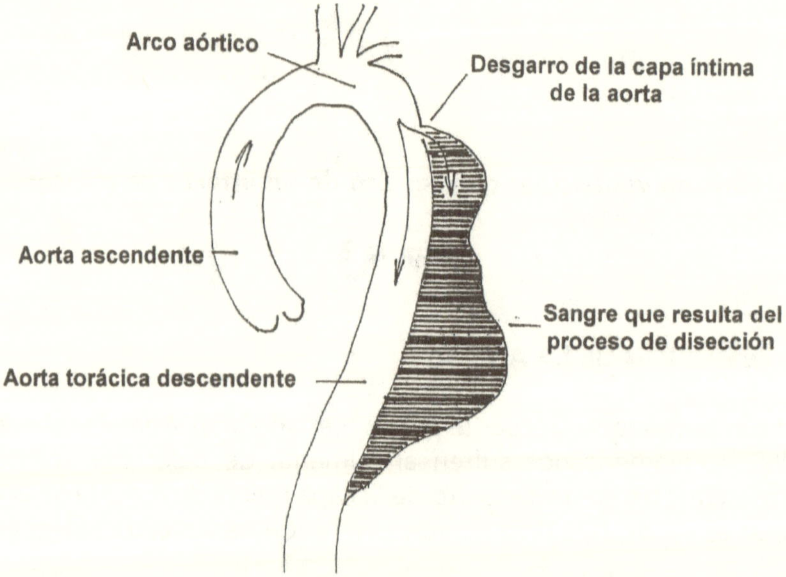

Disección Aórtica

Figura 4

La disección aórtica preferentemente ocurre entre los 50 y los 70 años. La condición está asociada con hipertensión, enfermedades del tejido conectivo, o trauma no penetrante torácico, comúnmente, un accidente de auto. También puede suceder luego de reemplazar una válvula aórtica con una prótesis, o en personas que fueron insertados un balón intra-aórtico para el tratamiento de shock.

El 50% de las disecciones en mujeres ocurren antes de los 40 años y durante el embarazo, sobre todo en el tercer trimestre.

El diagnóstico se establece por tomografía computarizada, resonancia magnética, eco-cardiografía, y el aortograma (introducción de un catéter en la aorta e inyección de material de contraste a los rayos X).

El riesgo de muerte es más alto en las primeras horas del comienzo de la disección.

Existen aneurismas disecantes que no son fatales. Si el paciente sobrevive por un par de semanas, el pronóstico mejora.

El tratamiento depende de la localización del segmento aórtico en disección. Si se afecta la aorta ascendente, el tratamiento quirúrgico es superior al tratamiento médico. Cuando otras porciones de la aorta están envueltas, incluyendo la aorta abdominal, es preferible tratar al paciente sin cirugía, de manera conservadora.

10- EL SÍNDROME DE MARFÁN: ANEURISMA O DISECCIÓN AÓRTICA

Es una enfermedad hereditaria en el 70% de los casos. El 30% de los que padecen del síndrome de Marfán no tienen historia familiar de este desorden. Afecta tanto a hombres como mujeres de cualquier raza. Los pacientes usualmente tienen largas extremidades, brazos y piernas, paladar arqueado, tórax deforme, pies planos, y una mandíbula inferior pequeña.

El defecto básico en esta condición radica en fallas del tejido elástico y los órganos que contienen mucho de este tejido, son los más afectados: la piel es muy flexible y la aorta es débil y frágil. Por esto tiene tendencia o a romperse o a la disección.

El síndrome de Marfán puede incluir anormalidades en varios órganos y sistemas aunque a veces envuelve sólo uno de ellos.

La válvula mitral puede estar prolapsada, la columna vertebral tiende a curvarse (escoliosis), los pulmones desarrollan enfisema con más facilidad.

Los ojos sufren trastornos frecuentes. En más del 60% de los pacientes el cristalino se encuentra descentrado (ectopia lentis). Hay tendencia a la miopía y el astigmatismo (los ojos no pueden enfocar claramente). Las cataratas (nubosidad del cristalino) y el glaucoma (aumento de la presión en los ojos) se presentan a una edad más temprana.

Hace poco tiempo examiné a un paciente de 28 años de edad que **únicamente** tenía enfermos los ojos debido al síndrome de Marfán. Su diagnóstico: desprendimiento de la retina recurrente (desgarramientos en el revestimiento sensible a la luz en la parte posterior del ojo). Sus dos ojos sufrieron esta condición desde su temprana adolescencia.

Un diagnóstico absoluto puede obtenerse examinando el ARN de la persona y ver si tiene el gene defectuoso que causa el síndrome.

11- PSEUDOANEURISMA DEL VENTRÍCULO IZQUIERDO

En un verdadero aneurisma del ventrículo izquierdo, parte del músculo ventricular es reemplazado por tejido cicatrizal, pero la pared del ventrículo no se perforó. Un pseudo-aneurisma del ventrículo izquierdo ocurre cuando un infarto origina una pequeña perforación y la sangre entra en el espacio del pericardio. Se diagnostica por ecocardiografía, estudio nuclear y/o resonancia magnética.

El tratamiento del pseudo-aneurisma del ventrículo izquierdo es siempre quirúrgico.

Un hombre de 65 años vivía en Venezuela. Fue transportado a Miami Beach en condición terminal debido a insuficiencia cardiaca. Su esposa y hermano habían concretado arreglos funerarios. El viaje representó un desesperado esfuerzo para brindarle una remota posibilidad de salvación.

Tenía, ciertamente, un estado crítico. Apenas podía respirar y su cuerpo estaba muy hinchado por edema generalizado—retención de líquido—debido a insuficiencia cardíaca avanzada. Pensamos que no iba a sobrevivir. Se le hizo un cateterismo cardíaco de emergencia y fue llevado a cirugía a alta velocidad. Aquí se demostró que había tenido un infarto de miocardio con una pequeña perforación y la sangre inundó la cavidad del pericardio.

Por fortuna, un coágulo se había formado en el agujerito de la perforación, el cual impidió que más sangre en el pericardio sofocara totalmente al corazón.

El cirujano extirpó la zona dañada del corazón y drenó la sangre acumulada en el pericardio. En pocos días, todo el edema de su cuerpo desapareció, se recuperó, volvió a Venezuela, y tres meses más tarde jugaba diariamente al golf, sin ningún síntoma o problema cardíaco de ningún tipo.

Me informaron que los arreglos funerarios que habían realizado sus parientes fueron cancelados.

PART 2

ASFIXIA

Nosotros no apreciamos el placer de respirar hasta el momento que lo perdemos.

La asfixia ocurre cuando existe una deficiencia severa de oxígeno en el cuerpo que resulta de la incapacidad para respirar normalmente. La concentración pobre de oxígeno en los tejidos del cuerpo, se llama hipoxia. El cerebro es muy sensible a la hipoxia.

La asfixia usualmente, pero no siempre, se acompaña del deseo de respirar profundo.

Muchos equivocadamente creen que la absorción pobre de oxígeno es responsable por este síntoma, cuando en realidad lo que causa esta molestia es la progresiva acumulación de dióxido de carbono. Algunas veces, las víctimas están hipóxicas sin percatarse de ello.

A menos que se adopten medidas para revertir el proceso y eliminar la causa de la asfixia, pérdida de la conciencia, daño cerebral y la muerte ocurrirán.

El proceso asfixiante es un participante mórbido en torturas, pena capital, suicidio, y guerras. La asfixia no-fatal es también vista en las artes marciales y combates deportivos.

Prácticas eróticas provocan la asfixia para incrementar el placer sexual.

12- AHOGO, ESTRANGULACIÓN, Y SOFOCACIÓN EN NIÑOS

Los infantes y los niños requieren supervisión constante. Muchas de las muertes por ahogo, estrangulación y sofocación no son intencionales y pueden evitarse.

Un niño pequeño necesita su protección total. El criar una criatura es un trabajo constante. Usted debe saber qué hace el pequeño/a, cómo se despierta, come, respira, camina, y duerme. Quién lo/ toca, alimenta y juega con él/ella.

La obstrucción respiratoria es la causa de trauma más común de muerte no intencional en los infantes menores de un año. El oxígeno no llega a los pulmones y el cerebro. Esto ocurre porque:

- El alimento o el objeto bloquea las vías respiratorias **(ahogo)**
- Materiales presionan las vías respiratorias por fuera ejerciendo presión sobre ellas **(sofocación)**
- Ciertos objetos se ubican alrededor del cuello **(estrangulación)**

Los niños, especialmente aquellos menores de tres años, son más vulnerables a las obstrucciones fatales del tracto respiratorio por sus pequeñas vías respiratorias, no tienen suficiente experiencia para masticar bien, y practican el peligroso acto de llevarse a la boca todo lo que encuentran.

La mayoría de los ahogos, sofocaciones, y estrangulaciones ocurren en el ambiente familiar. Los culpables más comunes son los caramelos, perros calientes, nueces, uvas, y palomitas de maíz.

El 60% de los casos de sofocación de los infantes suceden en el dormitorio u otro lugar en la casa en donde el infante está durmiendo. Su cara queda presionada sobre el colchón o quedó enterrada debajo de él o de una almohada. Bolsas plásticas que presionan la boca y la nariz también causan sofocación.

La dificultad del infante para levantar su cabeza y liberarla de situaciones comprometedoras, le otorga un riesgo mayor.

Novecientos infantes mueren anualmente en Estados Unidos del síndrome de la "muerte súbita del infante". Generalmente se los encuentra acostados sobre sus estómagos con su boca y nariz cubiertas por las coberturas del lecho.

Las estrangulaciones comúnmente ocurren con elementos usados para decoración, collares, cinta de chupetes, cordones de cortinas, cuando están colgados cerca de la cuna.

Síntomas de obstrucción respiratoria por un cuerpo extraño

- Ruido y gestos de ahogo cuando el objeto es inhalado
- Tos
- Sonidos respiratorios agudos
- Dificultad para hablar
- Dolor en la garganta o el pecho
- Voz ronca
- Labios azulados

MEDIDAS PREVENTIVAS

- Coloque al infante con su espalda sobre un colchón firme, el cual cumpla las estipulaciones de producción aceptadas
- Remueva almohadas, juguetes y otros objetos de la cuna
- Nunca deje nada que cuelgue de la cuna o que el infante pueda alcanzar
- Mucho cuidado con las salchichas calientes
- Extremo cuidado con alfileres, joyas y botones. El infante no debe alcanzarlos
- Aprenda los principios de resucitación cardiopulmonar
- Examine los juguetes y busque por partes que un niño pudiera introducir en su boca
- Remueva todos los cordones de las ropas infantiles
- Nunca permita que usen collares o carteras
- Neutralice todos los hilos y cordones de las cortinas atándolos
- Nunca ubique una cuna cerca de una ventana
- Los espacios entre las barras de la cuna deben medir menos de 3.5 pulgadas

TRATAMIENTO EN EL HOGAR

El ahogo es una emergencia y puede ser fatal a menos que se trate inmediatamente. No pierda tiempo llamando al médico. Llame en su lugar a 911

1- Requiera ayuda emergentemente. No intente llevar a la víctima en auto a una sala de emergencia
2- Deje que testigos llamen a la emergencia 911. Mientras espera por la ambulancia, comience las maniobras de primera ayuda
3- No le dé al paciente nada para tomar. Un líquido ocuparía el espacio que es necesario ser ocupado por aire
4- Si la persona parece ahogarse, o tose, pero no está azulado y está en edad de contestar sus preguntas, pregúntele: "¿Estás tosiendo?" Si el niño responde pronunciando palabras, tiene una obstrucción respiratoria parcial. En este momento, pudiera ser preferible no hacer nada y pedirle al paciente que tosa repetidamente
5- Si la víctima no puede hablar y solo mueve la cabeza, está teniendo una obstrucción respiratoria completa y necesita tratamiento emergente
6- El enfoque para tratar una persona que se está ahogando en el hogar y su color se torna azulado varía con su edad. In adultos o niños mayores de un año, los empujones abdominales, la maniobra de Heimlich descripta en esta sección debe ser ejecutada. Esta técnica crea una tos artificial y algunas veces resulta en la eliminación del objeto que causó la obstrucción

Los rápidos empujes con el puño cerrado en la zona central y superior del abdomen (el epigastrio) fuerzan al músculo que separa la cavidad torácica de la abdominal—el músculo diafragma—a moverse hacia arriba. Esto reduce el tamaño de la cavidad del tórax, comprime los pulmones y lleva a la expulsión de aire. Si la maniobra tiene éxito, el cuerpo extraño es arrojado al exterior.

CÓMO EJECUTAR LA MANIOBRA DE HEIMLICH CON SACUDIDAS ABDOMINALES

- Doble ligeramente a la víctima y ubíquese detrás de él/ella
- Cierre su puño
- Ubique sus brazos alrededor de la persona, tome su puño con la otra mano y empuje ambos rápidamente en la parte media superior del abdomen, debajo de las costillas
- Ese movimiento brusco debe ser dirigido hacia adentro y hacia arriba.

  Esto ayudará a la persona a toser y eliminar el cuerpo extraño. La maniobra debe continuar hasta que la víctima pueda respirar o se vuelva inconsciente.

LA MANIOBRA DE HEIMLICH PARA INFANTES EN ESTADO DE AHOGO

- Acueste al niño boca arriba y usted arrodíllese a la altura de sus pies o sostenga el infante en su muslo dirigiendo su cara lejos de usted
- Ubique sus dedos medio e índice de sus dos manos debajo de las costillas y arriba de su ombligo
- Presione el abdomen con un movimiento rápido hacia arriba sin apretar las costillas. Sea suave. Repita la maniobra hasta que el objeto sea eliminado
- Llame al 911. El infante debe ser examinado por un médico, aún si la maniobra fue exitosa

¡QUÉ NO HACER!

. . . interferir si el infante está tosiendo asiduamente, llora en voz alta, o está respirando adecuadamente

. . . tratar de alcanzar el objeto obstructivo si el infante está consciente

. . . ejecutar las maniobras mencionadas si el infante deja de respirar por otras razones, tales como un ataque de asma o un golpe en la cabeza.

13- ASFIXIA POR COMPRESIÓN DEL TÓRAX (ASFIXIA COMPRESIVA)

Cuando tenía 8 años, mi buen padre, Don Julio, me llevó a ver en Buenos Aires un partido de fútbol de River Plate contra Lanús. Era difícil salir del estadio por la gran multitud. Yo iba caminando y él me llevaba de la mano. Me sentí hundido entre la gente y no podía respirar. Me sentó en sus hombros y el aire volvió a entrar en mis pulmones. Mi padre maniobró lo mejor que pudo para evitar su propia asfixia. Afortunadamente, salimos de esa situación. Fue la última vez que concurrí a un estadio de fútbol.

Ha sido postulado que un ser humano puede respirar adecuadamente sin tener que expandir su tórax pero tiene la capacidad de expandir su abdomen, permitiendo la expansión del músculo diafragma.

En las compresiones torácicas por una multitud hay una falta consistente de fractura de costillas, y es probable que en estos casos, la causa de muerte sea la compresión abdominal, no la compresión del pecho.

Sea como fuere, se ha comprobado que accidentes fatales que envuelven muchas personas que se han apilado unas arriba de las otras, las que están en las pilas más bajas son comprimidas por pesos de alrededor de 380 Kg. (836 libras).

Una persona puede también comprimir su tórax cuando está reparando un auto y el cricket que sostiene al auto se resbala y el auto se desploma sobre su pecho.

La compresión del tórax ocurre en instituciones para enfermos mentales o a individuos arrestados por la policía, sobre todo cuando estos se resisten y actúan violentamente.

El tórax de la víctima es comprimido por el peso de la persona que lo quiere controlar y la presión del brazo que lo aguanta. Si, además, la cara es apretada contra un sofá, la dificultad para respirar aumenta. La compresión adicional del cuello, reduce el aflujo de sangre al cerebro.

La compresión del tórax y el cuello, y la cara contra el sofá, representan una combinación letal. Estas maniobras pueden ser fatales en un período que varía de los 4 a los 15 minutos.

Otros casos de asfixia compresiva son asociados con el uso de cordones o chalecos que restringen movimientos, y las barras metálicas de la cama.

La asfixia por sofocación homicida es la obstrucción mecánica de la nariz o la boca, cuando éstas se cubren con las manos, una bolsa o una almohada que encierra la cabeza.

Un accidente infortunado ocurre cuando un adulto accidentalmente rueda en la cama sobre un infante dormido.

Sofocación sucede también cuando la cabeza de la persona se hunde en arena o una pila de granos de cereal.

La compresión durante el ejercicio de las artes marciales por una técnica llamada "la tijera de piernas" puede causar asfixia y muerte cuando intencionalmente las piernas se aprietan alrededor de la sección media del tórax del oponente.

La asfixia compresiva también se ha utilizado como método de tortura y en ejecuciones.

La compresión del tórax aplicada por más de cuatro minutos puede resultar en falta de oxígeno cerebral y muerte. Las instituciones psiquiátricas y policíacas deben cumplir con recomendaciones específicas para restringir a personas cuando sea necesario, pero sin que éstas pierdan la vida en el proceso.

14- ASFIXIA ERÓTICA

Los individuos que buscan aumentar su placer sexual-excitación erótica y orgasmos—utilizando intencionalmente métodos que causan asfixia, son conocidos con el nombre de **hipoxifílicos.** El proceso es llamado **asfixia erótica.** Se lleva a cabo por medio de la masturbación (asfixia auto-erótica), o practicando el sexo con otra persona.

Esta actividad es muy peligrosa y puede terminar en la muerte.

Las técnicas usuales son:

- Una bolsa plástica cubre la cabeza
- Estrangulación propia usando cualquier tipo de ligadura alrededor del cuello

En el año 2004, un miembro de un partido de extrema derecha, el National Front Party, Kristian Etchells, se murió durante un acto sexual de este tipo.

El 8 de marzo de 2007, el New York Times publicó en primera página la historia de un adolescente que había sufrido un ataque cardiaco y estuvo tres días en coma después de colgarse el mismo.

Los que practican estos actos, no siempre saben las posibles terribles consecuencias de la asfixia erótica. Creen que es una diversión.

Esta conducta humana no es una novedad. Históricamente, la práctica se remonta a los 1600s. A hombres ejecutados por la horca, se les notó una erección y a veces la eyaculación durante el ajusticiamiento. En ocasiones, la erección se mantenía después de morir.

15- ASFIXIA POSICIONAL

La restricción de una persona con su cara tocando el suelo y teniendo bajo presión su cuello o el tórax puede ser fatal.

Esto se conoce como **asfixia posicional** y ocurre porque la persona en esta situación no puede respirar adecuadamente.

A veces, maniobras utilizadas incorrectamente por la policía, guardas de la prisión, o personal hospitalario, han causado la muerte.

La restricción de una persona con la cara mirando hacia abajo (contra el piso) es más probable que cause la muerte que la restricción ejercida contra una persona que tiene su cara mirando hacia arriba.

Los agentes de la policía son entrenados para evitar la restricción de personas con la cara hacia abajo, o hacer esto por un período de tiempo muy corto.

La probabilidad de muerte aumenta cuando la cara mira hacia abajo o se ha apretado el cuello, sobre todo en personas muy obesas, que sufren de enfermedad cardiopulmonar, o están intoxicados con alcohol y/o drogas.

16- ENVENENAMIENTO POR MONÓXIDO DE CARBONO

¡Cuidado con ese silencioso, inodoro, insaboro, traicionero matador!

El monóxido de carbono es responsable por muchos suicidios. Australia adquirió notoriedad por el alarmante número de gente joven que se quita la vida usando este gas.

El proceso se efectúa utilizando el gas que despiden los vehículos motorizados.

Las autoridades han tratado de reducir el problema limitando la cantidad de monóxido de carbono liberado por el motor en acción, esperando que esto logre la disminución de este tipo de fatalidad.

La razón por la que el monóxido de carbono es preferido por los suicidas es por su fácil disponibilidad, facilidad de uso, y supuestamente, la ausencia de dolor en la maniobra.

El Dr. Kavorkian usó distintos medios para acabar con la vida de pacientes terminales, y el monóxido de carbono fue uno de ellos. Información adicional sobre este patólogo puede leerse en el capítulo **"Eutanasia".**

Pero ¿qué ocurre con la gente que **NO** quiere morirse? Muchos fallecen por este gas de cualquier manera.

El monóxido de carbono es una de las substancias más tóxicas con la que usted está en contacto en su vida diaria—en su hogar, su garaje, su bote, en su trabajo, debido a instalaciones defectuosas o con pobre ventilación.

Este gas es un producto del proceso de combustión. Los combustibles capaces de producir intoxicación por monóxido de carbono incluyen el propano, el gas natural, kerosene, aceite caliente, la madera, y el carbón.

Lugares potenciales que liberan monóxido de carbono son las estufas a gas, las chimeneas, estufas en donde se queman maderas, tubos de agua caliente, calentadores de habitación, y cualquier dispositivo que consuma combustible.

El monóxido de carbono se libera cuando el combustible no se quema limpiamente. Esta es la razón por la que deben controlarse y limpiar bien los equipos eléctricos en el hogar, la chimenea, y los vehículos.

Cientos de personas mueren anualmente debido a este gas.

El peligro es mayor cuando la persona respira este gas adentro de una casa sin ventilación durante un largo período de tiempo. Cuanto más reducida es la ventilación en el lugar, mayor es el peligro de intoxicación. Si se está adentro de un auto que desprende el gas y las ventanas están cerradas y se maneja por cierta distancia, el riesgo es mayor.

Los que fuman son más sensibles al monóxido de carbono que los que no tienen el vicio.

¿DE QUÉ MANERA ACTÚA ESTE VENENOSO GAS?

Penetra en los pulmones, llega a la sangre, y desplaza oxígeno de la corriente sanguínea, se combina con la hemoglobina y forma la carboxihemoglobina.

Los síntomas de intoxicación incluyen dolor de cabeza, mareo, obnubilación, fatiga, dificultad respiratoria, naúsea y vómito. Si usted experimenta estos síntomas cuando entra en una casa o mientras maneja su auto y los síntomas desaparecen cuando abre las ventanas y respira aire fresco, eso puede significar que usted estuvo temporariamente intoxicado por monóxido de carbono.

Cuando no se interrumpe la inhalación del gas, la persona pierde su conciencia, el corazón falla, y la muerte ocurre. La severidad de la intoxicación depende del tiempo de exposición al gas, la dimensión del área en donde la persona está respirando, y su concentración.

Un problema común es que mucha gente no se percata de lo que está ocurriendo, continúan inhalando el monóxido de carbono, se acuestan y comienzan a dormir por última vez.

¿QUIÉN TIENE MAYOR RIESGO?

Infantes, niños pequeños, animalitos, mujeres embarazadas, el bebé que no ha nacido, pacientes cardiacos, los que sufren de bronquitis, alcoholismo, enfisema, asma, estados febriles, e hipertiroidismo.

¿CÓMO SE DIAGNOSTICA LA INTOXICACIÓN DE MONÓXIDO DE CARBONO?

Se mide el nivel de monóxido de carbono en la sangre. Ahora bien: recuerde que el monóxido de carbono no permanece en la sangre por mucho tiempo. Si los síntomas desaparecen, los niveles sanguíneos del gas pueden ser normales.

PRECAUCIONES PARA EVITAR EL ENVENENAMIENTO POR ESTE GAS

- Sospeche su presencia
- Diagnostique su existencia
- Evacúe a la persona afectada inmediatamente
- Inspeccione el sistema de calefacción y ríndale servicio una vez al año
- Inspeccione la chimenea y su ventilación regularmente
- Nunca encienda carbón dentro de las habitaciones, en el garaje, una carpa, o un vehículo mientras está en campamento
- Nunca use un horno para calentar una habitación
- Nunca deje encendido el motor de su auto en el garaje
- Instale buenos detectores de monóxido de carbono en su casa
- Investigue de dónde procede el monóxido de carbono y efectúe las reparaciones necesarias

- **Enseñe a sus parientes y conocidos lo que aprendió leyendo esta sección**

SI LA PERSONA ESTÁ INTOXICADA CON MONÓXIDO DE CARBONO

- Ventile el área afectada y si es posible, administre oxígeno a la víctima
- Si el paciente no respira, ejecute respiración artificial de acuerdo a las sugerencias ofrecidas en el capítulo que explica la resucitación cardiopulmonar
- **El oxígeno es el antídoto para el monóxido de carbono.** Para gente saludable y una intoxicación leve, aire fresco puede ser suficiente. Esto ayuda a remover el gas tóxico. Incidentes más serios deben ser tratados en el hospital. En casos críticos, a veces se utiliza oxígeno hiperbárico. (El tratamiento con oxígeno hiperbárico es el oxígeno administrado a una presión mayor a la atmosférica con el propósito de aumentar la concentración de oxígeno en los tejidos de los pacientes).

DETECTORES DE MONÓXIDO DE CARBONO

Búsquelos en las ferreterías. Elija uno que usted mismo pueda probar y aplicar. No lo instale en un techo sino en una pared accesible. Si lo opera una batería, recuerde que debe cambiarla a tiempo. Si suena la alarma, ventile la casa inmediatamente.

Deje su casa con su familia y sus mascotas. Llame a una compañía que le informe los niveles existentes de monóxido de carbono y que busque en la casa el defecto que originó la pérdida del gas.

17- ESPASMO LARÍNGEO

Esta condición es una contracción impredecible, incontrolada e involuntaria de la laringe (el órgano de la voz). Típicamente dura de 30 a 60 segundos y causa un bloqueo parcial respiratorio (el respirar para adentro). La respiración hacia afuera no está afectada.

A las personas sometidas a cirugía con anestesia general, se les inserta un tubo en la tráquea (el tubo endotraqueal) para asistir a la función respiratoria durante la intervención. El tubo se remueve inmediatamente, horas o días después de la cirugía, dependiendo de cada situación en particular.

Después de remover el tubo endotraqueal, el paciente debe ser observado muy cuidadosamente ya que pudiera desarrollarse un espasmo laríngeo.

Esto también puede ocurrir cuando NO se remueve el tubo endotraqueal y la laringe detecta la entrada de agua u otras substancias. Esto produce un ruido de alta frecuencia que se asemeja a un grito. El paciente puede estar dormido o despierto cuando el evento ocurre.

El espasmo laríngeo también se ve frecuentemente en personas que tienen reflujo del estómago hacia el esófago.

En la sala de operaciones el espasmo laríngeo se trata haciendo una hiperextensión de la cabeza del paciente y administrando 100% de oxígeno por ventilación mecánica. Si el espasmo es severo, debe introducirse de nuevo el tubo endotraqueal. Si esto no es possible, la tráquea debe ser abierta por una incisión quirúrgica en la parte anterior del cuello para crear una vía respiratoria adecuada

18- OBSTRUCCIÓN DE LAS VÍAS RESPIRATORIAS EN EL ADULTO

La muerte no es nunca un placer, pero hay formas variadas de enfrentarla.

Algunas muertes son indoloras, pero otras pueden ser muy molestas. La asfixia por la obstrucción del tracto respiratorio por un trozo de alimento, es una de ellas. La víctima se desespera y percibe la inminencia de su propio final. Esto puede a veces evitarse y la persona ser salvada por algún testigo que posee pocos conocimientos médicos, pero sabe aplicar una maniobra sencilla.

Esta sofocación aguda ocurre porque un trozo de alimento se alojó en la tráquea en lugar de descender por el esófago.

Formas de evitar este tipo de sofocación

- Mastique muy bien pequeños fragmentos de alimento
- No se ría o hable mientras mastica o traga
- Excesiva cantidad de alcohol predispone a este accidente
- No mastique goma de mascar mientras coma
- Las personas débiles, ancianas, e incapacitados tienden a atragantarse con alimentos

- La aspiración de jugo gástrico puede causar severo espasmo laríngeo y asfixia
- Después de las operaciones, cuando se remueve el tubo endotraqueal, algunos pacientes experimentan un crítico espasmo laríngeo que cierra la glotis, y rápidamente desarrollan edema pulmonar.

Aquellos que se ahogan con la obstrucción respiratoria y están concientes, generalmente ubican sus dos manos en la zona de la garganta y aparecen muy ansiosos.

Una persona que no puede hablar y sólo gesticula con las manos para comunicarse, necesita ayuda inmediata y la inmediata aplicación de la maniobra de Heimlich:

La persona que asiste a la víctima se ubica detrás de ella con su puño cerrado arriba del ombligo, pone su otra mano arriba de la primera y rápida y fuertemente las empuja hacia atrás.

Llame 911 o solicite ayuda de cualquier persona que esté presente en la escena.

A veces, la víctima está sola y debe ejecutar la maniobra de Heimlich por sí misma: ubica su puño cerrado arriba del ombligo, pone la otra mano arriba de la primera y rápida y fuertemente las empuja hacia atrás.

Si la víctima perdió la conciencia y el objeto aún no ha sido eliminado:

- Debe ser ubicada en su espalda, si no hay trauma aparente
- La mandíbula debe ser elevada hacia delante y un dedo debe ser utilizado para "barrer" el fondo de la garganta tratando de remover el cuerpo extraño que bloquea la garganta
- Si esto no resulta, el "salvador" ubica su boca sobre la boca de la víctima y le administra dos exhalaciones profundas rápidamente
- Si la vía aérea permanece bloqueada, una resistencia a estas exhalaciones se puede notar. En este caso, hay que proveer cinco empujones bruscos mientras el que ayuda se inclina sobre la víctima.

- Estos movimientos—la provisión de exhalaciones boca a boca y los empujes abdominales—deben continuarse hasta que se recibe más ayuda.

Aún en casos cuando un paciente se recupera de una obstrucción respiratoria seria, debe ser examinado por un médico.

Todas las personas que tienen la capacidad para entender y ejecutar la maniobra de Heimlich, deberían saberla. Es tan fácil de aprender que hasta su perrito pudiera hacerla.

Le sugiero aprender la maniobra de Heimlich y enseñársela a sus parientes y amigos.

PARTE 3

DESÓRDENES DEL SISTEMA NERVIOSO

19- ACCIDENTE CEREBRO-VASCULAR (ACV)

El problema básico de un ACV es la supresión o gran disminución del flujo sanguíneo a una zona del cerebro. Ocurre cuando:

- Una placa aterosclerótica obstruye una arteria carótida (en el cuello) o una arteria cerebral
- Un coagulito o fragmento desprendido de una placa aterosclerótica proveniente de las arterias carótidas o la aorta (embolismo) viaja al cerebro
- Un coágulo de la aurícula izquierda, el ventrículo izquierdo, o la válvula mitral se desprende (embolismo) y se dirige hacia el Norte aterrizando en el cerebro.

El proceso que de una manera u otra bloquea una arteria se llama el **ACV isquémico** y el daño cerebral que resulta es el **infarto cerebral.**

(Isquemia significa reducción de flujo sanguíneo a un órgano. Infarto significa daño de un órgano causado por la obstrucción de una arteria).

Otro mecanismo de ACV es la **rotura de una arteria cerebral.** Es el **ACV hemorrágico, o hemorragia cerebral.**

Hemorragias muy pequeñas pueden causar mínimo daño neurológico, pero una hemorragia grande puede ser fatal.

El daño neurológico de los ACV, tanto de tipo isquémico como hemorrágico, depende del tamaño de la lesión y su localización: parálisis de los brazos y piernas, visión alterada, el habla afectada, confusión mental y otras anormalidades de la función intelectual, parálisis del paladar con dificultad para tragar, entre otras deficiencias.

Las personas jóvenes sufren menos ACVs que las personas de edad, pero estos tienden a ser de tipo hemorrágico.

Un ACV causado por una hemorragia cerebral es siempre una emergencia médica.

La hemorragia cerebral representa del 10-15% de todos los ACVs. Comúnmente es provocada por hipertensión, eclampsia—también llamada toxemia del embarazo—, un aneurisma cerebral roto, una malformación arterio-venosa, o el abuso de ciertas drogas.

La combinación de hipertensión y alcoholismo predispone a la hemorragia cerebral.

A veces una hemorragia cerebral resulta de un tratamiento médico, cuando se usan drogas para disolver un coágulo que bloquea una arteria en otra parte del cuerpo.

Por razones que no están completamente dilucidadas, el embarazo aumenta el riesgo de hemorragia cerebral y las mujeres que acaban de dar a luz tienen 28 veces más chances de sufrir un ACV hemorrágico que una persona normal.

La hemorragia cerebral típicamente se presenta con dolor de cabeza agudo y severo, cuello rígido, dolor en el rostro, entre los ojos, disturbios visuales, vómitos, y alteraciones de la mente (confusión, desorientación, estupor, coma).

Una evaluación por un neurocirujano es obligatoria.

La angiografía cerebral determina la causa y el sitio de la hemorragia. Esto es particularmente importante cuando se identifica un aneurisma cerebral roto, ya que esto lleva a la inmediata intervención quirúrgica.

La Nimodipina es una droga que se utiliza para reducir la incidencia de un vaso-espasmo (la contracción de una arteria cerebral), un proceso muy dañino en pacientes que sufren una hemorragia cerebral.

La hemorragia subaracnoidea (HSA) es el sangramiento en el espacio subaracnoideo que rodea al cerebro y está localizada entre la membrana aracnoides y la píamadre. Este tipo de hemorragia puede ser espontánea, causada por un trauma, o más comúnmente se debe a la rotura de un aneurisma cerebral.

La HSA causa el 5% de todos los ACVs. El 10-15% de los pacientes mueren antes de llegar al hospital. La mortalidad global es del 50%.

La presentación clásica es un dolor de cabeza intolerable que aparece en segundos o pocos minutos. Otros síntomas incluyen vómitos, convulsiones, confusión y coma.

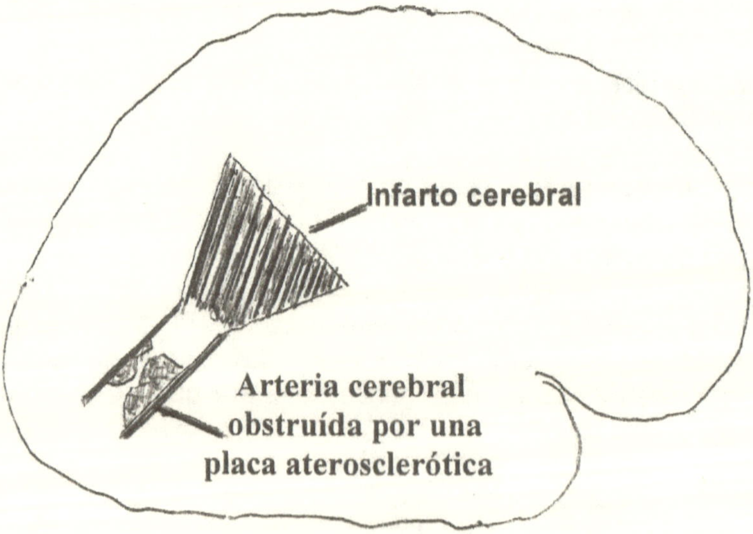

Accidente cerebro-vascular Isquémico
Infarto cerebral

Figura 5

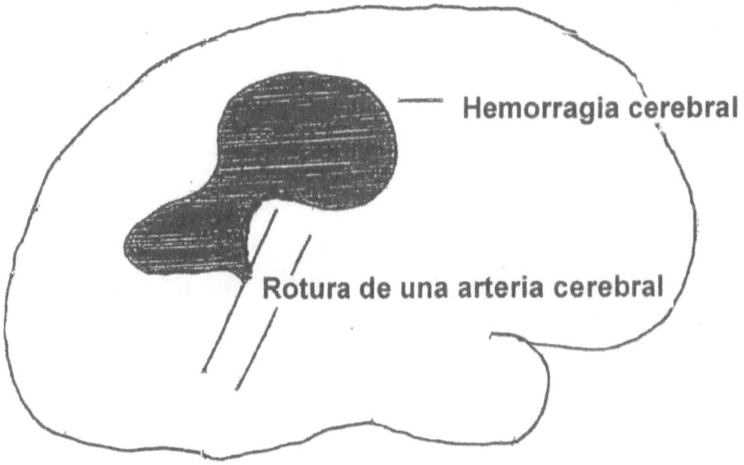

Accidente cerebro-vascular hemorrágico
Hemorragia cerebral

Figura 6

20- CONVULSIONES

Una convulsión siempre preocupa y necesita urgente identificación de su causa. Es fundamental evitar un arresto cardio-respiratorio durante el episodio convulsivo, ya que puede ser fatal.

No es siempre fácil el saber por qué una persona tuvo una convulsión. Hay causas variadas, pero cuando más pronto y más certero sea el conocimiento del proceso, mejores son las probabilidades de recuperación.

La edad de un individuo ayuda a sospechar la causa del ataque.

Infante (hasta 2 años de edad)

- Desórdenes genéticos
- Hipoglucemia, hipomagnesemia, hipocalcemia, deficiencia de piridoxina
- Infección aguda
- Insuficiencia de oxígeno peri-natal (hipoxia)
- Malformación congénita
- Trauma cerebral durante el parto

Nino (2-12 años)

- Causa desconocida
- Fiebre alta
- Infección aguda
- Trauma

Adolescente (12-18 años)

- Malformación arterio-venosa del cerebro
- Síndrome de abstinencia de alcohol u otra droga
- Trauma cerebral

Adulto joven (18-25)

- Alcoholismo
- Trauma cerebral
- Tumor de cerebro

Adulto de más edad (> 35 años)

- Alcoholismo
- Anormalidades de los electrolitos
- Enfermedad cerebro-vascular
- Insuficiencia hepática
- Hipoglucemia
- Tumor cerebral
- Uremia (falla renal avanzada)

La epilepsia es un desorden convulsivo debido a anormalidades de la actividad eléctrica del cerebro. En Estados Unidos del .5 al 2% de la población sufre de epilepsia. Puede aparecer a cualquier edad.

ENFOQUE MÉDICO DE UN ATAQUE CONVULSIVO

El tratamiento médico urgente inicial se dirige especialmente a proveer adecuada ventilación y detener la convulsión. El médico obtiene información de los parientes o amigos del paciente, procede con el examen físico, y ordena algunos exámenes de laboratorio.

Concomitantemente, se busca la compensación del sistema circulatorio, el cuidado de la lengua con un objeto suave, lo suficientemente grande como para que no pueda "tragarse" y que sea introducido entre los dientes apretados, la protección de la cabeza, y el acceso a una línea intravenosa.

Un bolo de glucosa del 50% se administra aún cuando no se sospeche hipoglucemia, y esto sólo pudiera detener la convulsión.

Si la convulsión se debe a la epilepsia u otro disturbio, su causa específica debe ser identificada.

21- DELIRIO AGUDO-ESTADO DE MÁXIMA EXCITACIÓN

A menos que usted haya sido testigo de este tipo de crisis, no podrá imaginarse lo que la víctima y los que la rodean han debido atravesar durante el episodio de delirio y agitación.

No es un espectáculo agradable. Se lo puedo asegurar.

El **delirio agudo, o delirio agitado,** es una reacción de conducta violenta asociada con hiperactividad, combatividad, inesperada demostración de fuerza física, griterío sin sentido, alucinaciones, y fiebre alta (hipertermia).

Las causas de este desorden incluyen la psicosis maníaco-depresiva, esquizofrenia, consumición de cocaína, abstinencia de alcohol, trauma cerebral, e intoxicación con drogas simpaticomiméticas o anticolinérgicos.

Las drogas **simpatomiméticas** son catecolaminas o sus análogos; pueden producir arritmias cardíacas y estimulación del corazón.

Los **anticolinérgicos** son sustancias que bloquean al neurotransmisor acetilcolina. Se utilizan para tratar padecimientos gastrointestinales (gastritis, diverticulitis, colitis), asma, enfermedad de Parkinson, y otras condiciones.

Los servicios médicos y policiales son frecuentemente llamados para controlar estas reacciones. Maniobras para restringir físicamente a estos pacientes son requeridas. Es importante saber utilizarlas. Varias drogas se administran con el mismo propósito.

Algunos de estos enfermos sufren un arresto cardio-respiratorio y no pueden ser resucitados.

Hace años participé en el cuidado agudo de pacientes que sufrieron crisis agudas de delirio agudo, cuando era un residente médico, a mediados de la década de 1960. El hospital tenía una sala para psicóticos y alcohólicos.

Cuando estos últimos no consumían su preciado líquido, la abstinencia con frecuencia llevaba a una reacción de severa agitación.

Durante el turno de la noche, me asistían dos médicos internos, enfermeras, y personal de seguridad. Los pacientes se tornaban tan violentos, que todos los profesionales y empleados del hospital presentes durante la crisis, temíamos por nuestra propia seguridad o incluso, llegar a perder la vida. Teníamos que actuar rápidamente para prever un desenlace funesto. El paciente gritaba incontroladamente y atacaba a quien podía.

¿Qué hacía yo ante esas situaciones? Les diré lo que hacía: Ordenaba: "¡Traigan la maldita red!!"

Ésta era una red enorme que estábamos autorizados a emplear en caso de emergencia y cuando al paciente no se lo podía controlar por métodos menos agresivos.

En pocos instantes, la red se arrojaba al paciente y cuatro ayudantes de enfermería y seguridad lo sostenían, mientras una enfermera se las arreglaba para inyectarle un poderoso sedativo a través de uno de los agujeros de la red.

Esta experiencia era patética. El paciente quedaba atrapado y trataba de zafarse de ella como si fuera un tigre luchando por su libertad. La intervención, sin embargo, estaba justificada. Los pacientes, eventualmente quedaban sedados sin haber sufrido daños físicos.

¿POR QUÉ LOS PACIENTES CON DELIRIO AGITADO MUEREN?

Estos son los probables mecanismos de muerte:

- **Asfixia posicional.** Algunos pacientes mueren poco rato después de ser restringido en posición de pronación, o sea, con la cabeza hacia abajo y las manos y tobillos atados detrás del cuerpo. Por favor, vea # 16—Asfixia Posicional

- **Acidosis metabólica**. El estrés sufrido por estos enfermos puede causar un colapso cardiovascular, el cual comúnmente sucede cuando los pacientes están físicamente restringidos. Esto conduce a la acumulación en la sangre de ácidos tóxicos, la condición llamada acidosis metabólica, la cual puede causar un paro cardíaco

- **Rabdomiólisis.** Es una destrucción del tejido muscular observada en los que consumen cocaína. Se asocia con una conducta irracional y agitada, fiebre alta, y a veces, arritmias fatales

- **Muerte súbita por catecolaminas.** El papel de las catecolaminas en producir muerte súbita está reconocido. El estrés es la causa de la elevación de esta hormona en la sangre. Si el paciente tiene una enfermedad cardíaca pre-existente, tiene más tendencia al paro cardíaco

  Los que sufren de delirio agitado tienen más sensibilidad a las catecolaminas

¿QUÉ DEBE HACERSE?

- Deben adoptarse medidas que protejan al equipo de personas que trabajan durante esta crisis
- La presencia de policías—incluso policías que solamente miran sin participar del control del enfermo—puede agravar la situación
- Debe hacerse todo lo posible para que el enfermo no se ubique en el suelo o contra un sofá, con la cara hacia abajo
- Es preferible ubicar al paciente en posición lateral o sobre su espalda. Esto evita la oclusión de las vías respiratorias
- La combatividad es mejor tratada con un derivado de la benzodiazepina (sedativo)
- Los pacientes con delirio agudo psicóticos o consumidores de cocaína tienen un riesgo mayor de muerte súbita
- Las funciones respiratoria y cardiocirculatoria deber ser constantemente supervisadas

22- ENCEFALITIS

Esta enfermedad es causada por un número variado de virus. En Estados Unidos, se reportan aproximadamente 20.000 casos cada año. La condición tiene algunos aspectos semejantes a la meningitis. La meningitis afecta principalmente a las meninges (las membranas que cubren al cerebro); la encefalitis afecta al cerebro.

Un paciente que sufre de encefalitis no está mentalmente alerta. Sufre de confusión, desorientación, alucinaciones, agitación, cambios de conducta, y frecuentemente del habla, así como fuerza disminuida para mover sus brazos y piernas.

El diagnóstico requiere el examen de fluido espinal. Se obtiene por una punción con una aguja introducida en la zona lumbar, **la que no debe hacerse sin primero confirmar la ausencia de edema cerebral o una hernia del cerebro por medio de la resonancia magnética. Este test es preferido al scan computarizado en casos de encefalitis. Si una punción lumbar se lleva a cabo en presencia de las condiciones recién mencionadas, pudiera provocarse una muerte súbita.**

Hay muchas enfermedades del cerebro que simulan la encefalitis y se requieren sólidos conocimientos médicos para identificarlos.

Aunque la encefalitis viral no es tratada con antibióticos, es importante descartar una infección por el virus del herpes simple, ya que existen drogas antivirales que pueden proveer terapia específica.

El pronóstico de la encefalitis depende en gran parte del virus que la produjo. Algunas encefalitis son benignas y los pacientes se recuperan sin complicaciones. Otros se resuelven, pero dejan deficiencias neurológicas por vida. Algunos casos son mortales. Por ejemplo, en el caso de la encefalitis equina del Este, casi el 80% de los que sobreviven tienen daños neurológicos, mientras los que padecen encefalitis equina de California o Venezuela, rara vez quedan afectados por daños residuales del sistema nervioso.

23- ESTRÉS PSÍQUICO Y REACCIÓN EMOCIONAL

Se ha acumulado ya considerable evidencia sobre la asociación del infarto agudo de miocardio y el estrés psíquico y emocional que lo produce.

El mecanismo se basa en la aumentada producción de catecolaminas que resulta de la estimulación del sistema simpático, todo lo cual resulta del estrés percibido por el cerebro. El resultado es el aumento brusco de la presión arterial, la aceleración del pulso, el aumento de la contractilidad del corazón, la constricción de las arterias coronarias y la activación de las plaquetas sanguíneas.

La acción combinada de los fenómenos descriptos puede originar la quiebra de una placa aterosclerótica, y esto, a su vez, conduce a la formación de un coágulo que bloquea la arteria y el infarto de miocardio, o un accidente cerebrovascular cuando una arteria del cerebro se ocluye, una hemorragia cerebral cuando la arteria se rompe, o una arritmia letal.

Los alcohólicos hipertensos son candidatos preferenciales a sufrir de una hemorragia cerebral, y aún más, cuando sufren de reacciones emocionales turbulentas.

Los signos comunes de estrés son: rencor, hostilidad, ansiedad, e insomnio.

Un cardiólogo eminente fallecido, el Dr. Robert S. Eliot, relató en su libro ("Is it Worth Dying For?", Bantam Books, 1987) sus experiencias con enfermos víctimas del estrés. Sus principios y conclusiones tienen valor actual.

El Dr. Eliot nos recuerda que *"el estrés de la vida moderna tiene mucho que ver con nuestros estilos de vida y la sobrecarga de los circuitos".* Como cardiólogo consultante para la NASA—la agencia del espacio de EE.UU.—observó la muerte súbita de empleados bien remunerados (físicos, científicos, ingenieros) quienes habían sido despedidos por limitaciones presupuestarias. Autopsias mostraron los efectos de altos niveles de adrenalina y otros químicos resultantes del estrés que llevaron a la "rotura virtual de las fibras del músculo cardíaco."

CÓMO REDUCIR EL ESTRÉS

- Acepte el hecho de que a veces es mejor estar solo que vivir con un amigo, un esposo/a, o amante
- Busque cierta flexibilidad en sus compromisos
- Permítase el lujo de expresar sentimientos negativos
- Considere el abandonar un trabajo insatisfactorio por otro sea más gratificante
- Cultive buenas amistades. Si pierde un gran amigo, trate de encontrar otro
- Evite el hacer varias cosas al mismo tiempo.
- No sea perfeccionista
- No se intoxique con rabia y hostilidad. Tenga pensamientos positivos
- No se preocupe por problemas que no puede solucionar
- No trate de controlar la conducta de otras personas

- Encuentre la manera de minimizar las presiones de vencimientos y horarios
- Encuentre el tiempo necesario para hacer lo que usted quiere
- Mejores sus relaciones interpersonales
- Interrumpa su horario de trabajo dos veces al día, y relájese

Otros métodos para tratar el estrés incluyen los ejercicios físicos, el yoga, la meditación, respiraciones profundas, un estilo de vida saludable, fe religiosa, relajación mental, y a veces, consultar a un excelente psicoterapeuta.

24- MENINGITIS

La meningitis es una inflamación seria de las membranas que cubren al cerebro. Puede ser causada por numerosos virus y bacterias. La meningitis bacteriana es más común en invierno y es más seria que la meningitis viral, particularmente en los infantes y personas de edad.

He visto regularmente esta enfermedad cuando trabajaba en enfermedades infecciosas, pocos años después de mi graduación médica. Recuerdo pacientes gritando su dolor de cabeza. También tenían un cuello rígido, fiebre, y un estado mental alterado. El cuello rígido, tan característico de la meningitis, a veces está ausente en los infantes.

Antes del descubrimiento de los antibióticos, la mortalidad de la meningitis era del 70% o más. Estas medicinas han reducido la mortalidad al 5-15%.

La mayoría de los casos de meningitis bacteriana son causados por el H. influenza, S. pneumoniae y el N. meningococcus. La meningitis meningocócica primariamente afecta niños jóvenes, mientras la meningitis neumocócica generalmente ataca infantes, ancianos, e individuos debilitados por otras enfermedades.

El test más importante para diagnosticar esta enfermedad es el examen del fluido cerebro-espinal, el cual se obtiene por una punción de la zona espinal baja (lumbar). Hay situaciones, sin embargo, cuando el riesgo de ejecutar este procedimiento es grande y no debería ser efectuada: Si hay una masa cerebral o una presión intracraneal elevada, la punción lumbar está contraindicada debido a la posibilidad de generar una hernia fatal del cerebro.

Esta hernia se detecta con la tomografía computarizada o la resonancia magnética. Uno de estos exámenes debe obtenerse ANTES de proceder con la punción lumbar.

PREVENCIÓN

Inmunización: vacunas existen contra el Haemophilus Influenziae, tipo A y C, Neisseria Meningitides. Las vacunas contra el tipo B Neisseria Meningitides son mucho más difíciles de producir.

La vacuna del Streptococcus Pneumoníae es recomendada para todas las personas mayores de 65 años. La vacuna contra la Paperas ha llevado a una gran reducción de la meningitis causada por ese virus.

MEDIDAS HIGIÉNICAS

Tanto las meningitis virales como las bacterianas pueden ser evitadas:

* Mejorando la higiene personal de las personas expuestas
* Las manos deben ser bien lavadas con jabón y las uñas deben limpiarse en profundidad
* Use una toalla de papel o su propia toalla.
* Cubra la nariz y la boca cuando estornude
* No comparta bombillas, vasos, copas, cigarrillos, o utensilios de comer
* No bese a un infante en la boca.

A los que han tenido contacto con un enfermo de meningitis meningocócica, o H. Influenziae, se les recomienda recibir tratamiento con un antibiótico, preferencialmente rifampin. Esta droga es efectiva en eliminar bacterias en la zona de la nariz y las secreciones de la garganta.

25- SÍNDROME DEL "CORAZÓN TRISTE"

Una emoción intensa, tal como la muerte inesperada de un ser querido, es capaz de provocar la muerte. El cuadro clínico de esta crisis es diferente del que se observa durante un típico infarto de miocardio, y ha sido estudiado por cardiólogos de la Universidad de John Hopkins (Dr. Ilan Wittstein y colaboradores).

Aquí se trata de una cardiomiopatía aguda de estrés, también llamada "el síndrome del corazón triste". Es el resultado de una acumulación tóxica de adrenalina que afectó constantemente a la víctima por un período de varios días cuando estuvo dominado por un dolor emocional profundo.

Los síntomas pueden ser similares a los del infarto, e incluyen dolor de pecho, dificultad respiratoria y falla cardíaca con acumulación de líquido en los pulmones. Pero una observación detallada descubre que el paciente no tuvo un infarto de miocardio sino "el síndrome del corazón triste".

El angiograma coronario no muestra bloqueo de las arterias y la insuficiencia cardíaca es reversible. La fuerza de contracción del músculo cardíaco vuelve a lo normal. Los que padecen un infarto, quedan con una cicatriz en el ventrículo permanente y con un defecto de su contractilidad.

En el "síndrome del corazón triste" existen cantidades masivas de catecolaminas en la sangre, tales como la metanefrina y normetanefrina, y otras substancias proteicas como el neuropéptido Y, el péptido cerebral natriurético, y la serotonina. La biopsia del músculo cardíaco demuestra una injuria celular típica de un exceso de catecolaminas y no el daño del músculo ventricular característico del infarto.

El "síndrome del corazón triste" no es comúnmente reconocido o diagnosticado como debería serlo. Los médicos deben estar alertas sobre su existencia y reconocer sus aspectos clínicos característicos.

26- SUICIDIO

El diligente reconocimiento de una depresión grave previene el suicidio. Con frecuencia, los síntomas de una depresión severa no son descubiertos a tiempo. El resultado es desastroso.

Yo he visto colegas—tres médicos trabajando en la misma comunidad—suicidarse en un periodo de 3 a 4 años. Todos atendían sus pacientes en la oficina y en el hospital y todos me saludaron como si nada especial estuviera ocurriendo. "Hola, Eduardo ¿Cómo estás?

¿Te sientes bien? . . ."

Sus almas estaban atormentadas, pero guardaron su angustia secretamente. Eso, naturalmente, es un error.

Un paciente anciano, sordomudo, sufrió de depresión severa y lo admití al hospital. Se negó a tomar líquido o comer alimento. Fluidos endovenosos no pudieron administrarse ya que removía las agujas. Hizo lo propio con un tubo gástrico insertado para suministrar alimento. El psiquiatra consultante terminó su reporte con estas palabras: "¡Si este paciente realmente quiere morirse, seguro morirá!". En dos días, el paciente cumplió con su cometido.

—*—

Ana tenía 70 años e intentó suicidarse un par de veces con sedativos, aunque fue salvada con tratamientos de emergencia. Nunca más recibió sedativos de mí o los otros médicos que consultaba. La tercera vez su intento suicida tuvo éxito: Tomó docenas de las tabletas que usaba para tratar su diabetes.

La depresión y el suicidio van muchas veces de la mano. Se estima que aproximadamente el 90% de las personas que se suicidan sufren de algún tipo de enfermedad mental o abuso de substancias en el momento de su muerte.

La depresión puede presentarse de la siguiente manera.

En Niños

- Fobia a la escuela, no querer atenderla, golpes en la cabeza, propias mordeduras
- Mortificar o herir a animales
- Desobediencia
- Pobre estima propia
- Problemas para comer o dormir
- Orinarse en la cama
- Constipación o diarrea
- Ataques de pánico
- Lenguaje desorganizado
- Dolor de cabeza, o dolores en distintas partes del cuerpo
- Conversaciones sobre suicidios
- Intentos suicidas

En Adolescentes

- Trastorno de la alimentación (anorexia o bulimia
- Abuso de drogas o alcohol
- Promiscuidad sexual
- Caminar sin cuidado al cruzar calles muy traficadas, o puentes
- Asalto sexual o físico a otras personas
- Conducta repulsiva
- Aislamiento social
- Escaparse de la casa
- Apariencia personal deficiente
- Higiene insuficiente
- Actos inmorales
- Rabia incontrolada, irritabilidad, infelicidad constante
- Falta de energía, pereza
- Fuertes temores
- Pensamientos o actos suicidas

En Adultos

- Tristeza constante
- Ninguna esperanza futura
- Sentido de culpabilidad
- Pesimismo
- Abuso de drogas o substancias ilícitas
- Falta de interés en situaciones ordinarias, incluyendo el sexo
- Trastorno en la alimentación o el sueño
- Irritabilidad, llanto excesivo, ataques de pánico
- Persistentes dolores físicos en distintas partes del cuerpo
- Dificultad para concentrarse
- Memoria deficiente
- Pensamientos o actos suicidas
- Conversaciones suicidas: "No tengo ningún interés en vivir", "Me gustaría matarme"
- Se despide dándole el adiós a gente que aprecia
- Regalo de sus pertenencias a otras personas
- Indiferencia e incumplimiento de las indicaciones médicas

LA DEPRESIÓN PUEDE SER TRATADA EXITOSAMENTE EN LA MAYORÍA DE LOS PACIENTES CON MEDICINAS Y PSICOTERAPIA.

Algunas depresiones en las personas de edad responden a la TEC (terapia electro-convulsiva). Este tratamiento es usualmente reservado para casos de depresión severa cuando se busca una mejoría rápida.

DÓNDE OBTENER AYUDA

- Su médico de familia
- Profesionales de la salud mental, psiquiatras, psicólogos, trabajadores sociales
- Centros de salud mental comunitarios
- Hospitales
- Facultad de Medicina

IDEAS SUICIDAS: CÓMO MANEJARLAS

- Llame 911
- Llame 1-800-273-TALK
- Vaya a una Sala de Emergencia inmediatamente
- Aléjese de cosas que puedan hacerle daño
- Tenga gran confianza que su condición tiene grandes posibilidades de mejorar dramáticamente con psicoterapia y medicinas
- **Es de importancia fundamental que hable con alguna persona. No trate de sumergirse en sí mismo. Busque ayuda AHORA. Si tiene pensamientos suicidas, hable sobre ellos inmediatamente!!!**

SI USTED NO TIENE SEGURO MÉDICO

- Vaya rápidamente a la sala de emergencia del hospital mas cercano
- Busque en las páginas amarillas de la **guía telefónica los centros de salud mental y/o prevención de suicidio**. Algunos centros lo acomodarán con una reducción de sus honorarios y facilidad de pago
- Hay corporaciones farmacéuticas que tienen programas de medicinas sin pagos para aquellos que califican. Visite la National Alliance for the Mentally Ill website: www.nami.org para información adicional.

NÚMEROS DE EMERGENCIA

Si usted está atravesando por una crisis, llame 911

Las páginas amarillas de la guía telefónica tienen la lista de los centros locales para prevención de suicidio o centros para "Crisis"

El Trevor Project 866-488-7386 ayuda a la comunidad homosexual y juvenil. La comunicación telefónica es gratis. Las consultas son provistas por personal altamente entrenado. Son libres de cargos y confidenciales.

Girls and Boys Town Crisis Line, 24 horas al DIA, todos los días 1-800-448-3000

Alcohol and Drug Abuse Hotline 1-800-454-8966

Children of the Night 1-800-551-1300

National Alcohol and Drugs Abuse Hotline 1-800-252-6465

National Hope line Network Crisis Hotline 1-800-442-4673

National Network of Runaway Youth Services 202-783-7949

27- TRAUMA CEREBRAL EN GENERAL Y EN DEPORTES

Un trauma cerebral resulta de un golpe violento a la cabeza. Sacude al cerebro y lo hace chocar con el hueso que lo cubre (cráneo).

Los huesos del cráneo son difíciles de romper. El cerebro puede dañarse sin que se rompan los huesos que lo rodean **(trauma cerebral cerrado).**

Aunque los deportes con poca frecuencia causan la muerte por trauma, la causa más frecuente de muerte por traumas causados por el deporte es **la injuria traumática cerebral (ITC).**

Los deportes y las actividades recreacionales contribuyen aproximadamente el 21% de todas las injurias traumáticas cerebrales en los niños y adolescentes. La severidad del daño depende de la parte afectada del cerebro y la dimensión de la zona traumatizada.

Más o menos 1.4 millones de norteamericanos sufren de ITC cada año; 300.000 de ellas son producidas por el deporte. Más del 75% de ellas son "leves". Es importante tener presente que algunas de estas lesiones "leves" pueden causar problemas por mucho tiempo.

Los deportes y actividades que contribuyen al mayor número de traumas cerebrales tratadas en hospitales de Estados Unidos son:

- Ciclismo
- Vehículos recreacionales motorizados
- Fútbol (balón pie)
- Basketball o baloncesto
- Baseball o béisbol
- Deportes acuosos (trampolín, buceo, water polo, surfing, esquí acuático, natación)
- Monopatín (patineta)
- Fútbol americano
- Deportes de invierno
- Equitación
- Levante de pesos
- Ejercicios en los clubs y gimnasios
- Golf
- Danza
- Hockey
- Patinaje
- Patinaje sobre el hielo
- Lucha
- Boxeo
- Pesca

Las injurias que no parecen severas pueden ser fatales.

Los traumas cerebrales actúan en dos estadíos:

1- El trauma inicial
2- La hinchazón del cerebro. Cuando el cerebro se hincha, aumenta la presión intracraneal, y si ésta no se corrige, se produce daño cerebral

Las causas más frecuentes de traumas en la cabeza son:

- Accidentes de autos (conductores, pasajeros, y peatones)

- Accidentes de bicicletas y motocicletas
- Caídas, especialmente de niños y ancianos
- Deportes
- Actos de violencia-asaltos

Tipos y síntomas del trauma cerebral

La mayoría de los traumas craneanos son prevenibles. Su mayor parte no se acompaña de daño cerebral permanente.

Las consecuencias más comunes del trauma cerebral

- Pérdida de la conciencia
- Concusión: temporaria confusión mental
- Contusión del cerebro: Éste se hincha
- Fractura de cráneo
- Hematoma intracerebral (colección de sangre en el cerebro)

Accidentes de vehículos motorizados y el trauma cerebral

50.000 niños son atropellados por autos en Estados Unidos cada año. Con frecuencia, los daños en el cráneo son serios. Más del 50% de todas las injurias cerebrales en Estados Unidos envuelven accidentes automovilísticos.

Los cinturones de seguridad y las bolsas de aire son los mejores métodos para la prevención de accidentes en autos que están en movimiento. Se estima que el uso de los cinturones de seguridad contribuyó a salvar la vida de 55.000 personas durante la última década.

Para prevención de accidentes por bicicleta, motocicleta y caídas, por favor, vea la sección ACCIDENTES.

El **Síndrome del Segundo Impacto** aún no es reconocido ampliamente.

GOLPES REPETIDOS A LA CABEZA EN UN CORTO PERÍODO DE TIEMPO PUEDEN CAUSAR HINCHAZÓN DEL CEREBRO, LA CUAL PUEDE SER FATAL.

DESPUÉS DE VARIOS GOLPES CRANEANOS, UNO RELATIVAMENTE MÁS LEVE PUEDE SER RESPONSABLE POR UN DESENLACE MORTAL.

Se estima que una vez que una persona sufre una concusión, tiene 4 veces más chances de tener una segunda concusión.

CONCUSIÓN es el trauma cerebral que altera el estado mental que puede o no, llegar a la pérdida de la conciencia. Hay 3 categorías de concusión:

Categoría 1. Confusión temporaria, no hay pérdida de la conciencia. Dura menos de 15 minutos

Conducta a seguir. El atleta debe interrumpir la actividad deportiva, ser examinado a intervalos de 5 minutos. Se le permite volver a su juego solamente si los síntomas de concusión se resolvieron en 15 minutos o menos.

Cualquier atleta que sufre una segunda concusión de categoría 1 no debe volver a jugar ese día ni por los próximos 7 días. Si en ese período de tiempo no tuvo síntomas, puede volver a su deporte.

Categoría 2. Confusión temporaria, no hay pérdida de la conciencia. Dura más de 15 minutos.

Conducta a seguir. El atleta debe evitar actividad deportiva, ser examinado inmediatamente y evaluar sus síntomas y examen físico. Si los síntomas persisten más de una semana, se requiere una evaluación más profunda. Si el atleta no tiene síntomas por una semana, puede reanudar su actividad deportiva una semana más tarde.

Cualquier atleta que sufre una contusión de categoría 2 luego de una contusión de categoría 1 en el mismo día debe evitar la práctica de su deporte hasta que no tenga ningún síntoma en un período de 2 semanas.

Categoría 3. Pérdida de la conciencia, breve (algunos segundos), o prolongada (por unos minutos o más)

Conducta a seguir. Se le prohíbe al atleta actividad deportiva por una semana, si no tiene síntomas y si la pérdida de la conciencia fue breve, o por 2 semanas si la pérdida del conocimiento fue de tipo prolongado.

Si el atleta permanece inconsciente o si tiene signos neurológicos anormales en el momento de su evaluación inicial, debe ser trasportado por ambulancia a la sala de emergencia más cercana.

Un atleta que sufre una concusión de categoría 3 por segunda vez, debe permanecer inactivo en su deporte hasta no tener síntomas de ningún tipo por un mes.

Cualquier atleta que muestre anormalidades en una tomografía computarizada o scan, o las imágenes de resonancia magnética consistente con edema cerebral, contusión, o cualquier otra anormalidad intracraneal debe abstenerse de cualquier tipo de participación en el futuro con cualquier tipo de deporte que envuelva contacto físico.

TRAUMA DEL CRÁNEO EN EL FÚTBOL

Las injurias craneanas son más frecuentes y serias de lo que los aficionados a este deporte creen.

En el año 1999, un médico entrenador del equipo McGill de football norteamericano y fútbol (balón pie) observó que los traumas en la cabeza de los jugadores de fútbol eran más frecuentes que en los jugadores de football. El Dr. Scott Delaney notó que algunos jugadores de soccer (fútbol) no podían jugar por toda la temporada. Muchos también debieron estar ausentes de sus escuelas, y los que cursaban estudios más avanzados no estaban en condiciones de atender a sus clases regularmente.

La American Youth Soccer Association (AYSA) representa aproximadamente 700.000 jugadores. Sus miembros propusieron que se evitaran los tiros de cabeza durante las prácticas y los juegos regulares para todos los menores de 10 años. Por un mínimo número de votos, esta medida no se adoptó.

Algunos estudios han mostrado un porcentaje sorprendentemente alto de jugadores de fútbol que sufren de deficiencias neuropsicológicas de la atención, concentración, memoria, y el juicio, las que resultaron de choques de cabeza entre jugadores y el trauma de la cabeza del arquero contra los postes del arco.

Los niños son más susceptibles a estos accidentes porque sus huesos craneanos son más delgados y ofrecen menor protección al cerebro. Además, sus cuellos son más débiles y no absorben o disipan bien las fuerzas aplicadas a la cabeza. El Dr. Delaney recomendó el uso de casco, no similar al usado por los jugadores de fútbol americano sino uno especial de cuero.

BOXEO

El puño de un boxeador produce una fuerza equivalente a ser golpeado por una bola de juego de bolos que pesa 13 libras (5.9 kg) y que viaja a una velocidad de 20 millas (33 km) por hora.

Un número significante de boxeadores padecen de deficiencias en el habla, caminan con cierto desequilibrio, tienen afectada la memoria, y su conducta no es normal. Se estima que el 15-40% de los ex boxeadores tienen síntomas crónicos de trauma cerebral.

Estudios recientes han mostrado que la mayoría de los boxeadores profesionales (incluso los que no tienen síntomas aparentes), tienen algún grado de daño cerebral.

CICLISMO

Cada año, hay 500.000 visitas a las salas de emergencia de hospitales de Estados Unidos debido a accidentes de bicicleta. Muchos niños no usan el casco protector, o lo usan de manera inadecuada.

FÚTBOL AMERICANO

Desde el año 1995 hasta el 2004, murieron en este deporte 44 jugadores por traumatismo del cráneo.

Muchas injurias traumáticas del cerebro pueden evitarse. Dependiendo del deporte que usted y sus niños practican, existen equipos protectores. Además, hay que saber cuidarse con los movimientos y la dinámica característica de cada tipo de deporte.

Le sugiero lea más sobre cómo protegerse en su actividad deportiva para evitar el quedar lesionado temporaria o permanentemente, o perder la vida.

PARTE 4

DROGAS

28- ANFETAMINAS, BARBITÚRICOS, ÉXTASIS, HONGOS MÁGICOS, AGENTES EXPLOSIVOS, VICODAN, TRANQUILIZANTES, XANAX

ANFETAMINAS

Estas drogas se conocen en las calles de Estados Unidos como "las veloces". Son estimulantes del sistema nervioso. Químicamente se asemejan a la norepinefrina, una hormona producida por la glándula adrenal en exceso durante situaciones estresantes.

Hay 3 clases de anfetaminas: levo o di-anfetamina (Benzedrina), dextro-anfetamina (Dexedrina), y metilanfetamina (Metedrina). Esta última es la más potente de las tres.

El producto favorito en la calle es el sulfato de anfetamina. Es un polvo tipo blanco sucio o rosado, que es inhalado, frotado contra las encías, disuelto en líquido para inyección, o bebido. También se produce en forma de píldoras.

Una anfetamina puede ser mezclada con paracetamol, polvo de talco, y otras sustancias. O sea, el consumidor no sabe exactamente qué está consumiendo.

Las anfetaminas lo hacen hablar, le excita los sentidos, lo hace sentir más confidente y extrovertido, esto es, naturalmente, hasta que comienza a complicarse su acción. El apetito disminuye. Causan ansiedad, depresión, irritabilidad, pérdida de la memoria y falta de concentración. Aceleran la respiración y el pulso. Una sobre dosis puede ser fatal.

BARBITÚRICOS

En la juerga callejera también se los conoce con muchos otros nombres: "diablos azules", "balas azules", "gorilas", "damas rosadas", "durmientes".

Los barbitúricos tienen un efecto sedativo mayor. Deprimen el sistema nervioso. Dosis altas conducen a trastorno del habla. Ésta se convierte en torpe y engorrosa. Luego aparece el estado inconsciente.

Los médicos los recetan como píldoras para dormir. Como se han observado muchas fatalidades con su uso, han sido bastante reemplazados por los sedativos o tranquilizantes.

La mezcla de barbitúricos y alcohol, heroína, o tranquilizantes u otras sustancias puede ser letal. El retiro de estas drogas produce reacciones severas (irritabilidad, insomnio, náuseas, convulsiones). Su interrupción brusca puede causar la muerte. Grandes consumidores suprimen el reflejo de la tos y son candidatos a sufrir de bronquitis, pulmonía e hipotermia.

Uno de los aspectos más tenebrosos de los barbitúricos es que no hay gran diferencia entre las dosis "normales" y las fatales. No sólo causan la muerte del que las consumen sino de gente inocente durante los accidentes que producen.

ÉXTASIS *(en inglés, ecstasy)*

La abreviatura química de esta droga es MDMA y los problemas que origina son similares a los provocados por las anfetaminas y la cocaína, incluyendo la adicción. Tiene propiedades estimulantes y causa euforia y efectos psiquedélicos.

Comenzó a usarse en la década de los 1980s y llegó a ser la droga favorita de la gente joven atendiendo a fiestas nocturnas, los llamados *raves*.

Es precisamente en estos *raves* donde las fatalidades ocurren. En estos lugares la gente baila durante toda la noche. La mayoría son estudiantes de nivel secundario o universitario. Sus efectos excitantes engañan a estos jóvenes, quienes creen que su resistencia es mucho mayor de la que tienen. Sus cuerpos se agobian sin que ellos lo noten.

El uso de esta droga más la aglomeración de personas en ambientes de alta temperatura conduce a la deshidratación, fiebre, falla renal y cardiaca. Hay mareos, desmayo, calambres musculares, dolor de cabeza o pérdida súbita de la memoria.

La serotonina es una substancia que afecta la regulación del carácter, la memoria, el sueño y el apetito. Éxtasis daña las células del cerebro que contienen serotonina y zonas cerebrales críticas para la preservación de la memoria y el razonamiento.

Los que atienden los *raves* deben consumir un par de vasos de agua cada hora, descansar y relajarse en lugar de bailar constantemente, y exponerse intermitentemente a la temperatura refrescante de un aire acondicionado para evitar la elevación de su temperatura corporal.

HONGOS MÁGICOS

Son también popularmente conocidos como "la pasión violeta", "tontos", "felices", "honguitos", "mágicos". Hay dos tipos principales: La especie "silocibe", la cual contiene elementos psicoactivos llamados silocibina y cilocin, y la amanita muscaria que tiene ácido iboténico y muscimol, que también son ingredientes psicoactivos.

Sus efectos son similares a los causados por la LSD, aunque "el viaje" tiende a ser más breve y suave (más o menos de 4 horas de duración). Producen euforia y excitación. Alucinaciones también ocurren. Los problemas mentales pre-existentes se complican. Riesgos grandes para la salud y la muerte ha resultado por consumir hongos inapropiados.

Si usted ha probado hongos mágicos y no se siente bien, atienda rápidamente una sala de emergencia hospitalaria, lleve el hongo que consumió y muéstreselo al médico.

LOS EXPLOSIVOS *(en inglés, poppers)*

El término se reserva para un grupo de sustancias químicas conocidos como los nitratos alcalinos, los que incluyen el nitrito de amilo, el nitrato de butilo, y el nitrato isobutílico. Estos líquidos se contienen en pequeños frasquitos o ampollas. El vapor es inhalado por la boca o la nariz. El nombre "poppers" deriva del ruido que producen cuando el frasquito o la ampolla que los contiene se abren o se rompe.

El nitrito de amilo es más fuerte que el nitrato butílico. Hace años, el primero era empleado para tratar condiciones tales como el cólico vesicular agudo, y muchas veces calmaba el espasmo de las vías biliares. Yo mismo rompía las ampollas de nitrito de amilo para tratar el cólico vesicular agudo, y me llamaba la atención el ruido que resultaba de la explosión, así como la mejoría inmediata del paciente.

Los efectos de esta droga son rápidos y breves (más o menos de 5 minutos de duración), e intensos. Causan mareo y acaloramiento de las facciones, un cierto grado de estimulación sexual y dolor de cabeza.

Los poppers son populares en la subcultura de los jóvenes nocturnos y sus eternos bailes.

LOS RIESGOS

- La inhalación de los poppers produce naúseas, dolor de cabeza, tos, mareos, y desvanecimiento
- Si tocan la piel, pueden causar quemadura
- Bajan la presión arterial. Son particularmente peligrosos para los que sufren de glaucoma, anemia, y problemas cardio-respiratorios
- La reducción de la presión arterial (hipotensión) puede afectar a la mujer embarazada y al feto. Los poppers cruzan la barrera de la placenta
- La combinación de Viagra, Levitra, o Cialis con los poppers puede bajar la presión arterial drásticamente, y provocar un paro cardiaco
- Si los poppers son tragados, pueden ser fatales

VICODAN

Es una de las medicinas para el dolor de más frecuente uso en la actualidad. Medicinas relacionadas con esta sustancia incluyen el percodan, loritab, y oxicontin.

La droga es efectiva para calmar dolor pero es muy adictiva, y las reacciones por su retiro pueden ser severas.

Síntomas de sobredosis por Vicodan incluyen una coloración azulada de la piel, piel pálida y profusa sudoración, alteraciones de la función hepática, renal, y cardíaca, vómitos, y dificultad respiratoria. Una sobredosis severa de Vicodan puede ser fatal.

TRANQUILIZANTES

En la calle son también conocidos con el nombre de "huevos" y "jaleas".
Nombres comerciales: Valium, Ativan, Librium, Mogadon.
Nombres químicos: diazepam, lorazepam, nitrazepam, chlordiazepoxide, flunitriazepam, temazepam.

Estas drogas son recetadas para tratar ansiedad, estrés, problemas tensiónales, y la dificultad para conciliar el sueño. Se obtienen en cápsulas, tabletas o en forma inyectable.

Una dosis más alta de la correcta causa obnubilación y los efectos duran de 3 a 6 horas. Su interrupción puede conducir al insomnio y convulsiones.

Cuando los tranquilizantes (o sedativos) son consumidos junto con otras drogas, especialmente alcohol, la sobredosis puede ser fatal.

29- COCAÍNA

Una antigua "Diosa Indígena" se trasforma en un vulgar villano callejero.

La cocaína, o "Mama Coca", fue considerada por los indios de Sud América como una deidad benevolente que bendecía a los humanos con sus poderes.

Las hojas de cocaína fueron utilizadas por lo menos por los últimos 5.000 años. En tiempos pre-colombinos, estaban reservadas para la realeza inca. Los nativos, finalmente, llegaron a consumirla: la substancia tenía poder místico, religioso, social, nutricional, y curativo.

Esta planta, en su medio ambiente natural, es resistente a la sequía, enfermedades de plantas, no necesita irrigación, y puede ser cosechada varias veces al año. Tiene propiedades estimulantes, incrementa la resistencia física, reduce la fatiga y el hambre, y causa una sensación de bienestar.

La cocaína fue inicialmente prohibida por los conquistadores españoles. Pero estos pronto se dieron cuenta que los indígenas no trabajaban lo necesario en las minas de oro a menos que consumieran el preciado producto. La Iglesia Católica cambió de opinión y decidió que los indios recibirían hojas de coca. Se distribuían tres a cuatro veces al día, durante los períodos de descanso.

La reacción en los nativos convenció a los conquistadores de los beneficios de la coca y decidieron incorporarlas en sus vidas. Su entusiasmo los llevó a importarla a Europa. El éxito fue rampante. Finalmente, se había conocido el "elixir de la juventud".

En 1814, un artículo editorial de la Gentleman's Magazine demandaba que investigadores experimentaran con la coca para ser utilizada como "sustituto de alimentos, así la gente pueda vivir sin comer, de vez en cuando, durante un mes".

La cocaína fue sintetizada alrededor de 1860 de las hojas de la planta coca (eritroxilon).

En esa época se pensó que era una droga maravillosa capaz de curar muchas enfermedades. Se vendió en las farmacias y almacenes sin receta médica hasta el año 1916. Uno podía comprarla en todo tipo de negocios. Harrods fue uno de ellos.

Cualquiera tenía acceso a tabletas de cocaína con chocolate. La famosa corporación de productos médicos Parke-Davis anunció que la cocaína "podía trasformar al cobarde en valiente, al callado en elocuente, y silenciar el dolor físico".

Sigmund Freud, el pionero del psicoanálisis, comenzó a experimentar con la cocaína a principios de la década de los 1880. Tanto le gustó la cocaína que escribió varios artículos científicos elogiando sus virtudes. En realidad, a Freud incluso le pagaron grandes honorarios las compañías farmacéuticas para endorsar la cocaína.

John Pemberton, un farmacéutico de Atlanta, Georgia, tenía la obsesión de crear una bebida nacional para Estados Unidos. Trabajó mucho durante años buscando la fórmula ideal utilizando la hoja de cocaína. Cuando finalmente logró lo que quería, la llamó Coca-Cola. Pero la suerte no estuvo de su parte. Tenía algo más de 50 años y una enfermedad terminal. Vendió su invención por poco dinero. Su esposa murió mendiga pocos años después. Los compradores de su fórmula son los que hicieron una increíble fortuna.

La Coca-Cola que se vende actualmente todavía contiene un extracto de las hojas de coca, pero es solamente utilizado para darle a la bebida un gusto especial. La droga en sí ha sido eliminada.

En el siglo XIX, bebidas de consumo popular con extracto de hojas de coca fueron vendidas con gran éxito y celebridades las bebían y endorsaban. Así lo hicieron públicamente la Reina Victoria, Tomás Edison y el Papa, entre otros.

Desde los 1980s la exportación de la cocaína ha sido una fuente de ingreso para algunos de los países pobres de América del Sur, sobre todo Perú y Bolivia. En el año 2000, América del Sur exportó 1.000 toneladas de cocaína refinada.

La cocaína tiene un potencial alto de adicción, pero puede ser utilizada médicamente como anestésico local para ciertas cirugías del ojo, oído, y garganta.

Existen dos variaciones químicas de la cocaína: Hidrocloruro de cocaína, la forma en polvo de la droga, que se disuelve en agua y puede administrarse por vía endovenosa (a través de una vena), o intranasal (adentro de las fosas nasales), y la cocaína de base libre que es fumable.

La cocaína es generalmente conocida en la calle como "coke", "C", "blow" (soplo) y "snow" (nieve).

En Estados Unidos, 5 millones de personas consumen cocaína regularmente. En el año 2003, 34.9 millones de norteamericanos (incluyendo niños de 12 años de edad) reportaron el haber usado cocaína por lo menos una vez.

En este país la cocaína es la droga más frecuentemente abusada en pacientes que se presentan a las salas de emergencia hospitalarias y la que causa el mayor número de muertes, de acuerdo a los reportes de los médicos forenses.

Aunque la cocaína puede ser detectada en la sangre y la orina por solo unas pocas horas, sus metabolitos y productos de degradación pueden ser detectados por 24 a 36 horas después de su uso.

El análisis bioquímico del pelo es un método muy sensible para demostrar el consumo de cocaína varios meses antes. La droga es extraordinariamente adictiva.

CÓMO LA COCAÍNA PUEDE CAUSAR DAÑO CARDIOVASCULAR Y LA MUERTE

- La cocaína aumenta la **contractilidad del músculo cardiaco, eleva el número de pulsaciones y la presión arterial**. Se crea un desequilibrio que puede conducir al infarto.
- **Efecto pro-coagulatorio**. La cocaína aumenta la adhesividad de las plaquetas y predispone a la formación de coágulos en el interior de las arterias y venas. Esto último puede ocurrir en las extremidades inferiores aunque ocasionalmente el paciente se presenta con un brazo edematoso (hinchado) debido a la trombosis (formación de un coágulo) de la vena subclavia

  Cualquier individuo que se presenta con un brazo hinchado debe ser médicamente evaluado para descartar una trombosis venosa de la vena subclavia por el uso de la cocaína

- **Vasoespasmo.** La constricción de una arteria coronaria es responsable por el **infarto de miocardio**
- **Aterosclerosis acelerada.** La obstrucción de las arterias coronarias es típicamente observada en el 35-55% de los pacientes evaluados con una angiografía coronaria por dolor de pecho en relación con la consumición de cocaína
- **Deterioro de la función cardiaca.** La cocaína puede causar debilidad del músculo cardiaco que conduce a la insuficiencia cardiaca
- **Peligrosas arritmias** son vistas en estos pacientes. Algunos son ritmos caóticos que llevan a la **fibrilación ventricular (ritmo fatal)**
- **Endocarditis** resulta del uso endovenoso de la cocaína. Las válvulas más frecuentemente afectadas son la aorta y la mitral

- **Disección aórtica** debe ser sospechada en cualquier enfermo que consumió cocaína y se queja de dolor de pecho. El exceso de catecolaminas circulantes aumenta desmedidamente la presión arterial. Se vence la pared de la aorta y aparece su disección (# 9 Disección Aórtica). También se ha observado disección de las arterias coronarias

El dolor de pecho inducido por la cocaína mejora con el uso de nitroglicerina y los bloqueadores de calcio, pero estos pacientes deben ser observados muy de cerca en un hospital.

La psicoterapia es fundamental así como lo es el tratamiento de la adicción a la droga.

Muchos de los adictos a la cocaína sufren de adicción a otras drogas también. La combinación de cocaína y alcohol es particularmente peligrosa.

Una enfermera del hospital me pidió que atendiera a su hermano Walter, de 18 años de edad, quien estaba en condición crítica en la sala de emergencia. El cuadro clínico fue lúgubre desde el comienzo. El muchacho estaba en coma, con parálisis del lado izquierdo de su cuerpo, respiración laboriosa, y presión arterial muy baja. Murió de intoxicación de cocaína en 48 horas. Sus "amigos" le habían organizado una "fiesta" para despedirlo. Pensaba viajar al día siguiente a California, a continuar sus estudios. Consumió cocaína, alcohol, y otras drogas no identificadas.

Cuando se produjo el deceso, llamé a sus padres más sus tres hermanos y dos hermanas, todos adolescentes. Les sugerí que observaran el cadáver de Walter detenidamente, y que vieran a qué queda reducido un ser humano víctima de las drogas y el alcohol. Les recomendé que cambiaran las amistades que contribuyeron a su muerte y aprendieran a seleccionarlas mejor en el futuro.

Unos días mas tarde, recibí una tarjeta que decía "¡Muchas gracias!" con una foto de Walter con su perro que contenía esta inscripción: "¡De Walter y su familia, durante momentos más felices!".

Han transcurrido décadas desde que atravesé por esta experiencia y muchas veces me desperté sobresaltado de un sueño en el que yo trataba de salvar a este muchacho con grandes esfuerzos. ¡Evidentemente, los sueños, sueños son! . . . .

30- EFECTOS PRO-ARRÍTMICOS DE ALGUNAS DROGAS CARDIACAS

Las medicinas para tratar arritmias, insuficiencia coronaria, infarto de miocardio, insuficiencia cardiaca y otras condiciones, son extraordinariamente útiles y generalmente se utilizan sin efectos indeseables marcados. Cuando estos ocurren, la droga es reemplazada por otra o la dosis es reducida.

Algunas de estas medicinas, sin embargo, son capaces de provocar arritmias fatales.

Si usted padece de una enfermedad cardiaca y espera que la medicina para tratarla no tenga efectos colaterales, está situado en el lado incorrecto de la ecuación. Todas las drogas cardiacas (y muchas que no lo son) tienen el potencial de causar serios problemas.

Cuando se prescribe una droga se considera que sus beneficios potenciales son superiores a sus posibles riesgos. En otras palabras, los riesgos de no tomar la droga son más grandes que los riesgos de tomarla.

El uso de la digital, procaínamida, quinidina, flecainamida, los beta-bloqueadores, amiodarona, los antagonistas del calcio, propafenona y otras, rara vez pueden ser fatales.

Los cardiólogos correctamente usan estas drogas regularmente, y la mayoría de los pacientes las toleran bien y mejoran su calidad de vida. Ellas contribuyen a disminuir o evitar sufrimientos, incapacidad, o muerte prematura.

El profesional observa las reacciones de los enfermos, sabe cuándo obtener niveles sanguíneos de la droga, monitores del ritmo, reducir la dosis, interrumpir la terapia, y mantener contacto regular con su paciente.

31- EFECTOS PRO-ARRÍTMICOS DE ALGUNAS DROGAS NO-CARDÍACAS

Un número considerable de drogas no-cardiacas, utilizadas para tratar enfermedades variadas, son capaces de causar arritmias letales. Uno de estos ritmos de llama el "Torsade de Pointes". Es una alteración eléctrica del corazón, en donde se genera un episodio que dura varios segundos y que se caracteriza por una especie de metralla rapidísima que tiene el potencial de degenerar en un ritmo aún peor—la fibrilación ventricular—que culmina en la muerte a menos que se revierta inmediatamente.

Es importante destacar que muchas medicinas útiles que pudieran causar arritmias muy serias, pueden ser utilizadas con gran beneficio para los pacientes. Es cuestión de ser cuidadoso en la elección de la droga, su administración, y el cuidado que debe adoptarse durante el curso del tratamiento.

Las siguientes son algunas de las drogas no-cardiacas que pueden causar el Torsade de Pointes: terfenadina, astemizol, cisapride, macrólidos, fluroquijolonas, agentes contra el paludismo, antifungales, antidepresivos tricíclicos, antimicóticos.

32- EFEDRA

Efedra es una sustancia extraída de una planta llamada Efedra Cínica, que ha sido usada en China durante miles de años para el tratamiento del asma y la fiebre de heno. Los mormones y los indios norteamericanos han estado bebiendo un té que se conoce con el nombre de Té Mormón.

La efedra puede causar serios problemas, incluyendo la muerte. La FDA (Federal Drug Administration) prohibió la venta de productos médicos conteniendo efedra el 12 de abril de 2004. La decisión fue legalmente apelada, pero la prohibición permaneció. Desde junio de 2007, la venta de suplementos que contienen efedra ha sido ilegal.

Efedra ha sido utilizada para reducir el apetito y en combinación con cafeína y aspirina. También ha sido consumida por atletas aunque la droga no afecta el rendimiento físico.

Los efectos adversos de efedra incluyen erupciones en la piel, nerviosidad, insomnio, transpiración excesiva, fiebre alta, convulsiones, palpitaciones, el infarto de miocardio, el accidente cardiovascular y la muerte.

Las reacciones indeseables de efedra fueron recopiladas en un artículo del *New England Journal of Medicine*, año 2000, en donde se describe un número de decesos y casos de incapacidad, muchos de los cuales ocurrieron en adultos jóvenes quienes estaban administrándose las dosis recomendadas por el laboratorio que manufacturó el producto.

33- FENOTIAZINAS

Los siguientes son derivados de la fenotiazina: estelazina, compazina, fenergan, torazina, promazina, mellaril, triavil, prolixin, trilafón. La fenotiazina es un compuesto frecuentemente usado en la manufactura de drogas antimicóticas. Fue introducida como insecticida en 1935 y se usa en la fabricación de derivados de la goma en la industria química y también es usado como antiparasítico para animales.

Las fenotiazinas describen un grupo grande de 5 clases de drogas antipsicóticas. Estas drogas tienen también propiedades antivomitivas (calman las naúseas), aunque son capaces de causar rigidez de las extremidades y temblores.

Raramente, producen el llamado síndrome neuroléptico maligno, el cual es potencialmente fatal.

El síndrome neuroléptico maligno es el más raro de todos los trastornos del movimiento inducidos por fármacos, siendo el más grave. Debe considerarse una emergencia neurológica. Se caracteriza por fiebre, rigidez, confusión y desorientación aguda.

Todas las drogas antipsicóticas pueden causarlo.

34- HEROÍNA

Una decisión desgraciadamente frecuente y peligrosamente venenosa.

La heroína es una droga ilegal y altamente adictiva. De los derivados del opio, es la que actúa más rápidamente y la más usada y abusada. Se vende como un polvo blanco o marrón, o como una sustancia pegajosa conocida en la calle como "heroína de mar negro". También se la conoce popularmente como "H" y "junk" (basura).

La heroína es extraída de la morfina la cual a su vez proviene de una semilla de una planta asiática.

La mayor parte de la heroína callejera es mezclada con otras sustancias tales como el azúcar, almidón, quinina, leche en polvo, estricnina, u otros ingredientes peligrosos. Sus consumidores no tienen la idea más vaga sobre el poder nocivo de los variados ingredientes presentes en el producto, y cada vez que la consumen arriesgan la vida.

Los adictos también comparten agujas, y el riesgo de hepatitis, SIDA y otras infecciones, es un peligro constante.

La heroína puede ser inyectada, inhalada, respirada, o fumada. Los que la absorben por inspiración nasal a veces cambian a la forma inyectable a causa de molestia nasal, tolerancia aumentada, o cuestionable pureza.

Un típico consumidor se inyecta de una a cuatro veces al día. La vía endovenosa provee el efecto más intenso y más rápida euforia (en 7 a 8 segundos). La inyección intramuscular es más lenta con comienzo de euforia de 5 a 8 minutos.

Cuando la droga es inhalada, los efectos máximos son notados dentro de los 10 a 15 minutos.

Cualquier forma de heroína es altamente adictiva.

En algunos sectores de la sociedad, la heroína de gran pureza se consigue fácil y económicamente. Esto la ha hecho particularmente popular entre los jóvenes de todos los Estados Unidos. Después de aparecer los primeros efectos eufóricos, los consumidores se sientes mareados y con las funciones mentales alteradas durante varias horas. La respiración se entorpece y la función cardíaca se resiente. A veces ocurre la muerte.

En el embarazo, la heroína puede causar el aborto y el parto prematuro. Los infantes nacidos de madres adictas tienen un riesgo incrementado de muerte súbita. El tratamiento con metadona es aconsejable. Estos pequeños muestran signos de dependencia de la heroína, pero pueden ser tratados.

LA SOBREDOSIS AGUDA DE HEROÍNA es una causa común de muerte que puede ser evitada. En las localidades urbanas y suburbanas de Estados Unidos, la sobredosis de heroína es una experiencia corriente. El sistema nervioso se afecta rápidamente. La víctima respira con dificultad y superficialmente, el estado mental se altera, y las pupilas se contraen.

La mayor parte de las sobredosis ocurren en los hogares, en compañía de otras personas, y comúnmente, existen un número de otras drogas consumidas al mismo tiempo. El alcohol es un acompañante favorito.

Dosis muy pequeñas de heroína han causado la muerte en individuos severamente intoxicados con alcohol.

Los que se inyectan heroína regularmente, sufren 2% de mortalidad anual. La mitad de estos decesos se atribuyen a la sobredosis. El porcentaje es 6 a 20 veces más alto que el de las personas que no consumen drogas.

La heroína es 7 veces más tóxica que la morfina cuando se inyecta en una vena. La mayor parte de las fatalidades suceden cuando la droga se usa por vía endovenosa, aunque un número de muertes han ocurrido con el uso intranasal.

La edad de la mayoría de las víctimas oscila entre los 20 y 30 años, las cuales, característicamente, han usado la heroína durante 5 a 10 años, y tienen una enorme dependencia de la droga. La muerte ocurre 1 a 3 horas después de la inyección.

En general, la muerte no es instantánea. Esta observación es importante porque significa que la víctima tiene tiempo suficiente para solicitar ayuda médica y ser tratada con naloxón en una sala de emergencia.

Los enfermos tienen dificultad respiratoria y deben recibir adecuada ventilación con oxígeno y naloxón. Si la respiración se entorpece aún más, la intubación endotraqueal está indicada. El 1-3% de los pacientes muestra líquido en los pulmones (edema pulmonar), que **no** es producido por insuficiencia cardíaca.

Un problema adicional es la transmisión del SIDA y otras infecciones.

La administración de naloxón se asocia con 1.6% de serias complicaciones, incluyendo convulsiones y arritmias.

Muchos de los que abusan la heroína no solicitan la ayuda de un servicio de ambulancia por temor de ser reportados a la policía.

35- INTOXICACIÓN ALCOHÓLICA AGUDA

Recuerde: El alcoholismo puede ser exitosamente tratado. ¡Tome la decisión ahora mismo!

La intoxicación aguda y crónica del alcohol es la causa de graves enfermedades físicas y mentales, conflictos sociales, familiares, y legales. En esta sección, nos referiremos a la capacidad del alcohol de producir una muerte súbita.

Los Centers for Disease Control and Prevention's National Center for Health Statistics de Estados Unidos, estiman que entre las personas en este país de 12 años o más, el 56% de ellos han consumido alcohol en el último mes. De estos, el 16% han bebido 5 o más tragos en la misma ocasión por lo menos una vez en ese período de tiempo.

Los médicos que trabajan en las salas de emergencia, deben estimar cuánto alcohol la víctima ha consumido y qué otros factores contribuyen al cuadro clínico.

Gente que consume alcohol, frecuentemente consume drogas ilícitas (cocaína, opiáceos), o están intoxicados por otro alcohol (metanol). Muestran un estado mental alterado debido a causas distintas, tales como la encefalopatía hepática, el trauma del cráneo, meningitis, encefalitis, septicemia, fiebre, accidente cerebrovascular, hemorragia gastro-intestinal, falla respiratoria debido a aspiración de contenido gástrico o depresión del centro respiratorio, hipoglucemia severa (*el alcohol reduce la producción de glucosa en el hígado),* deshidratación (*el alcohol es un diurético natural),* y alteraciones del ritmo cardíaco, a veces serias o fatales.

DIAGNÓSTICO DE LA INTOXICACIÓN ALCOHÓLICA AGUDA

El diagnóstico de intoxicación alcohólica aguda nunca debe basarse solamente en la conducta del paciente.

Niveles sanguíneos de alcohol	**Probable síntomas**
50-100 mg/dl	**Incoordinación**
>400 mg/dl	**Coma, arresto respiratorio, muerte**

La concentración de alcohol en la sangre es el método definitivo para definir la intoxicación por alcohol y es expresada en miligramos por decilitro (mg/dl).

Los niveles de intoxicación en Estados Unidos varían en diferentes regiones del país, pero en general, es 80 mg/dl. El alcohol se elimina del cuerpo en adultos y niños de 18-20 mg/dl por hora. Las personas de edad tienden a niveles más altos que individuos jóvenes que tienen el mismo peso corporal.

El alcohol produce cambios mentales que varían desde el letargo y la depresión, a la violencia.

Hace años, atendí en varias ocasiones a una mujer de 36 años, quien invariablemente se presentaba en la sala de emergencia con intoxicación alcohólica aguda. Siempre mostraba evidencia física de golpes propinados por su marido, un tipo alto y robusto, e inmaculadamente bien vestido. Era un ejecutivo corporativo. Este hombre la trataba con gran deferencia y cariño después de haberla golpeado brutalmente. En diferentes ocasiones, los hematomas en la cara y el resto del cuerpo eran extensos y prominentes, y no faltaban las costillas rotas. Los padres de la víctima y los padres del marido eran todos alcohólicos, y mostraban su ebriedad controlada en la sala de espera del hospital.

Los miembros de esta familia no escatimaban esfuerzo para consolarse unos a los otros. Para ellos, el estar alcoholizado, evidentemente, era parte de su vida, y al parecer, tomaban las trompadas del marido como algo lamentable pero inevitable y aceptable.

—*—

Un hombre de 50 años sufría de una cardiomiopatía alcohólica y tenía 6 hermanos y 4 hermanas, todos alcohólicos. ¿Por qué tantos alcohólicos en una misma familia? Sus padres habían muerto jóvenes y su abuela se encargó de la crianza de todos los niños. Cuando se acostaban para dormir, hacían mucho ruido. La agotada abuela los silenciaba con mamaderas de cerveza en lugar de leche. Todos los niños resultaron alcohólicos.

—*—

Abe tenía 83 años de edad y fue admitido a un hospital con una severa infección urinaria. Un par de días después, su estado mental cambió radicalmente. Estaba confundido y agitado. Su esposa e hija negaron que fuera alcohólico. Yo tuve un pálpito, me acerqué a él, y le pregunté:

"¿Abe, le gustaría tomarse un whiskey en este momento?"
Me contestó:"¡Usted es un ángel, muchas gracias!"

Le pedí a su esposa que trajera al hospital inmediatamente una botella de Scotch. Cuando ando le mostré la botella a Abe, me la quitó de la mano y bebió el alcohol desesperadamente, directamente de la botella. Si hubiera tenido un embudo, creo que lo hubiera usado. Su estado de agitación desapareció en pocos instantes.

Horas más tarde, su esposa descubrió en muchos rincones de la casa, botellas de whiskey, vodka y otras bebidas alcohólicas que Abe había ocultado durante años.

Cuando una persona tiene una intoxicación aguda de alcohol, es médicamente importante excluir la presencia adicional de un trauma del cráneo, anormalidades de los electrolitos, diabetes descompensada o hipoglucemia, intoxicación por drogas lícitas o ilícitas, deshidratación, septicemia, hemorragia interna, y obstrucción de las vías respiratorias por material gástrico aspirado.

No existe un antídoto específico para neutralizar al alcohol o revertir sus efectos tóxicos.

El tratamiento incluye el cuidado respiratorio, hidratación adecuada, el control de las naúseas y vómitos, la corrección de disturbios electrolíticos, tales como la hipomagnesemia, la administración de glucosa en caso de hipoglucemia, y el suplemento de tiamina y otras vitaminas.

El uso excesivo de alcohol predispone a los accidentes cerebrovasculares. Si el paciente sufre de hipertensión, la tendencia a sufrir una hemorragia cerebral es pronunciada.

El embarazo y el abuso de alcohol no mezclan bien. Esta combinación se asocia con un riesgo incrementado de aborto espontáneo.

La ingestión rápida de gran cantidad de alcohol representa una emergencia médica que puede ser fatal de manera vertiginosa por depresión respiratoria aguda.

La absorción del alcohol ocurre sobre todo en el intestino delgado, muy poco en el estómago, y comienza en 10 minutos. La mayor concentración sanguínea sucede entre los 30 y 90 minutos después de su ingestión. Los efectos son particularmente graves en los jóvenes y aquellos con baja tolerancia.

Desde que la absorción del alcohol ocurre rápidamente por la mucosa intestinal, el lavaje gástrico es de valor limitado, aunque puede ser más valioso si se ejecuta pocos minutos después de haber sido consumido.

PREVENCIÓN DE FUTURA INTOXICACIÓN

Cada individuo intoxicado debe ser evaluado por posible intento suicida. La violencia doméstica y la falta de un hogar (vida callejera de vagabundo) deben ser exploradas. Los trabajadores sociales son de extraordinaria importancia. Una persona sobria es asignada a observar al paciente y advertir al equipo médico de una posible reacción por el retiro del alcohol.

Algo sorprendente es ver que aproximadamente el 50% de los pacientes referidos a los centros ambulatorios para tratar alcohólicos, cumplen con sus visitas.

La Asociación de Alcohólicos Anónimos, consejos y terapia a la familia, unidades de detoxificación, y centros especializados de tratamiento son indispensables para lograr éxito en el tratamiento de este tipo de adicción.

36- METADONA

En lenguaje callejero se la conoce como "la verde".

Es una droga sintética con propiedad analgésica (calma el dolor). Funciona como la heroína, pero es menos adictiva. Esta es la razón por la cual la metadona se usa como sustituto para tratar los síntomas de dependencia que siguen a la interrupción de la administración de la heroína. Es una preparación líquida verde aunque también existe en forma de tableta y para uso inyectable.

La droga se consigue por prescripción médica. Los efectos son muy similares a los de la heroína. Mareo y obnubilación pueden ocurrir cuando la dosis de metadona es más alta de lo recomendable y sus efectos duran hasta 24 horas. O sea, son de más duración que los de la heroína.

Aquellos tratados con metadona para adicción a la heroína no tienen la necesidad de tomar metadona tan a menudo como lo hacían con la heroína.

La metadona es en sí misma, una droga altamente adictiva. Aunque puede ayudar a combatir la adicción a la heroína, puede crear sus propios problemas de dependencia. Su retiro no bien supervisado puede conducir al insomnio, vómitos, sudores fríos y calientes, y espasmos musculares.

La metadona es una droga poderosa y peligrosa. Dosis altas pueden causar el coma y la muerte.

37- SOBREDOSIS

Ocurre cuando usted consume más de una droga de lo que su cuerpo puede tolerar. La sobredosis es un evento grave. Puede llevar al coma y el deceso. A veces, el individuo quiere tomar la droga para hacer uno de sus "viajes rápidos". El problema es que hay poca diferencia entre la dosis que se usa para el supuesto "viaje" y la que conduce a la fatalidad.

Una situación difícil se complica aún más porque los adictos a las drogas tienden a cometer un error adicional: las mezclan con alcohol. Es la prescripción de un desastre. Las drogas sedativas enlentecen, física y mentalmente, y pueden llevarlo al desvanecimiento o la dificultad para respirar. Las drogas estimulantes lo aceleran e incrementan el peligro de convulsiones o un ataque cardiaco. Cualquiera de estos dos grupos de drogas aumenta el riesgo de muerte.

La sobredosis de una droga no necesariamente mata rápidamente. Algunas veces, se dañan los riñones o el hígado, condiciones que pueden terminar en diálisis (riñón artificial) o un trasplante hepático. La insuficiencia respiratoria y circulatoria requiere atención especial.

LAS DROGAS SE CLASIFICAN EN:

- **PRESCRIPTAS** (Otorgadas con receta médica): valium, morfina, benzodiazepinas (medicinas para dormir)

- **NO-PRESCRIPTAS** (Se consiguen sin receta médica). Ejemplos: medicinas para el dolor de cabeza y la tos. El alcohol y la nicotina entran en esta categoría
- **ILÍCITAS** Estas drogas pueden ser manufacturadas, importadas, o cultivadas en contra de la ley. Pueden ser fatales y comúnmente causan dependencia o adicción (heroína, cocaína, anfetaminas, éxtasis, LSD)

LA SOBREDOSIS DE UNA DROGA PUEDE RESULTAR DE

- Intención de causar daño a sí mismo (suicidio)
- Consumir la droga ilícita con o sin el uso adicional de alcohol
- Administración accidental
- Error médico con prescripción de dosis excesiva

LOS SÍNTOMAS DE LA SOBREDOSIS VARÍAN

- Sueño con los antiepilépticos
- Hipoglucemia con la insulina
- Insuficiencia hepática con intoxicación acetominofen (tylenol)
- Acidosis metabólica con la aspirina
- Confusión, vértigo, nauseas, vómitos, delirio, convulsiones

DIAGNÓSTICO

Es factible cuando la droga consumida es identificada y difícil cuando el paciente se niega a proveer información.

TRATAMIENTO

Puede ser general y protectivo o específico como en el caso de los opiodes (naloxón) y flumazenil para la sobredosis de benzodiazepinas. En estos últimos casos, los efectos nocivos de la droga son contrarrestados.

La intervención inmediata puede evitar la muerte que podría ocurrir en pocas horas.

AGENTES DEPRESORES

- Opiáceos (morfina, heroína, metadona)
- Alcohol
- Benzodiazepinas

SIGNOS DE SOBREDOSIS

Respiración lenta y superficial, labios y lecho ungueal (de las uñas) azulados, piel pálida y fría, ronquidos o ruidos de gárgaras, desvanecimiento sin respuesta a la estimulación.

QUÉ HACER

- Si el paciente entra en estado de pánico después de haber consumido la droga, cálmelo con palabras optimistas
- Explique que el episodio pasará
- Mueva al paciente a una habitación silenciosa, que no tenga luces brillantes, o mucha gente
- Si la persona está hiperventilando, aconséjele la relajación y respirar lenta y profundamente

Si la víctima está mareada (esto ocurre con el alcohol, sedativos, heroína, solventes), llame a un servicio de ambulancia inmediatamente, ubíquela en la posición de "recuperación", y nunca le de café para despertarla (el café puede acelerar el efecto nocivo de la droga).

Si la víctima no responde, observe si está o no respirando.

Si el pulso y la respiración han cesado, comience la respiración cardiopulmonar. Llame a la ambulancia. Idealmente, esto tendría que ser hecho por otra persona, mientras otra se ocupa del proceso de resucitación.

ESTIMULANTES

- Anfetaminas
- Cocaína

SIGNOS DE SOBREDOSIS

Latido cardíaco rápido, confusión, psicosis, convulsión, calambres musculares, falta de respuesta a la estimulación, y posiblemente, paro cardiaco

QUÉ HACER INMEDIATAMENTE

Permanezca al lado de la víctima y ayúdela a permanecer tranquila. Si está inconsciente, ubíquela en posición de "recuperación" y llame a una ambulancia

PREVENCIÓN

- Nunca debe mezclarse drogas depresivas con el alcohol, barbitúricos, benzodiazepinas, o los derivados del opio (opiáceos)
- Si alguna vez comete el craso e irracional error de querer tratar o experimentar con una droga, siempre comience con una dosis baja y pruebe su tolerancia
- Si alguna vez intenta una droga depresiva después de un período largo de abstinencia, tenga mucho cuidado, ya que la tolerancia a esa droga se ha reducido significantemente
- No tome una droga cuyo vencimiento pasó. Su toxicidad puede aumentar drásticamente

DROGAS COMÚNMENTE USADAS EN CASOS DE SOBREDOSIS

Alcohol, ambien, cocaína, crack, cocktails de drogas, heroína, metadona, nembutal, seconal, vicodan, xanax

Si el paciente pierde la conciencia con heroína, tranquilizantes, alcohol, poppers (los explosivos), solventes, éxtasis

- Ubique la persona en posición de recuperación
- Observe su respiración. Puede requerir resucitación de boca a boca
- Llame una ambulancia
- Mantenga la víctima con temperatura tibia, pero no caliente
- Si ella responde intermitentemente, no le dé nada para beber, por peligro de aspiración del líquido a los pulmones

LA POSICIÓN DE RECUPERACIÓN

Si la persona colapsó y todavía respira

- Dé vuelta a la víctima con la cabeza inclinada hacia el costado en donde está usted

- Flexione su brazo y pierna del lado que está más cerca suyo
- Enderece el otro brazo y pierna
- Permanezca con la víctima, observe su respiración, y dígale a otra persona que llame a una ambulancia
- Nunca use la posición de recuperación si sospecha que la víctima ha sufrido un trauma craneal o de cuello

RESUCITACIÓN DE EMERGENCIA

- Si observa que la víctima ha detenido su corazón y su respiración, no sea emocional y actúe rápidamente
- Instruya a otra persona a llamar una ambulancia
- Vea adentro de la boca de la víctima y remueva, como si estuviera barriendo, restos de cuerpos extraños y vómito
- Ubique a la persona sobre su espalda
- Incline la cabeza hacia atrás y levante la quijada ligeramente para enderezar las vías respiratorias
- Cierre las fosas nasales con su pulgar y dedo índice, tome una respiración profunda, y posicione su boca sobre la boca de la víctima
- Sople adentro de la boca de la víctima hasta que su pecho se expanda
- Repita la maniobra una vez más
- Note si hay pulso en el costado del cuello o la muñeca, con su dedo
- Si no encuentra pulso, comience el masaje cardiaco

MASAJE CARDÍACO

- Localice la parte más baja del esternón
- Mida dos anchos de sus dedos arriba de este nivel
- Ubique sus dos manos en el medio del esternón y presione firmemente pero con cuidado, sin violencia, hacia abajo,15 veces, a un promedio de 80 movimientos por minuto
- Continúe con la respiración boca a boca (soplando 2 veces) y siga con el masaje cardiaco, 15 compresiones, hasta que el pulso y la respiración retornen o llegue la ambulancia con personal paramédico para reemplazarlo en su esfuerzo de resucitación
- Informe al equipo de rescate sobre cualquier información que usted posea con respecto a la o las drogas que la víctima consumió. Esto puede ser crucial en su tratamiento

38- VASOCONSTRICTORES NASALES (TABLETAS Y GOTAS NASALES)

Millones de personas usan gotas nasales para la rinitis (inflamación de la mucosa nasal que puede ser aguda (resfrío o alergia), o crónica).

Estas sustancias son absorbidas por la mucosa nasal y pasan inmediatamente al torrente sanguíneo. Son eficientes en controlar la cantidad de mucosidad que producen las rinitis y lo logran por la constricción de los pequeños vasos sanguíneos, las arteriolas (arteritas pequeñas) de la mucosa.

El problema con estas medicinas es que sus efectos vasoconstrictores no sólo afectan a los vasos de la nariz sino también a todas las arterias del sistema circulatorio. Cuando la constricción de las arteriolas ocurre en el cerebro o el corazón, la situación se complica. ¡Y a veces, de gran manera!

Una vez traté a un hombre de 42 años que se salvó milagrosamente después de ser transportado a la sala de emergencia del hospital en donde lo traté por un infarto de miocardio muy extenso. Pocos minutos después de llegar al hospital paralizó la mitad de su cuerpo, pero esto desapareció en un par de horas. El infarto del corazón siguió su curso y su ventrículo izquierdo quedó permanentemente dañado. Se esperaba que la angiografía coronaria mostrara el bloqueo avanzado de una arteria coronaria importante. Pero no fue así. Todas sus arterias coronarias eran completamente normales.

Supimos que durante muchos meses había consumido "litros, virtualmente" de gotas nasales. Las gotas contenían pseudo-efedrina, un vasoconstrictor.

Esta medicina, administrada en dosis normales, en forma de tableta o gotas nasales, puede causar constricción de las arterias coronarias. Es aconsejable que aquellos que sufren de arteriosclerosis de las arterias coronarias, se abstengan de tomarlas.

39- VIAGRA, LEVITRA Y CIALIS

Estas drogas son generalmente muy seguras y bien toleradas pero algunas veces son capaces de causar efectos indeseables, los que casi siempre no conducen a problemas importantes.

Un error que pudiera ser fatal es el tomar cualquiera de estas drogas por un paciente que está bajo tratamiento con nitroglicerina en cualquier forma (sublingual, spray, cremas, parches en la piel, o por vía endovenosa), o derivados de nitratos (ejemplo: isosorbide dinitrato o mononitrato).

Algunos compuestos "poppers" o "explosivos", (# 28), también contienen nitratos, tales como el nitrato de amilo o nitrato de butilo.

Nunca use Viagra, Levitra, o Cialis si usted está siendo tratado con un medicamento que contenga nitroglicerina o derivados nítricos. Las drogas usadas para mejorar las erecciones producen dilatación arterial. La dilatación arterial produce un descenso de la presión arterial. Como Viagra, Levitra y Cialis también bajan la presión, puede haber un efecto combinado que provoque una caída precipitosa de la presión arterial y un paro cardiaco.

Como existen distintos derivados nítricos, siempre pregúntele a su médico si cualquiera de sus medicamentos incluye uno de ellos.

Los pacientes que tienen baja presión arterial debido a otras razones (ejemplos: deshidratación, hipotensión debido a medicinas para tratar la hipertensión, el síndrome de hipotensión ortostática, sufrido por pacientes que se desmayan por reducciones significantes de su presión arterial), también deben evitar el uso de Viagra, Levitra, y Cialis.

Siempre busque el consejo del médico cuando quiera utilizar estas drogas. No acepte el ofrecimiento de algún "amigo" quien pudiera ofrecérselas "para ver cómo funcionan".

PARTE 5

ENFERMEDAD CARDIACA

Una muerte que podría haberse evitado, es, por lo menos, doblemente trágica.

40- LA MUERTE SÚBITA CARDIACA, EL PARO CARDIACO, Y LA RESUCITACIÓN CARDIOPULMONAR

TAQUICARDIA VENTRICULAR, FIBRILACIÓN VENTRICULAR, Y LA FALTA TOTAL DE ACTIVIDAD ELÉCTRICA DEL CORAZÓN (ASISTOLIA)

La muerte súbita cardíaca (MSC) es una muerte natural inesperada y por un proceso que se origina en el mismo corazón. Ocurre cuando hay enfermedad cardiaca conocida o desconocida, y también sin enfermedad cardiaca pre-existente.

La víctima puede haber tenido síntomas previos, tales como dificultad respiratoria, dolor o molestias en el pecho, mareo, desvanecimiento, palpitaciones, o no haber jamás tenido síntoma alguno. La persona colapsa y el deceso sucede. El tiempo que trascurre desde el comienzo del evento y la muerte es de una hora o menos, aunque algunas autoridades han extendido este período a menos de dos horas. La MSC es precedida por un paro cardiaco.

El paro cardiaco es la cesación de latidos efectivos. O no existe ritmo alguno y el electrocardiograma muestra sólo una línea horizontal (asistolia) o hay un ritmo caótico llamado fibrilación ventricular que representa mínimas sacudidas débiles del corazón las cuales no generan verdaderas contracciones. La sangre no es emitida al sistema circulatorio y el paciente colapsa. Si esta situación no se corrige inmediatamente, el paciente pierde su vida.

El mecanismo más común para el paro o arresto cardiaco es generalmente una arritmia, usualmente la **taquicardia ventricular (TV),** un ritmo rápido y maligno que usurpa al ritmo normal y que, a menos que se corrija, conduce a otro aún peor, llamado la **fibrilación ventricular (FV),** la cual fue descripta en el párrafo anterior.

Los órganos vitales (el cerebro es uno de ellos), necesitan sangre para funcionar. Cuando ésta no alcanza a llegar al cerebro, la víctima se vuelve inconsciente.

La fibrilación ventricular es el primer ritmo registrado en aproximadamente el 75% de los pacientes que sufren un paro cardiaco. El 20-30% de todos los pacientes en los que se documenta el proceso de la muerte súbita cardiaca, sufren otros ritmos, tales como un bradicardia severa (pulso muy lento). En ocasiones, no hay ninguna actividad eléctrica (asistolia).

En Estados Unidos existen anualmente más de 400.000 muertes súbitas cardiacas súbitas (MSC). El 80% de ellas ocurren en el ambiente hogareño. El promedio de edad de las víctimas es 65 años y el 75% son hombres. La incidencia es mucho más alta en los hombres que en las mujeres. El avance de la edad reduce esta diferencia. Entre los 45 y los 64 años de edad, la proporción masculina: femenina es de 7:1 pero disminuye a 2:1 entre los 65 y 74 años.

La incidencia de muerte súbita en las mujeres que viven en Estados Unidos ha aumentado la incidencia de MSC un 21% entre los 35 y 44 años de edad. La gente, en general, no está informada de estas estadísticas, y esa es una de las razones que explican estos lúgubres números.

La MSC es responsable por la muerte súbita del 20% de jóvenes menores de 20 años. Es más frecuente en individuos de la raza negra comparados con los de raza blanca. Los asiáticos son los menos propensos a sufrir esta condición.

Casi el 50% de los pacientes que han tenido una MSC han sido examinados por un médico en las cuatro semanas que precedieron al letal episodio, y los síntomas que revelaron durante ese examen no tuvieron conexión alguna con el corazón.

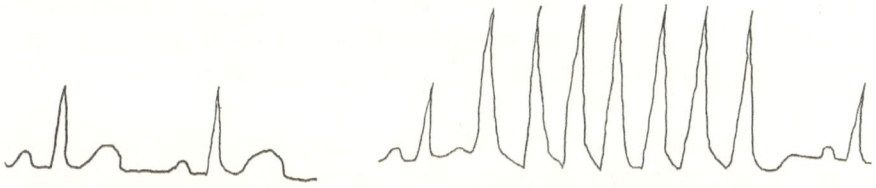

Ritmo cardiaco normal

A

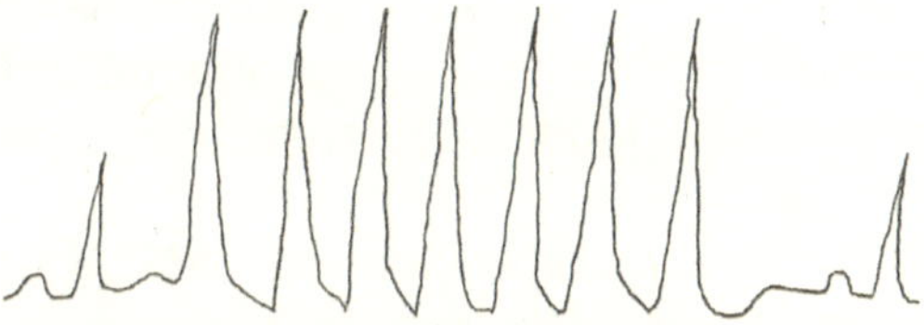

Taquicardia ventricular

B

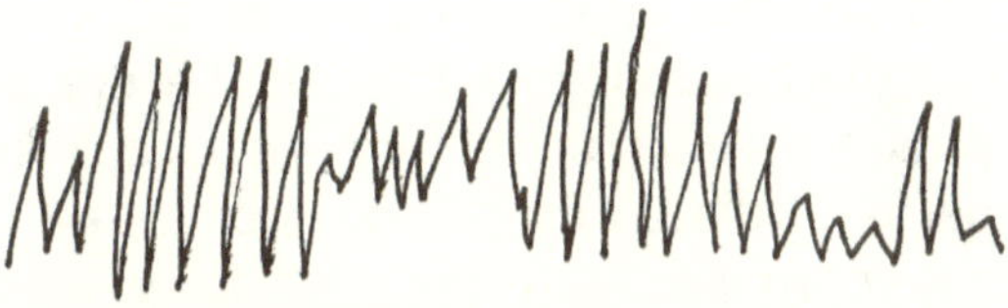

Tipo especial de taquicardia ventricular
Torsade de Pointes

C

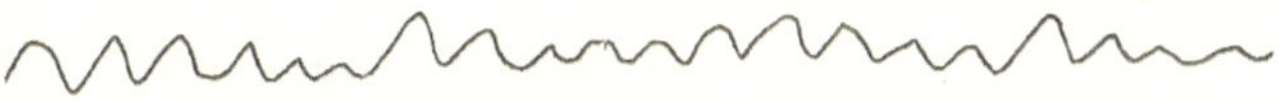

Fibrilación ventricular

D

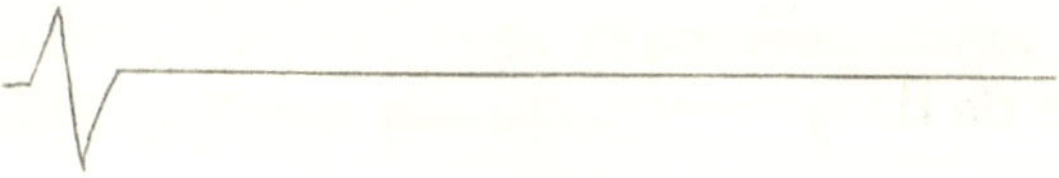

Asistolia

E

Figura 7

ENFERMEDAD DE LAS ARTERIAS CORONARIAS

La mayor parte de los casos de muerte súbita cardiaca (MSC) se deben a aterosclerosis de las arterias coronarias. Placas que contienen lípidos (grasas) y calcio están ampliamente distribuídas en el sistema arterial, pero existen lugares preferenciales, como las arterias coronarias.

La muerte súbita cardiaca (MSC) es con frecuencia la primera expresión enfermedad de las arterias coronarias y es responsable por aproximadamente el 50% de las muertes súbitas debidas a la aterosclerosis coronaria. Lo común es encontrar por lo menos dos arterias coronarias importantes con bloqueos severos (por lo menos del 75 al 85% de angostamiento de la arteria).

Una incidencia alta de MSC también ocurre en aquellos que padecen de un músculo cardíaco débil (una fracción de eyección de menos de 35%). Esto puede resultar de enfermedad coronaria o de otras dolencias. Hay paros cardiacos en personas cuyas arterias coronarias son completamente normales.

LA IMPORTANCIA DEL ESTILO DE VIDA

He discutido los factores de riesgo cardiovascular en otra sección.

La prevención de la muerte súbita incluye la modificación radical de factores de riesgo corregibles, tales como una nutrición apropiada, actividades físicas regulares, la supresión del tabaquismo, la excesiva consumación de alcohol, reducción del estrés, normalización del peso corporal, el mantenimiento de niveles ideales de la presión arterial y los lípidos sanguíneos, el control de variados procesos inflamatorios, (bronquitis o sinusitis crónica, periodontitis), el control óptimo de la diabetes y la reducción de los niveles altos de homocisteína.

La ignorancia de una persona de conceptos médicos básicos es uno de los factores de riesgo cardiovascular más importantes.

La mayoría de los pacientes tienen poquísimo o ningún conocimiento de nociones sobre la ateroesclerosis, en dónde y cómo comienza y dónde y cómo termina. Hay quienes adquirieron la información adecuada, pero por distintas razones no la aplican para su beneficio o protección.

LA ENFERMEDAD NO-ATEROSCLERÓTICA DE LAS ARTERIAS CORONARIAS

Existen enfermedades o trastornos de la circulación de las arterias coronarias que no son de origen aterosclerótico pero pueden causar la muerte súbita. Las describiré brevemente en las próximas páginas.

- Aneurisma coronario (congénito o adquirido)
- Anormalidades congénitas de las arterias coronarias
- Arteritis coronaria (infecciosa): tuberculosis, sífilis, virus, fiebre tifoidea
- Arteritis coronaria (no-infecciosa): Enfermedad de Kawasaki, arteritis de Takayasu, arteritis temporal, lupus eritematoso sistémico, artritis reumatoidea, espondilitis anquilosante, poliarteritis nodosa, tromboangeitis obliterante
- Bloqueo por procesos hematológicos (de la sangre) Ej., leucemia
- Bloqueo debido a engrosamiento de la pared arterial Ej., terapia radioactiva
- Defectos de nacimiento del metabolismo. Ejemplo: mucopolisacaridosis
- Disección de la arteria coronaria
- Embolización de la arteria coronaria
- Espasmo coronario (Ej., la cocaína)
- Desequilibrio entre la oferta y la demanda de oxígeno
- Trauma
- Vasculitis alérgica

RESUCITACIÓN CARDIOPULMONAR (RCP)

De las 400.000 personas que sufren la muerte súbita cardíaca en Estados Unidos cada año, el 40% de ellas no tienen testigos. Esto es importante, ya que la sobrevida de un individuo que tiene un paro cardíaco, depende de la presencia de gente competente que pueda requerir ayuda inmediatamente (911), proceder con maniobras básicas de resucitación, de fibrilar la víctima, y asegurar su transporte al hospital más cercano, el cual procederá con métodos de resucitación avanzados.

Los arrestos o paros cardíacos son tragedias. Durante décadas, grandes esfuerzos se han realizado para resucitar pacientes y mantenerlos vivos, después que aparecen haber superado los primeros segundos o minutos de la crisis. A pesar de que existe un entendimiento mejor en la actualidad sobre cómo proceder con la resucitación cardiopulmonar, los resultados finales son, en gran parte, decepcionantes.

Los paros cardíacos que ocurren fuera del hospital que no son tratados con una desfibrilación rápida, evolucionan muy pobremente. En New York, Los Angeles, y Chicago, la sobrevida de las víctimas es del 1%.

LA RESUCITACIÓN BOCA A BOCA

Durante décadas, tuve la oportunidad de ejecutar maniobras de resucitación cardiopulmonar en muchas ocasiones. Cuando caminaba por los pasillos de un hospital, súbitamente la operadora anunciaba bien alto "Código Amarillo, Código Amarillo, Código Amarillo, en el tercer piso . . ." En algunos hospitales le llamaban el Código Azul. Yo corría como corre un bombero para apagar un fuego, y me encontraba con una persona en la cama, el suelo, o el baño, totalmente inconsciente y sin respuesta a ningún tipo de estimulación.

La respiración boca a boca era rutina aceptada. Un proceso desagradable, sin duda. Había contacto directo entre mi boca y la boca de la víctima. Algunos pacientes habían vomitado, otros olían a salsa de espagueti o pepinos. Yo trataba de cumplir con mi trabajo de la mejor manera.

Recientemente, cambios fundamentales en el proceso de resucitación cardiopulmonar han ocurrido y se considera que la contribución de la parte ventilatoria en la boca del enfermo, alternando con la compresión del tórax, no solamente es innecesaria sino, en muchos casos, pudiera ser perjudicial.

La respiración boca a boca o "ventilación de rescate" es aún considerada importante para niños o adultos en los que el paro cardiaco es causado por una anormalidad respiratoria.

Es extremadamente importante utilizar el proceso de ventilación en las personas cuyo paro cardíaco fue precipitado por asfixia.

Existe una diferencia fundamental entre el paro o arresto cardíaco "primario", lo que significa el arresto cardíaco por una anormalidad del corazón, y el paro cardíaco que resulta de la hipoxia, la cual es una baja concentración de oxigeno en la sangre debido a un arresto respiratorio. En esta última situación, los gases arteriales muestran obvias anormalidades (una baja concentración de oxígeno). Estos cambios severos en la concentración de oxígeno en la sangre no son observados en los eventos de paro cardíaco primario.

Cuando la respiración del paciente es deficiente debido a un cuerpo extraño que se alojó en la tráquea, la maniobra de Heimlich debe ejecutarse en un instante, y el proceso de ventilación es crítico en víctimas que sufren de depresión respiratoria debido a un abuso de drogas u otras razones.

Nuevas instrucciones han sido ofrecidas por la American Heart Asociation (AHA) para la RCP (resucitación cardiopulmonar) y mucho recomiendo que visite el sitio en el Internet de esa organización para aumentar sus conocimientos sobre la materia, métodos y recomendaciones que ofrece.

La posición de la mano para la compresión del tórax se ha simplificado y ahora se localiza en el centro del pecho, al nivel del pezón.

La **primera fase de la fibrilación ventricular (FV), también llamada la "fase eléctrica",** dura de 4-5 minutos, y la intervención más importante aquí es la **desfibrilación rápida.**

Aunque el corazón está fibrilando, el músculo cardíaco (miocardio) no ha perdido todas sus reservas de energía o sufrido daño celular significante. Eso significa que el corazón tiene buenas chances de responder al "shock eléctrico" desfibrilatorio y generar un ritmo viable.

Esta es una de las razones que explica la efectividad de los desfibriladores automáticos eléctricos que se han utilizado en ciertos lugares, tales como casinos, aviones, aeropuertos, y comunidades en donde la desfibrilación rápida es factible.

La segunda fase del arresto cardíaco se conoce como la "fase circulatoria" y ocurre cuando la fibrilación ventricular (FV) dura de 5 a 15 minutos después de su comienzo. Aquí, parte de la reserva de energía del miocardio está disminuída y hay acumulación de productos tóxicos.

La desfibrilación eléctrica en estos casos, usualmente **NO** restaura un ritmo útil. (Un ritmo útil es aquel que permite al corazón contraerse y enviar sangre al sistema circulatorio).

Es de importancia crítica generar la circulación en las arterias coronarias con las compresiones del tórax, antes y después de la descarga eléctrica desfibrilatoria.

La compresión del pecho también aumenta el tamaño de las ondas de la fibrilación ventricular y esto las hace más susceptibles a su respuesta a los shocks eléctricos que se aplican.

La tercera fase de la FV durante el arresto o paro cardíaco es la "fase metabólica".

Después de 15 minutos, si la fibrilación ventricular persiste, los esfuerzos para revertirla tienen, definitiva y uniformemente, resultados pobres.

Para tener éxito en la resucitación, o incrementar las probabilidades de lograr una respuesta positiva, el diagnóstico y tratamiento de un paro cardíaco deben ser ejecutados rápidamente. Un arresto que persiste resulta en daño cerebral permanente.

La desfibrilación en la etapa más temprana del paro cardíaco es esencial. Cada minuto que transcurre y que demora su implementación, reduce las chances de sobrevivir un 10%.

Teniendo en cuenta que la mayor parte de los paros cardíacos ocurren en el hogar, en algunos casos, la existencia de un desfibrilador automático en la casa, puede ser un asunto de vida o muerte.

El transporte del paciente al hospital es de gran importancia pero una vez que el paro cardíaco es diagnosticado, el mayor énfasis debe focalizarse en proveer la RCP y llamar 911. Si es posible, el equipo de rescate debe estabilizar al paciente antes de conducirlo a la sala de emergencia.

El conocimiento de las maniobras de RCP puede adquirirse con poca educación y entrenamiento. Naturalmente, hay grados variables de conocimiento de la materia en distintas personas, y cuando el que se encarga de la maniobra más sabe, más grande es la esperanza de tener éxito.

Cualquier persona que tiene la capacidad de aprender el método de RCP debería ser instruída en la materia.

Es fundamental estar seguro que el paciente está realmente teniendo un paro cardíaco y no algo distinto que lo simula.

Hace años, llegué al Hospital Universitario para cumplir mi regular sesión de enseñanza para estudiantes, internos, y residentes. Vi un par de estudiantes y un interno haciendo una resucitación cardiopulmonar en un paciente, quien supuestamente estaba teniendo una fibrilación ventricular. El monitor electrocardiográfico, ciertamente, mostraba un trazado típico de esta letal arritmia. Cada vez que el estudiante le suministraba la compresión torácica, el paciente gritaba y luchaba la maniobra. Pasaron unos segundos y fue obvio para mí que el paciente no sufría de fibrilación ventricular a pesar de la evidencia del monitor. ¿Por qué? Porque una persona con FV no recibe sangre en el cerebro y esta inconsciente. Este enfermo estaba gritando y moviendo sus brazos. Eso no sucede NUNCA cuando el ritmo es la fibrilación ventricular.

Recomendé al estudiante y el interno que no tocaran al enfermo. Lo hicieron. Vimos que su mano derecha tenía un temblor constante. Este temblor es lo que causaba el trazado simulado perfecto de una fibrilación ventricular en el monitor. En otras palabras, se trataba de un artefacto.

El paro cardíaco debe ser sospechado cada vez que una persona colapsa. Si no se sospecha un traumatismo, la inconsciente víctima debe ser ubicada sobre una superficie firme.

Si hay equipo de electrocardiograma se puede identificar si el paciente tiene asístole, (paro cardiaco total), taquicardia ventricular (TV), o fibrilación ventricular (FV). Sin embargo, el proceso de RCP no debe ser demorado si no hay documentación electrocardiográfica del ritmo cardíaco.

La mayor parte de los paros cardíacos muestran FV y el sobrevivir depende de la duración de este ritmo, el cual es letal a menos que sea eliminado rápidamente. Cuánto más dura, peores son las consecuencias.

Compresión del tórax

En los últimos años, cambios importantes se han recomendado para el proceso de resucitación.

La compresión torácica antes de la desfibrilación mejora las probabilidades de sobrevida durante la "fase circulatoria" de la FV. Esta ocurre cuando la FV ha estado presente por 4-5 minutos y el equipo de rescate llega a la escena.

La iniciación de la resucitación por un testigo y la intervención temprana duplican las probabilidades de sobrevivir el paro cardíaco. La desfibrilación temprana por personal no-médico ha sido recomendada. Hay información para el público general sobre los desfibriladores automáticos externos (DAE).

Se considera que la desfibrilación con una descarga de 200 Joules es segura y efectiva. A veces, descargas más altas son necesarias.

Hay varias posiciones adecuadas de los electrodos que descargan la corriente eléctrica en el tórax y algunas personas responden mejor a una variante que a otra. La posición de los electrodos utilizada más frecuentemente ubica un electrodo en la zona de la punta del corazón y el otro en la zona alta a la derecha del esternón.

Los electrodos no deben ser aplicados nunca sobre los marcapasos o desfibriladores automáticos.

Ha sido recomendado por la Association for the Advancement of Medical Instrumentation que ambos electrodos cubran un área de por lo menos 150 cm2.

Las jalea o pasta no debe ser aplicada en la zona que existe entre los 2 electrodos, ya que esto puede cambiar la dirección adecuada de la descarga eléctrica.

Una sola descarga del desfibrilador (en comparación con 3 descargas recomendadas en el pasado) debe ser seguida inmediatamente por compresiones del pecho por 2 minutos antes de tratar de reconocer que ritmo tiene el paciente.

Los que resucitan al enfermo no deben tratar de averiguar el ritmo o si hay pulso o no, después de aplicar la descarga eléctrica. Deben efectuar las compresiones del pecho por 2 minutos y averiguar el ritmo existente después.

La recomendación de proceder con una sola descarga eléctrica en lugar de los tres shocks previamente utilizados está basada en:

- Los desfibriladores modernos ofrecen mejores resultados de conversión de la FV
- Si el primer shock falla, las compresiones del pecho pueden mejorar el flujo de oxígeno al miocardio y esto resulta en una mayor incidencia de conversión de la FV con un shock ulterior

COMPRESIÓN DEL TORAX Y LA SOBREVIDA

La compresión del tórax, para ser efectiva, debe ser bien ejecutada.

La ventilación de boca a boca continúa siendo esencial para las víctimas que sufren un arresto respiratorio, pero, en realidad, disminuye las chances de sobrevida en aquellos que han sufrido, primariamente, un paro cardíaco.

La respiración de boca a boca en los casos de paro cardíaco primario es contraproducente por las siguientes razones:

- Algunos testigos se resisten a ejecutar esta maniobra y esto evita la aplicación de técnicas de resucitación útil o su rápida aplicación
- Observaciones clínicas y estudios experimentales han reportado mejor sobrevida cuando los paros cardíacos han sido tratados con compresión del tórax comparados con los que no han recibido este tipo de tratamiento
- Cuando una sola persona practica la resucitación cardiopulmonar (RCP) y procede con la compresión del tórax y el esfuerzo ventilatorio boca a boca, la interrupción que se hace para ventilar al paciente restringe y disminuye la efectividad de las compresiones torácicas
- La respiración de boca a boca aumenta la presión venosa intra-torácica. Esto reduce el retorno venoso hacia el tórax. El ventrículo izquierdo recibirá menos sangre, lo cual compromete la circulación de las arterias coronarias y cerebrales. El fenómeno se agrava aún más cuando el esfuerzo ventilatorio se ejecuta cuando la caja torácica está siendo comprimida
- La respiración boca a boca no es necesaria en muchas víctimas de paro cardíaco porque el paciente tiene un cierto grado aceptable de ventilación
- Estudios en porcinos han mostrado que la sobrevida del paro cardíaco cuando se utilizan SOLAMENTE compresiones torácicas dramáticamente aumenta en comparación con el método de

años anteriores en donde las compresiones eran interrumpidas cada 16 segundos para administrar la ventilación boca a boca y después de haber provisto 15 compresiones al pecho

- Se estima que la sobrevida fue dos veces más cuando los testigos resucitaron la víctima con compresión del tórax que cuando las víctimas recibieron la compresión del tórax más la respiración boca a boca

Conclusión: Reserve la RCP con compresión del tórax más asistencia ventilatoria para los casos de arresto o paro respiratorio y sólo proceda con la compresión torácica cuando hay primariamente un arresto o paro cardíaco.

Durante un paro cardíaco, las compresiones torácicas mejoran el flujo sanguíneo al cerebro y el corazón. Ambos son sumamente necesitados. Las compresiones del tórax deben ser administradas sin interrupción hasta que haya circulación espontánea o se dé por terminado el esfuerzo de la resucitación.

ANATOMÍA DE LA RESUCITACIÓN

La resucitación cardíaca tiene 3 componentes:

- Un componente de conocimiento básico del público
- El llamado al equipo de rescate
- El momento que sigue a la resucitación

Los testigos del arresto que prestan su ayuda al proceso de resucitación son instruídos a llamar al 911 para activar el servicio de emergencia tan rápidamente como sea posible, y después comenzar compresiones del tórax sin interrupción, y usando un desfibrilador eléctrico automático (DEA), si está disponible.

También se enseña a ubicar la base de la mano en el centro del pecho, con la base de la otra mano arriba de la anterior, fijar los codos de manera que los brazos estén derechos y permitan apoyar el peso de la parte superior del pecho para poder comprimir eficientemente el tórax del paciente.

Se recomienda 100 compresiones por minuto. 60 compresiones por minuto no son adecuadas. El mínimo debe ser 80 por minuto.

Deben levantarse las manos completamente después de cada compresión para permitir el movimiento de rebote del tórax. La maniobra causa fatiga. Por eso, si hay más de una persona participando en la resucitación, cada 100 a 200 compresiones deben turnarse.

El "rebote" del tórax es un aspecto esencial de la mecánica del proceso de resucitación. Durante la descompresión—cuando se levantan las manos separándolas del pecho—una presión negativa se produce adentro de la cavidad torácica. Esto estimula el retorno venoso a la aurícula y el ventrículo derecho, y también la entrada de aire en las vías respiratorias.

Si estos movimientos de compresión y descompresión no son ejecutados como corresponde, el aflujo de sangre al corazón y el cerebro estará seriamente comprometido.

Personal del equipo de resucitación equipados con un DEA (desfibrilador eléctrico automático) proceden a administrar el shock eléctrico inmediatamente SOLAMENTE si han observado personalmente el colapso del paciente o llegan a la escena y determinan que se han aplicado correcta y continuadamente las compresiones torácicas.

Si hay una sola persona para la resucitación, los electrodos del desfibrilador son rápidamente aplicados ANTES de comenzar las compresiones en el pecho. Si hay dos personas para la resucitación, una comienza las compresiones y la otra ubica los electrodos.

Si un ritmo es considerado potencialmente corregible por una descarga eléctrica, tal como la taquicardia ventricular (TV) o la fibrilación ventricular (FV), un shock es aplicado inmediatamente. A esto continúan 200 compresiones del tórax. Cuando éstas se terminan, se identifica nuevamente el ritmo existente y si un pulso existe.

Estas 200 compresiones son efectuadas porque las arterias coronarias recibirán más sangre y futuras descargas con intenciones desfibrilatorias tendrán mejores probabilidades de lograr un ritmo cardíaco efectivo.

Las 3 descargas eléctricas recomendadas hasta hace poco tiempo, no son recomendadas en la actualidad.

Después de las compresiones, el equipo de rescate debe implementar otras medidas, tales como alto flujo de oxígeno, inyecciones endovenosas de epinefrina y amiodarona, esta última para taquicardia ventricular recurrente, lograr una vía respiratoria funcional y administrar ventilación con presión positiva.

Le recomiendo que aumente su conocimiento sobre esta materia visitando los sitios en el Internet de la American Heart Association y la American Red Cross, o contactando estas organizaciones. Sus recomendaciones son de extraordinario valor.

CAUSAS DE MUERTE SÚBITA O RÁPIDA

ATEROSCLEROSIS DE LAS ARTERIAS CORONARIAS

La enfermedad aterosclerótica coronaria es la causa mayor de muerte en el mundo Occidental y la epidemia se extiende al resto del mundo.

El problema—y a veces, el drama—de esta dolencia comienza en las células ubicadas en la capa interior de las arterias, la que está en contacto directo con la sangre. Estas células forman el endotelio, y éste existe en todas las arterias del cuerpo humano.

Debido a influencias genéticas, malos hábitos alimenticios, anormalidades de los lípidos sanguíneos, diabetes, hipertensión, el tabaquismo, estrés, y otros factores, el endotelio llega a dañarse y esto conduce a la formación de placas grasas. Algunas de estas son suaves (muy ricas en lípidos), mientras otras son de consistencia dura (tejido colágeno). Ambas acumulan calcio.

Cuando la superficie de una placa se lesiona, sufre una fractura o erosión, la cual desencadena reacciones locales que culminan en la formación de un coágulo, llamado "trombo". El proceso de la formación de un trombo, se llama "trombosis".

La placa alterada se la conoce como una placa "vulnerable". Si el coágulo formado es lo suficientemente grande como para bloquear la arteria completamente (o en un grado significativo), el paciente experimenta una arritmia que puede ser fatal, un infarto de miocardio, (daño al músculo cardíaco causado por la deficiencia aguda de flujo sanguíneo), o ambos procesos.

La mayoría de los infartos de miocardio o ataques cardíacos se originan en placas ateroscleróticas que no obstruyen significantemente a la arteria coronaria.

Un bloqueo significante es aquel que obstruye la luz de la arteria del 70 al 80%. Una placa que bloquea la arteria un 50% o menos no es considerada "obstructiva", pero sería un error llamarla "no significante".

¡Todas las placas ateroscleróticas son significantes!

Y por las siguientes razones:

- Aproximadamente el 80% de los infartos agudos de miocardio ocurren con las lesiones menos severas
- Las lesiones no-obstructivas generan más infartos porque:
  a) las placas suaves se quiebran más fácilmente y
  b) son mucho más numerosas en la circulación coronaria que las placas gruesas prominentes. O sea, la probabilidad estadística explica el fenómeno por sí solo
- La placa suave es más vulnerable porque está cargada de lípidos. Esto le confiere una consistencia blanda. Cuanto más grande sea la carga de grasa, más tendencia a romperse la placa tiene. Una placa calcificada es más resistente.

Resumiendo: Todas las placas ateroscleróticas merecen ser tratadas con diligencia y respeto.

El paciente que presenta síntomas agudos de insuficiencia coronaria, requiere inmediatamente un ambiente que lo proteja y en donde pueda contar con un monitor electrocardiográfico y un desfibrilador.

Idealmente, el ECG debería ser registrado dentro de los primeros 10 minutos de presentación de los síntomas. En este momento se determina si el paciente califica para un método de reperfusión emergente—agentes trombolíticos, angioplastia—y también se recurre a terapia que evite complicaciones fatales.

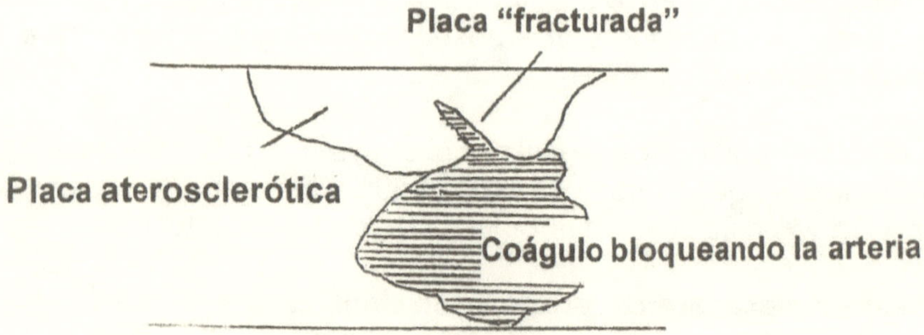

Arteria angostada por una placa aterosclerótica fracturada y con formación de coágulo

Figura 8

Hay autoridades científicas que consideran ciertos procesos infecciosos una causa determinante en la inestabilidad de una placa aterosclerótica y su consecuente fractura. La Chlamydia Pneumoniae, los virus herpes, el Helicobacter pylori, periodontitis (infección de las encías), la sinusitis y bronquitis crónica, son gérmenes y procesos altamente sospechosos de provocar la vulnerabilidad de la placa.

SÍNTOMAS DE INSUFICIENCIA CORONARIA AGUDA

La reducción de la cantidad de sangre que llega al músculo cardíaco se llama **"isquemia".** Cuando la sangre no abastece al músculo cardíaco porque la arteria coronaria se obstruyó completamente, el músculo cardiaco se daña: es el **"infarto".**

La isquemia puede regresar. El músculo cardíaco sufre pero no está permanentemente dañado. El infarto representa daño al músculo cardíaco permanente. Cuando el paciente lo sobrevive, queda una cicatriz por vida.

La insuficiencia coronaria aguda es el sufrimiento del corazón por no recibir suficiente flujo sanguíneo. Típicamente, se expresa con dolor o molestia en el pecho, usualmente descripta como una pesadez, indigestión, constricción, en el centro, parte anterior del tórax, que a veces se extiende al hombro o el brazo izquierdo.

Algunos pacientes nunca tienen dolor o molestia en el pecho con insuficiencia coronaria, sino solamente dolor en la mandíbula, el lóbulo de la oreja, cuello, brazo, codos, espalda, dolor abdominal, o dificultad respiratoria. Otros sudan profusamente, sienten gran debilidad, o se marean.

Los pacientes que sufren de angina de pecho debido a aterosclerosis de las arterias coronarias pueden permanecer estables por mucho tiempo o experimentar un aumento de la frecuencia y la severidad de los ataques anginosos que presagian la inminencia del infarto.

Otras manifestaciones del infarto "atípicas" tales como agitación, confusión, desorientación, o desmayo. Estas son más comunes en las mujeres, las personas de edad, y los pacientes que han tenido diabetes por largo tiempo.

En líneas generales, el dolor de angina de pecho dura pocos minutos. Cuando el dolor de pecho es más severo y su duración es de más de 15 minutos, debe considerarse que un infarto pudiera estar presentándose.

Los infartos de miocardio pueden ocurrir de manera silenciosa en aproximadamente el 20 % de los casos.

He visto enfermos con infartos masivos sin síntomas o con pocas molestias.

Una vez ví a un hombre de la raza negra de 32 años, muy alto y corpulento que trabajaba en la construcción. Se quejó a su médico de eructos excesivos y su electrocardiograma era anormal. No aceptó el ser hospitalizado. Su médico requirió una consulta cardiológica tres días después. El paciente expresó sentirse perfectamente bien. Su ECG mostró un infarto agudo muy extenso. Aceptó hospitalizarse pero continuaba diciendo: "¿Doctor, por qué tengo que ir a un hospital? ¡Me siento perfectamente!"

LA EVALUACIÓN DEL DOLOR DE PECHO

No es siempre fácil, y el diagnóstico de enfermedad coronaria puede ser omitido, incluso por buenos médicos. Este tipo de error—la falta de reconocimiento que un infarto agudo está ocurriendo—es la causa más frecuente de juicios por negligencia médica para los médicos que trabajan en salas de emergencia en Estados Unidos.

Para resolver este problema se crearon unidades adyacentes en las salas de emergencia en donde se observa al paciente durante varias horas, se obtienen electrocardiogramas y enzimas sanguíneas para descartar un infarto agudo.

En el paciente con enfermedad coronaria, se realiza la estratificación de riesgos. Aquellos que muestran un alto riesgo y serias anormalidades en un test de ejercicio con limitada actividad física o un test nuclear, deben ser estudiados con una angiografía coronaria. Aquellos que despliegan bajo riesgo, son tratados médicamente.

Hay infartos de miocardio de distintos tamaños: algunos son pequeños, otros más grandes, y en ocasiones, el infarto es tan grande que se lo llama "masivo".

Un factor de gran importancia que contribuye al tamaño del infarto es la presencia (o ausencia) de la circulación colateral. Ésta resulta de una obstrucción crónica severa de una arteria coronaria, lo que estimula el desarrollo de arterias vecinas que normalmente están adormecidas, pero se "despiertan", se agrandan y aumentan su flujo sanguíneo cuando una arteria muy obstruida necesita ayuda.

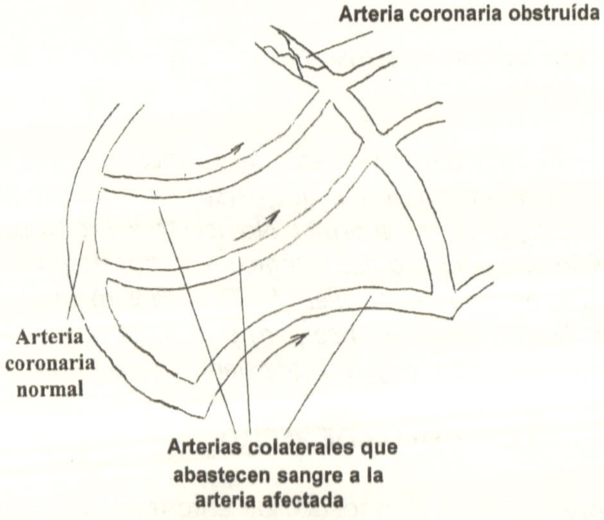

Circulación colateral

Figura 9

Estos vasos colaterales desempeñan un papel protector fundamental. Cuando una arteria crónicamente y severamente obstruída se cierra completamente, esa circulación colateral presta su valiosa ayuda, envía la sangre al tejido muscular cardíaco que lo necesita y el infarto no ocurre.

El tamaño de un infarto es de gran importancia ya que es un factor determinante para la insuficiencia cardíaca y la sobrevida del enfermo.

COMPLICACIONES DEL INFARTO DE MIOCARDIO AGUDO

Más de un millón y medio de norteamericanos sufren infartos de miocardio cada año. Se estima que en Estados Unidos hay 13.7 millones de personas con enfermedad de las coronarias. Este número incluye 7.2 millones de individuos que ya han tenido un infarto.

Los pacientes mayores de 65 años tienen una mortalidad más alta. Más del 80% de los infartos se deben a la obstrucción por un coágulo de la arteria coronaria. Existen infartos de miocardio debidos a causas no ateroscleróticas pero son mucho menos frecuentes.

La muerte de la célula cardíaca (o infarto) ocurre de 20 a 30 minutos después del bloqueo de la arteria. El proceso se completa dentro de un período que dura de 3 a 6 horas, a menos que alguna técnica de reperfusión haya logrado cambiar el curso del daño al tejido cardíaco.

Si la técnica de reperfusión es exitosa dentro de 4-6 horas después del comienzo del dolor de pecho o cambios electrocardiográficos, se salva gran porción del músculo cardiaco y el infarto probablemente afectará solo a la zona o capa interior del corazón (infarto endocárdico). Cuando el infarto es extenso y envuelve todo el grosor de la pared del ventrículo izquierdo, es llamado "transmural".

Un infarto subendocárdico puede curarse completamente en 2 a 3 semanas. Los infartos más grandes y aquellos que recibieron la reperfusión después de 6 horas de su comienzo, tardan más en curarse y lo hacen incompletamente.

Idealmente, como lo hemos mencionado, uno quisiera proceder con el proceso de reperfusión tan pronto como sea posible. Sin embargo, se estima que incluso es beneficioso abrir la arteria coronaria para restaurar la circulación, aún cuando se proceda algo más tarde.

La muerte súbita ocurre en el 25% de los pacientes con infarto, y a menudo sucede antes de llegar al hospital. Las arritmias generalmente responsables por desenlaces fatales son la taquicardia ventricular y la fibrilación ventricular. La incidencia más alta de estos trastornos rítmicos tiene lugar durante la primera hora.

Los infartos que afectan el 40% o más del músculo del ventrículo izquierdo tienden a causar shock cardiogénico y un desenlace fatal.

La prevención del daño al músculo cardíaco intenta el aumento del flujo sanguíneo a través de la arteria bloqueada. Los métodos utilizados con ese fin son llamados "técnicas de reperfusión". Se usa un catéter que alcanza la arteria obstruída, se infla un globito al nivel de la lesión y el flujo sanguíneo es restituído. Para mantener la arteria abierta en el futuro, en el mismo lugar se aplica un stent metálico.

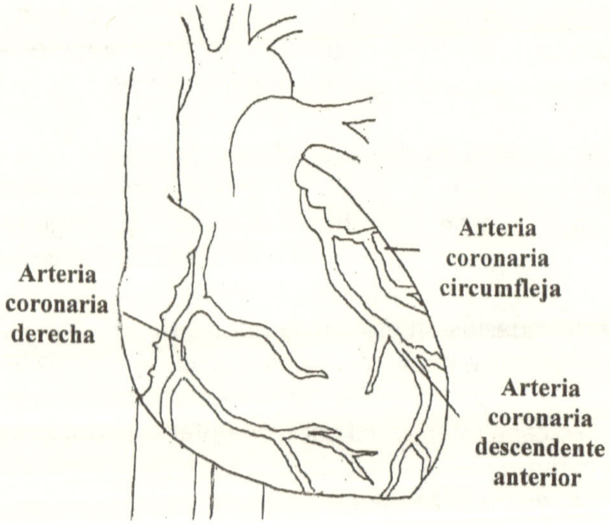

Arterias coronarias normales

Figura 10

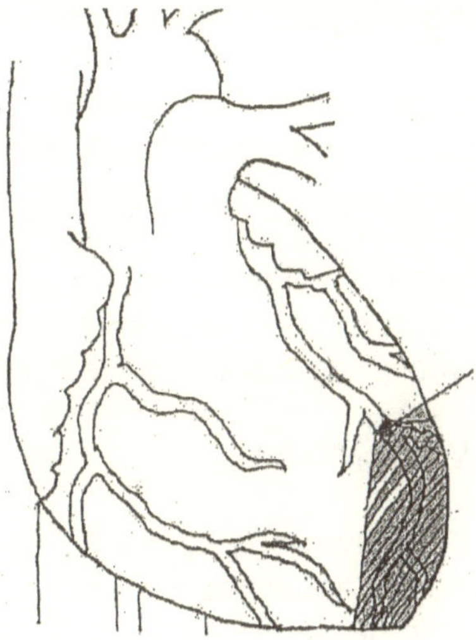

Infarto de miocardio

Figura 11

41- SHOCK CARDIOGÉNICO Y FALLA CARDIACA

El shock cardiogénico es la causa más frecuente de muerte del infarto de miocardio en pacientes hospitalizados y ocurre en el 10% de los que tienen un infarto agudo. Cuanto más grande es el infarto, más débil será el músculo cardíaco.

En general, una reducción del 10% de la masa muscular del ventrículo izquierdo produce un mínimo debilitamiento del corazón. Por otra parte, los infartos que ocasionan la pérdida del 40% de la masa muscular cardíaca causan gran debilitamiento del corazón y shock fatal. Cuando éste no responde al tratamiento ocurre el colapso circulatorio total: los órganos vitales—corazón, cerebro y riñones—no reciben el flujo sanguíneo requerido para su funcionamiento.

42- ROTURA DEL TABIQUE SEPTAL INTERVENTRICULAR Y ROTURA DE UN MÚSCULO PAPILAR

Estas condiciones son muy agudas y graves. Su tratamiento varía. Es siempre complejo, y a veces, la corrección quirúrgica es la única esperanza.

La rotura parcial de un músculo papilar, el cual normalmente sostiene al aparato de la válvula mitral en su posición normal, crea una situación de gran gravedad, pero la rotura total de un músculo papilar no puede sobrevivirse debido a la regurgitación masiva de la válvula mitral que lleva al edema pulmonar fulminante.

Ciertos casos de desgarro parcial del músculo papilar que son tratados quirúrgicamente tienen un grado alto de mortalidad operatoria. Sin embargo, los que sobreviven, pueden lograr su recuperación.

EL APARATO DE LA VÁLVULA MITRAL

La válvula mitral posee dos valvas que se sostienen por las cuerdas tendinosas. Éstas a su vez, están adheridas a los músculos papilares, los cuales se insertan en la pared del ventrículo.

Las estructuras mencionadas forman lo que se conoce como el "aparato de la válvula mitral".

Anormalidades que afectan la válvula mitral (angostamiento de su orificio o la incapacidad de la válvula para cerrarse como corresponde y no poder contener el reflujo de sangre (insuficiencia valvular), o la rotura de las cuerdas tendinosas o de un músculo papilar, generan situaciones clínicas de distinta severidad.

Ejemplos:

a) La fiebre reumática en un niño puede inflamar la válvula mitral y el paciente se recupera del período agudo de esta enfermedad. Treinta años más tarde, depósitos de calcio gradualmente se acumulan en la válvula previamente dañada y bloquean su orificio (estenosis mitral).

b) El prolapso severo de la válvula mitral puede asociarse con la rotura de las cuerdas tendinosas. La válvula no se cierra como corresponde y el reflujo sanguíneo del ventrículo izquierdo hacia la aurícula izquierda puede llegar a ser grave y agudo requiriendo el reparo o reemplazo de la válvula.

c) En ciertos casos de obstrucciones de las arterias coronarias un músculo papilar puede no recibir sangre suficiente para ejercer su función normal. A veces la situación es más grave porque el músculo papilar se envuelve en el proceso de un infarto agudo y el resultado es la insuficiencia de la válvula mitral y falla cardíaca. La rotura total del músculo papilar conectado con la válvula mitral no puede sobrevivirse. Los pulmones se inundan con la sangre que regurgita hacia los pulmones.

El siguiente dibujo describe los componentes esenciales del aparato de la válvula mitral.

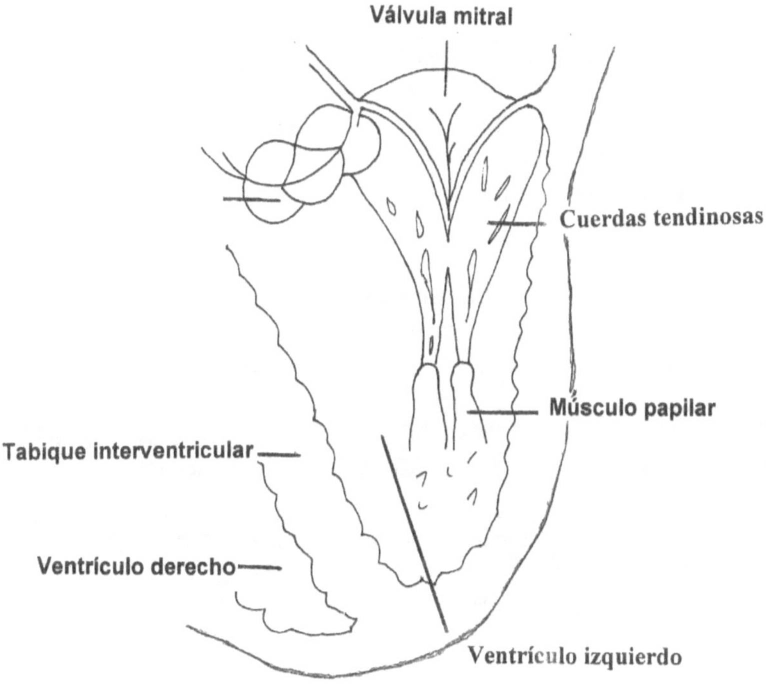

Aparato de la válvula mitral

Figura 12

43- ROTURA DE LA PARED DEL VENTRÍCULO IZQUIERDO

Normalmente, el corazón está cubierto por una doble membrana llamada "pericardio". Entre sus dos capas, existe un espacio que siempre guarda unos pocos centímetros cúbicos de líquido. Cuando ocurre el infarto y este se complica con su rotura, la sangre se vuelca adentro de la cavidad pericárdica y sofoca al corazón, no permitiéndole latir. A esta condición se le llama el "taponamiento pericárdico".

La incidencia de la rotura por infarto de la pared del ventrículo izquierdo es del 10-20%.

La rotura de la pared del tabique o septo interventricular es menos frecuente (2%).

Los infartos de miocardio pueden afectar el ventrículo izquierdo, y también el derecho.

La rotura cardíaca ocurre 7 veces más frecuentemente en el ventrículo izquierdo que en el derecho, sucede más en las mujeres, las personas mayores de 60 años, los hipertensos, los que padecen el primer infarto, aquellos que tienen poco o ningún desarrollo de circulación colateral y sufren de varias arterias coronarias que contienen placas ateroscleróticas avanzadas.

Más o menos la mitad de las muertes debidas a la rotura de un infarto de miocardio ocurren antes que el paciente llegue al hospital. Para información adicional, por favor lea Taponamiento Pericardio # 98.

44- OBSTRUCCIÓN CRÍTICA DE UNA ARTERIA CORONARIA QUE NO HA CAUSADO UN INFARTO DE MIOCARDIO

Existen individuos que tienen arterias coronarias muy enfermas, y a veces, sorprendentemente, no tienen un infarto. Colapsan y mueren tan rápidamente por una fibrilación ventricular (FV) que no les queda tiempo suficiente de vida para producir un infarto.

La fibrilación ventricular sucede porque el miocardio necesita el oxígeno que transporta la sangre. Cuando la demanda de oxígeno es mucho mayor que la oferta, el ritmo cardíaco reacciona con una modalidad fatal.

Lesiones críticas de las arterias coronarias no siempre causan la muerte. A veces, cuesta comprender como el corazón puede tolerar ciertos esfuerzos.

Hace años, examiné a un jugador de fútbol americano de 30 años que me consultó porque luego de jugar al tenis competitivamente durante dos horas al mediodía bajo el radiante sol de la Florida, y retornando a su casa, mientras descansaba en un sofá y tomaba una bebida muy fría, sentía una mínima sensación molesta en el centro del pecho. Un angiograma coronario mostró una horrible cantidad de obstrucciones coronarias. Tuvo cirugía de bypass en 5 arterias coronarias.

La aterosclerosis coronaria es, por lejos, la causa más frecuente del bloqueo de las arterias coronarias. Hay otras condiciones médicas, congénitas y adquiridas, que pueden conducir al infarto y la muerte súbita y serán descriptas a continuación.

EMBOLISMO DE LAS ARTERIAS CORONARIAS

Arterias coronarias normales pueden bloquearse agudamente y producir un infarto de miocardio. La sospecha clínica comienza típicamente cuando el paciente se lamenta de un dolor agudo en el pecho y se diagnostica:

45- ENDOCARDITIS DE LA VÁLVULA MITRAL O AÓRTICA

La infección de estas válvulas genera un proceso que culmina en la formación de una "vegetación", la cual representa una mezcla de gérmenes y tejido inflamatorio. Cuando un fragmento de la vegetación se desprende de la válvula mitral o aórtica, atraviesa el ventrículo izquierdo, sale del corazón por la aorta y entra en el sistema circulatorio. Si penetra una arteria coronaria, la obstruye y el resultado es el infarto.

46- ENDOCARDITIS DE UNA PRÓTESIS VALVULAR

El riesgo de endocarditis de una prótesis valvular que debió implantarse porque la válvula nativa estaba muy angosta (estenótica), o causaba gran regurgitación de sangre (insuficiente) es de 3% en el primer año y de .5% en años subsecuentes. Estas infecciones son difíciles de curar y una reoperación a corto plazo es generalmente recomendada.

Tiene extraordinaria importancia proceder con medidas preventivas o la profilaxis de la endocarditis. Antes de procedimientos quirúrgicos o dentales, los pacientes deben recibir el antibiótico adecuado y en dosis adecuadas. Hay que ser compulsivo en este delicado punto.

Si un fragmento de la vegetación valvular se libera y se aloja en una arteria coronaria, la consecuencia puede ser el infarto de miocardio.

47- MIXOMA CARDÍACO

Es el tumor benigno más frecuente del corazón y puede aparecer adentro de cualquiera de las cámaras cardiacas, aunque la aurícula izquierda es afectada el 75% de los casos.

Hace años, fui testigo del caso de una adolescente que murió súbitamente y su autopsia reveló un tumor grande en la aurícula izquierda. Fue un mixoma que bloqueó la válvula mitral y no permitió a la sangre de la aurícula izquierda llegar al ventrículo y de aquí, a la circulación. Esto condujo a una falta de sangre en el corazón y el cerebro, lo que causó el fallecimiento.

El tumor puede también desprender fragmentos que alcanzan el sistema arterial. Este fenómeno ocurre en el 40-50% de los pacientes que tienen un mixoma en la aurícula izquierda. La mitad de estos "desprendimientos" viajan al cerebro. Sin embargo, algunas veces alcanzan una arteria coronaria y causan un infarto o la muerte súbita.

Un infarto agudo en una persona joven demanda la exclusión de un mixoma intracardíaco.

El tratamiento de un mixoma de la aurícula o el ventrículo izquierdo es siempre quirúrgico.

48- TROMBO (COÁGULO) DE LA AURÍCULA IZQUIERDA

Coágulos en la aurícula izquierda pueden formarse en una cardiomiopatía dilatada cuando el corazón está débil. También se observan en casos de estenosis mitral reumática y en las personas de edad cuando la válvula mitral está angostada debido a la acumulación excesiva de calcio.

La obstrucción valvular dificulta el paso de la sangre de la aurícula izquierda al ventrículo izquierdo lo cual resulta en el aumento de la presión adentro de la aurícula, su agrandamiento y la tendencia a la formación de coágulos.

49- TROMBO (COÁGULO) DEL VENTRÍCULO IZQUIERDO

El infarto de miocardio puede formar un coágulo en la pared dañada por el infarto del ventrículo izquierdo. Generalmente sucede en los primeros días o semanas que siguen al infarto. Es poco probable que lo mismo ocurra después de 4 a 6 semanas del infarto.

La anticoagulación es útil para reducir la formación de coágulos formados por el infarto. Las cardiomiopatías son propensas a la formación de coágulos adentro de las cavidades del corazón. Un ecocardiograma generalmente los detecta.

Una vez que el coágulo se desprende de la aurícula o el ventrículo izquierdo y entra en el sistema arterial, el daño que causa depende de su tamaño y su destinatario. Si llega a una arteria coronaria, se produce un infarto. Si aterriza en el cerebro, resulta un accidente cerebrovascular; si alcanza la arteria del bazo, el paciente se queja de un dolor agudo y severo en el abdomen superior izquierdo. Si el coágulo bloquea la arteria de una pierna, hay también dolor agudo y cambio de color de la extremidad la cual se torna azulada-violácea.

50- OBSTRUCCIÓN CORONARIA CAUSADA POR ENFERMEDADES DE LA SANGRE

Pacientes que tienen arterias coronarias normales y que sufren trastornos hematológicos (enfermedades de la sangre) pueden padecer infartos agudos, arritmias, y muerte súbita cuando grandes cantidades de células anormales forman tapones que bloquean la arteria coronaria. Ejemplos: la leucemia (cáncer de la sangre), policitemia vera (cantidad excesiva de células rojas), anemia de "sickle cell" o anemia de la célula de la hoz, y trombocitosis (muchas plaquetas en el torrente circulatorio).

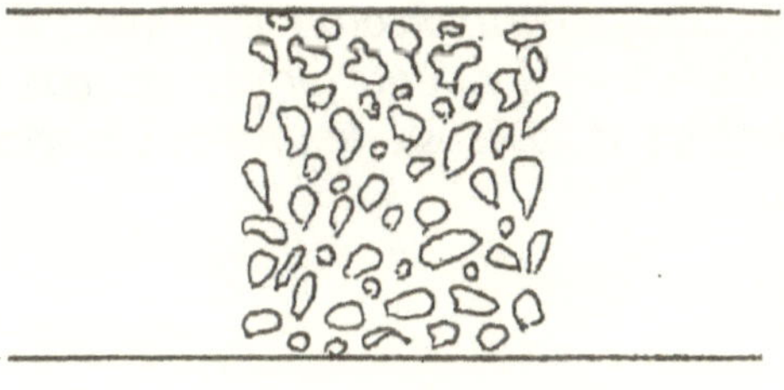

Concentración densa de células sanguíneas anormales

Figura 13

51- OCLUSIÓN DE LAS ARTERIAS CORONARIAS "NORMALES", ESPONTÁNEA O INDUCIDA POR LA COCAÍNA

El espasmo de una arteria coronaria significa la constricción del vaso que reduce su diámetro interior, a veces críticamente, ocasionando dolor de pecho, un infarto, y/o la muerte súbita.

La arteria reacciona con un espasmo en respuesta a situaciones emocionales así también cuando hay un exceso en la sangre de sustancias como las catecolaminas, el tromboxano y las prostaglandinas.

Algunos otros factores responsables por el espasmo coronario son la anestesia general, la "angina alérgica" (inducida por la histamina), y las mujeres después del parto que son tratadas con bromocriptina para la hipertensión relacionada con el embarazo.

Un tumor de la glándula adrenal, el feocromocitoma, produce gran cantidad de catecolaminas y esto conduce al espasmo coronario.

No están claramente establecidas por qué las coronarias que tienen angiográficamente un aspecto totalmente normal, a veces experimentan espasmos.

He visto profesionalmente espasmos de las arterias coronarias en muchas ocasiones Uno de ellos fue el de una mujer de cincuenta años, de alta posición socio-económica, la cual fue arrestada por la policía acusada de haber robado en un negocio una lapicera de 10 centavos. Salió de la cárcel ese día depositando una fianza. Su estrés fue "extremo". Horas más tarde sufrió un infarto masivo. Salvó su vida pero su corazón quedó seriamente dañado. El angiograma coronario mostró arterias normales. La cantidad de adrenalina circulante producida por el intenso estrés fue, con toda probabilidad, la causa de una constricción de una arteria coronaria importante.

—*—

Un señor afroamericano de 52 años de edad sufría de repetidos episodios de fibrilación ventricular (FV) con arterias coronarias normales en el angiograma. Mientras estaba hospitalizado, eran tantos sus episodios de FV que yo le aplicaba un golpe de puño en el centro del pecho y esto retornaba su ritmo normal, pero por pocos minutos. Aunque no es la maniobra aceptada para tratar esta arritmia fatal, en este hombre actuaba perfectamente. En esa época se estaba experimentando la droga nifedipina en un hospital de Miami Beach, (Miami Heart Institute) que aún no había sido aprobada para su uso regular. Fui corriendo para conseguirla. Me permitieron usarla y el paciente respondió milagrosamente a sus efectos de vasodilatación de las coronarias. Por un período de seis meses no tuvo recurrencia de su FV. Después, se mudó de la ciudad y perdí contacto con él. La causa de sus espasmos coronarios fue—y lo sigue siendo—un misterio.

El abuso de la cocaína es un problema médico-social de la mayor importancia: Más de 22 millones de norteamericanos han usado la cocaína por lo menos una vez, y en la actualidad hay aproximadamente 5 millones que la consumen. Esta substancia causa constricción de las arterias coronarias e infartos de miocardio aún cuando estas arterias son normales.

La vasoconstricción o el espasmo coronario han sido reportados también luego de administrar la cocaína por vía nasal.

El espasmo coronario puede terminar en muerte súbita. Una cantidad masiva de norepinefrina inducida por la cocaína es la causa del espasmo arterial.

Además de originar espasmo arterial, la cocaína daña el endotelio—la zona interior de la arteria—lo cual predispone a la formación de coágulos.

La excesiva administración de vasoconstrictores utilizados para las rinitis alérgicas que contienen fenilefrina también pueden originar espasmos e infartos.

Hay otras dos drogas que son consideradas capaces de producir espasmos coronarios y arritmias fatales: MDMA o "ecstasy", y MDEA "hebe".

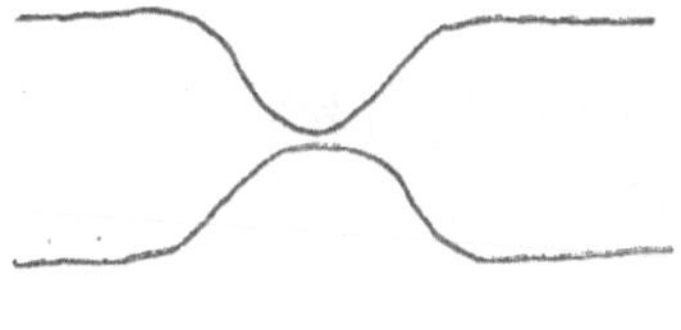

Espasmo arterial

Figura 14

BLOQUEO CORONARIO DEBIDO AL ENGROSAMIENTO DE LA PARED ARTERIAL

52- PSEUDOXANTOMA ELASTICUM

Es una enfermedad hereditaria, rara, y caracterizada por la acumulación progresiva de substancias minerales dentro de las fibras elásticas que forman parte del sistema cardiovascular, la piel, el cerebro y el tracto gastro-intestinal. Las arterias poseen abundantes depósitos de calcio y existe alta incidencia de obstrucción de las arterias coronarias.

53- TERAPIA DE RADIACIÓN Y DE DROGAS ANTICÁNCER

La aterosclerosis acelerada y prematura ha sido reportada repetidamente en la literatura médica, en individuos jóvenes que han sido tratados con radiaciones para procesos malignos. La incidencia varia del .13 al 2.7% de los que reciben este tipo de tratamiento.

Algunos de estos enfermos han sufrido de angina de pecho o infartos de miocardio y se han tratado con balón angioplástico o cirugía de bypass. Las cicatrices producidas por la terapia radioactiva dificultan estos procedimientos.

La enfermedad coronaria causada por efectos de terapia radioactiva a veces aparece de 5 a 10 años después de la irradiación.

El infarto debido a quimioterapia también ha sido reportado. La toxicidad vascular se ha observado después del tratamiento anti-cáncer con regímenes que incluyeron los alcaloides Vinca.

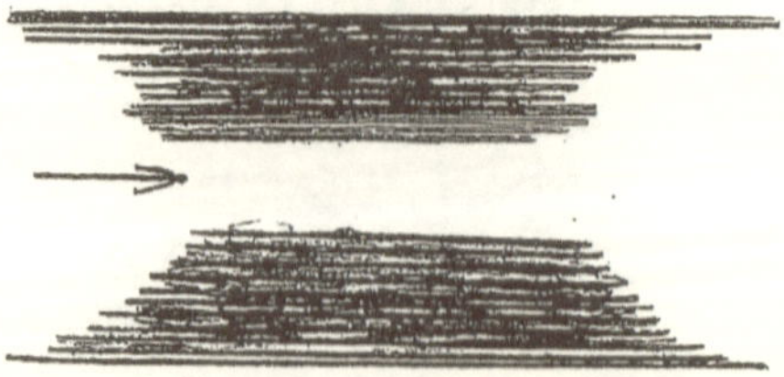

Engrosamiento de la pared arterial

Figura 15

54- OBSTRUCCIÓN CORONARIA DEBIDO A DESÓRDENES METABÓLICOS Y MALIGNOS

Ejemplos de disturbios del metabolismo que producen el depósito de substancias anormales en la pared de las arterias coronarias conduciendo a su bloqueo incluyen la mucopolisacaroidosis, oxalosis, homocistinuria, entre otros).

Pacientes que sufren de cánceres intratóracicos pueden tener problemas adicionales tales como la invasión del corazón por el tumor, además de una marcada coagulabilidad sanguínea y espasmos de las arterias coronarias.

ANOMALÍAS CONGÉNITAS DE LAS ARTERIAS CORONARIAS

55- ORIGEN ANORMAL DE UNA ARTERIA CORONARIA

Hay personas que nacen con anormalidades de las arterias coronarias. Una de estas es su lugar de origen. Este tipo de anomalía se observa en el 1% de los pacientes que tienen angiogramas coronarios y el .3% de las autopsias. El 30% de pacientes con esta anomalía sufren una muerte súbita y comúnmente esta ocurre durante un esfuerzo físico.

El origen del tronco principal de la arteria coronaria izquierda de un seno de Valsalva derecho o el origen de una arteria coronaria derecha del seno de Valsalva izquierdo, son las anormalidades que más frecuentemente se asocian con muerte súbita.

El diagnóstico debe considerarse en niños que se quejan de dolores de pecho o han sufrido un infarto de miocardio. A veces, el electrocardiograma es anormal y se detecta un soplo en la auscultación.

56- FÍSTULA CORONARIA

Es una infrecuente comunicación anormal entre una arteria coronaria importante y una cavidad cardíaca, un vaso mayor (vena cava, arteria pulmonar), u otra estructura vascular. Afecta a individuos de cualquier edad. Muchas fístulas coronarias son pequeñas y no causan síntomas. Otras son lo suficientemente grandes como para producir un soplo muy intenso.

El paciente puede también presentarse con angina de pecho, infarto de miocardio, insuficiencia cardíaca, o muerte súbita.

El tratamiento es quirúrgico para aquellos que tienen síntomas y para los que tienen el potencial de tenerlos.

57- ARTERIA CORONARIA ATRÓFICA

A veces, las arterias coronarias no se desarrollan normalmente y quedan atróficas. El término médico para esta condición es "atresia". El trastorno puede causar un infarto. La zona del corazón privada de circulación por la coronaria atrófica depende del flujo que provee la circulación colateral, generosamente ofrecida por una arteria de la vecindad.

58- DISECCIÓN DE LA ARTERIA CORONARIA

Las arterias coronarias tienen 3 capas: la íntima está en contacto directo con la sangre circulante, la media, y la externa o adventicia. La separación de la media por una hemorragia se conoce con el término de "disección".

Esta condición puede resultar de la extensión de un aneurisma en el origen de la aorta, o un procedimiento como la angiografía o angioplastia, cirugía cardíaca, o trauma torácico. Ocasionalmente, la disección coronaria es espontánea y más comúnmente ocurre en mujeres después del parto. Esto puede resultar en un infarto de miocardio o muerte súbita.

ANEURISMA DE LA ARTERIA CORONARIA (# 5)

INFLAMACIÓN CORONARIA—VASCULITIS

Hay numerosas enfermedades que pueden causar inflamación de las arterias coronarias.

Describiré algunas:

59- PERIARTERITIS NODOSA

Esta es una enfermedad crónica asociada con angitis coronaria, infartos y hemorragias en varios órganos. La descompensación cardíaca también puede ocurrir debido a hipertensión, la cual es vista en el 90% de los pacientes que sufren de periarteritis nodosa.

60- ENFERMEDAD DE KAWASAKI

Afecta a los niños. Se presenta con fiebre, ganglios inflamados, y una erupción en la piel. La dolencia fue descripta por primera vez en Japón (1967) pero eventualmente se reportó en todo el mundo y en todos los grupos raciales. Las arterias del cuerpo se inflaman y las coronarias desarrollan aneurismas en el 25% de los casos. Cuando son pequeños, estos aneurismas pueden desaparecer, particularmente en niños de menos de un año de edad. Algunos niños menos afortunados, obstruyen sus arterias y sufren infartos de miocardio y muerte súbita.

ENFERMEDADES VASCULARES DEL COLÁGENO—VASCULITIS

Este grupo de trastornos incluyen artritis (inflamación de las articulaciones), miositis (inflamación de los músculos), carditis (inflamación del músculo y las válvulas cardiacas), y dermatitis (inflamación de la piel). Ejemplos: artritis reumatoidea asociada con arteritis reumática, arteritis temporal, arteritis de Takayasu, lupus eritematoso sistémico.

61- ARTRITIS REUMATOIDEA

Es la enfermedad más común del tejido conectivo y se caracteriza por las deformidades que produce en las articulaciones. Se asocia con alta incidencia de accidentes cerebrovasculares e infartos de miocardio y más elevado índice de mortalidad por procesos cardiovasculares. La formación de placas ateroscleróticas está acelerada.

62- ARTERITIS TEMPORAL

Es una enfermedad difusa del sistema vascular. Ocurre casi exclusivamente en personas mayores de 55 años. Los síntomas más característicos son el dolor de cabeza, trastornos visuales, anemia, y en el 50% de los casos se incorpora a una enfermedad conocida como la "polimialgia reumática", en donde existen dolores articulares y musculares por todo el cuerpo.

63- ARTERITIS DE TAKAYASU (ENFERMEDAD SIN PULSO)

Este proceso puede terminar una vida abruptamente con un infarto agudo de miocardio. Su origen es desconocido. Ocurre en cualquier país del mundo pero es más frecuente en mujeres jóvenes.

Cualquier mujer joven que presenta un infarto agudo de miocardio debe ser evaluada para descartar la arteritis deTakayasu.

64- LUPUS ERITEMATOSO SISTÉMICO

Afecta todas las razas pero la enfermedad es usualmente más severa en personas de la raza negra y también es más frecuente en las mujeres. La proporción de mujeres a hombres es de 8:1. Muchos órganos están afectados y generalmente sostiene un curso crónico. A veces es fulminante y termina en un infarto o la muerte súbita.

65- VASCULITIS ALÉRGICA CORONARIA

Es una reacción alérgica causada—entre otras razones—por drogas. Las medicinas más comúnmente asociadas con este fenómeno son la penicilina, metildopa, sulfas, tetraciclina, y las drogas antituberculosas. La primera manifestación de alergia cardíaca puede ser una muerte súbita debido a una arritmia.

Los trasplantes de órganos generan reacciones de rechazo que ocluyen las arterias. El mecanismo es inmunitario.

66- INFECCIONES DE LAS ARTERIAS CORONARIAS

Algunos ejemplos de infecciones que pueden llegar a inflamar y bloquear las arterias coronarias: endocarditis, sífilis, paludismo, virus, infecciones por rickettsias, fiebre tifoidea, lepra, tuberculosis.

67- TRAUMA CORONARIO

Las arterias coronarias pueden dañarse por traumas del tórax no-penetrantes, tal como ocurre en un accidente de auto cuando se comprime el pecho con el volante, o traumas penetrantes, como son vistos con cuchillos o balas.

Algunos procedimientos cardíacos como la angiografía coronaria, la angioplastia o la cirugía cardíaca pueden resultar en disección de la arteria, formación de un coágulo que la obstruya, una fístula o un aneurisma.

Curiosamente, se ven extensas disecciones de las arterias coronarias más comúnmente cuando el catéter daña arterias coronarias normales que cuando las coronarias están afectadas por enfermedad aterosclerótica severa.

68- DESEQUILIBRIO ENTRE LA OFERTA Y LA DEMANDA DE OXÍGENO DEL MIOCARDIO

Las arterias coronarias pueden ser completamente normales pero si la sangre no transporta la cantidad de oxígeno necesaria para satisfacer la nutrición de los órganos y tejidos del cuerpo humano, se crean problemas. Un ejemplo típico ocurre cuando la deficiencia de oxígeno en la sangre se debe a su desplazo por el monóxido de carbono (# 15).

In ciertos casos amenazantes de muerte súbita, como sucede en la tormenta tiroidea, el corazón recibe una cantidad normal de oxígeno transportado por la sangre. El problema es otro: el músculo cardíaco está en estado hipermetabólico—exageradamente activo—y demanda una cantidad mayor de oxígeno de la que recibe. El resultado es un desequilibrio entre lo que el corazón recibe de oxígeno y lo que necesita.

Es este desequilibrio lo que puede terminar en un infarto o una muerte súbita por un paro cardíaco.

ENFERMEDADES DEL MÚSCULO CARDÍACO

La cardiomiopatía es un trastorno "primario" del músculo cardíaco.

Primario significa que el problema se origina en el mismo músculo del corazón. Si la disfunción del músculo cardíaco se debe a enfermedad de las válvulas o las arterias coronarias u otras estructuras, la cardiomiopatía es "secundaria".

Existen distintos tipos de cardiomiopatías: Unas dilatan las cavidades del corazón (cardiomiopatías dilatadas), otras engruesan sus paredes (cardiomiopatía hipertrófica), y otro grupo hacen que el músculo del corazón sea más rígido, menos flexible (cardiomiopatía restrictiva).

Estas categorías son causadas por numerosos factores. Su grado de severidad varía.

Algunas cardiomiopatías se recuperan totalmente, incluso cuando su comienzo apareció muy delicado y amenazante, con un músculo cardíaco muy debilitado. Otras sufren un curso crónico con síntomas tales como fatiga, dificultad respiratoria, pesadez en el centro del pecho, palpitaciones, molestias en el cuadrante derecho superior del abdomen por congestión hepática, edema (acumulación de líquido) en las piernas. Los menos afortunados no se recuperan y quedan completamente incapacitados.

Algunos de estos últimos casos son tratados con el trasplante cardíaco, pero no todos los pacientes con cardiomiopatías avanzadas califican para este tipo de tratamiento.

- **Cardiomiopatía dilatada**. Los ventrículos están dilatados y no tienen fuerza para enviar la sangre al sistema circulatorio de manera normal (disfunción sistólica)

- **Cardiomiopatía hipertrófica**. Hay dos tipos:

    1- **Sin obstrucción** a la salida de sangre del ventrículo izquierdo (cardiomiopatía no-obstructiva)

    2- **Con obstrucción** a la salida de sangre del ventrículo izquierdo (cardiomiopatía obstructiva)

- **Cardiomiopatía restrictiva**. Ofrece resistencia a la llegada de sangre al corazón. Los ventrículos están rígidos, menos flexibles (disfunción diastólica)

Las causas de estas cardiomiopatías que pueden causar una muerte súbita son tan numerosas que no pueden ser mencionadas—y menos tratadas—en este libro.

CARDIOMIOPATÍAS DILATADAS

69- CARDIOMIOPATÍA DILATADA IDIOPÁTICA (CDI)

Esta enfermedad es un misterio. El paciente experimenta fatiga, dificultad para respirar y sus piernas se hinchan debido a la acumulación de líquido. El corazón está dilatado y débil.

La causa de este padecimiento es desconocida. En los últimos años, se han observado casos similares en miembros de una misma familia y se piensa que ciertas mutaciones genéticas son responsables.

La presentación clínica es idéntica a la que ocurre con una cardiomiopatía de origen viral o alcohólico. Cuando no hay causa identificable se la denomina cardiomiopatía dilatada idiopática. "Idiopática" significa que la enfermedad es de causa desconocida.

La CDI puede observarse en familias en el 35-50% de los casos.

Algunos enfermos se recuperan y otros tienden a una muerte súbita debido a arritmias. Hasta hace pocos años, la sobrevida era del 50% en un período de 5 años.

Modalidades terapéuticas modernas han mejorado mucho el pronóstico. Aparte de un número de drogas que se utilizan en su tratamiento, existen marcapasos especiales y desfibriladores automáticos, y en casos especiales, el trasplante cardíaco es de gran ayuda.

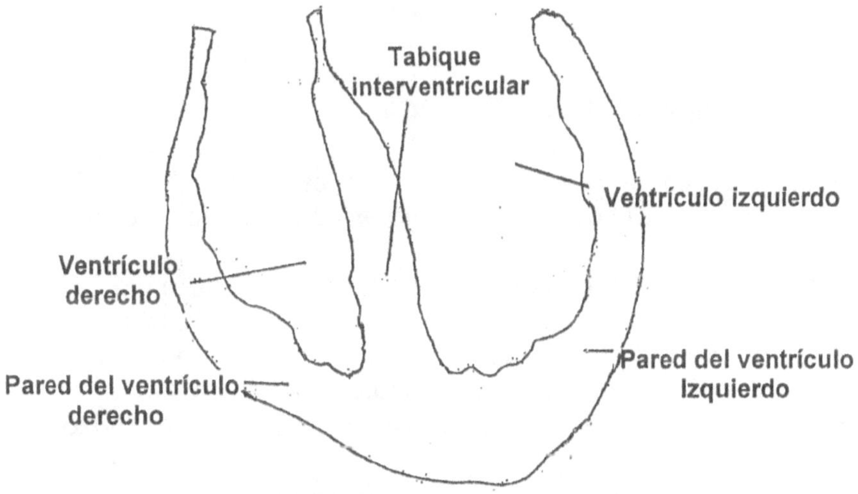

Corazón normal

Figura 16

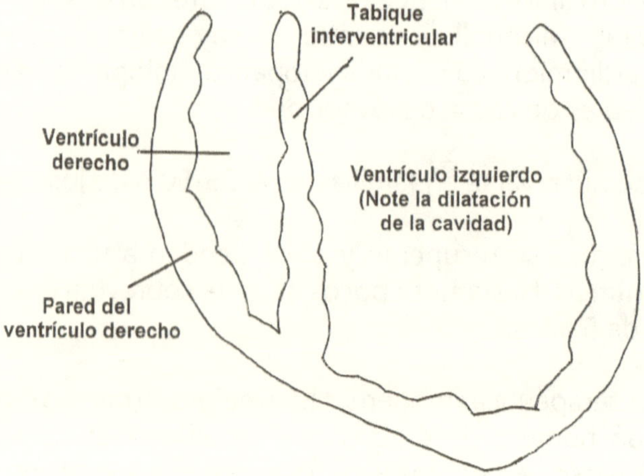

Cardiomiopatía dilatada

Figura 17

70- CARDIOMIOPATÍA ALCOHÓLICA

Este diagnóstico se establece cuando otras causas de insuficiencia cardíaca se han excluído y hay un historial de abuso del alcohol.

La cantidad de alcohol que conduce a la cardiomiopatía alcohólica es un exceso de 80 gramos de alcohol por día para los hombres y de 40 gramos de alcohol por día para las mujeres y en ambos, durante un período de más de 5 años. Algunos individuos, sin embargo, son más susceptibles y cantidades menores pueden causar la enfermedad.

El abuso crónico del alcohol es responsable por el 42% de todas las cardiomiopatías dilatadas. En un estudio publicado, el 20% de las mujeres alcohólicas y el 26% de los hombres alcohólicos desarrollaron la cardiomiopatía en un período de 5 años.

El abuso crónico del alcohol puede resultar en hipertensión, insuficiencia cardíaca, y arritmias potencialmente fatales.

La muerte súbita puede ser la presentación inicial de una cardiomiopatía alcohólica.

Este tipo de paciente no es usualmente un candidato al trasplante cardíaco por las frecuentes recaídas del alcoholismo.

71- CARDIOMIOPATÍA HIPERTENSIVA

Resulta de una hipertensión crónica no controlada por mucho tiempo. Para pensar que la hipertensión fue la causa de la cardiomiopatía se estima que la presión arterial debió estar elevada a 160/100 o más, de manera sostenida durante años.

72- CARDIOMIOPATÍA CAUSADA POR ENFERMEDAD VALVULAR

Las cavidades del corazón pueden dilatarse debido a lesiones de las válvulas. Esto ocurre más marcadamente con la insuficiencia o regurgitación de las válvulas mitral y aórtica. El estrés en las paredes de las aurículas y los ventrículos lleva a su agrandamiento.

CARDIOMIOPATÍAS CAUSADAS POR DESÓRDENES HORMONALES

73- HIPOTIROIDISMO

El hipotiroidismo resulta de una producción deficiente de hormona tiroidea. Es una enfermedad frecuente y en ocasiones el diagnóstico no se efectúa, aún en casos avanzados.

Recuerdo haber visto en consulta hospitalaria dos casos de mujeres de edad con arritmias malignas. Ambas en **coma mixedematoso**. Así se llama a un estado muy avanzado de insuficiencia glandular tiroidea severa. En estos casos no había sido reconocido. Las dos se recuperaron. Estos pacientes requieren la administración permanente de hormona tiroidea en dosis adecuadas.

74- LA TORMENTA TIROIDEA Y EL COLAPSO CARDIOVASCULAR

La situación opuesta a la recién descripta es la tormenta tiroidea. Esta es una condición aguda y una muy seria complicación de la llamada enfermedad de Graves o el hipertiroidismo descontrolado. La glándula tiroides produce cantidades exorbitantes de hormona.

La tormenta tiroidea hace peligrar la vida. El paciente tiene fiebre muy elevada, debilidad profunda, excitación, confusión mental o franca psicosis y puede alcanzar el estado de coma. Todo eso se asocia con colapso cardiovascular y shock.

Muchos de estos pacientes tienen masas visibles en el cuello debido al bocio. (El bocio es una masa o masas de la tiroides que a veces tienen tamaño impresionante, y que provienen de un trastorno en la síntesis de la hormona tiroidea, a veces debida a deficiencia de yodo o de origen desconocido).

Hasta hace unos años, la mortalidad de la tormenta tiroidea alcanzaba el 20%. Su tratamiento moderno ha mejorado mucho ese pronóstico. Es un tratamiento de emergencia.

Un punto crucial que diferencia el hipertiroidismo de una tormenta hípertiroidea es la temperatura corporal. El estado de tormenta produce fiebre tan alta como los 105-106 grados F.

¿QUÉ PRECIPITA LA TORMENTA TIROIDEA?

- Infección
- Cirugía tiroidea en un enfermo hípertiroideo
- La interrupción de los medicamentos para el hipertiroidismo
- Una dosis muy alta de hormona tiroidea
- Tratamiento con iodo radioactivo
- Embarazo
- Un infarto cardíaco agudo o cualquier otro tipo de emergencia

SÍNTOMAS

Cualquier paciente que sufre de hipertiroidismo experimenta cualquiera de los síntomas siguientes, debe ser trasportado a la sala de emergencia inmediatamente.

- Taquicardia
- Dolor de pecho
- Dificultad para respirar
- Ansiedad
- Debilidad pronunciada
- Sudoración excesiva
- Falla cardíaca

TRATAMIENTO

- Control de la temperatura
- Oxígeno
- Esteroides (derivados de la cortisona) por vía endovenosa
- Beta-bloqueadores
- Compuesto de iodo para bloquear la salida de la hormona tiroidea de la glándula tiroidea
- Propiltiuracil o metimazol para bloquear la producción de la hormona tiroidea

LA PREVENCIÓN se logra con el tratamiento temprano y bien conducido del hipertiroidismo

LUGARES DE CONSULTA

American Thyroid Asociación
Thyroid Foundation of America
American Foundation of Thyroid Patients

75- FEOCROMACITOMA

Es un tumor de la glándula adrenal que manufactura cantidades intoxicantes de catecolaminas. Estas substancias dañan al corazón y conducen a la cardiomiopatía. Cuando la presentación es agresiva, el paciente puede perder la vida por insuficiencia cardíaca aguda o arritmias mortales.

El tratamiento debe efectuarse emergentemente con alfa y beta-bloqueadores y la adrenalectomía (resección de la glándula adrenal que contiene el tumor). Este manejo puede salvar la vida y lograr la regresión de las anormalidades cardíacas.

76- ACROMEGALIA

Esta enfermedad es causada por un tumor de la glándula pituitaria, la cual produce excesiva cantidad de la hormona del crecimiento.

Del 10-20% de estos pacientes tienen insuficiencia cardíaca. El tejido conectivo infiltra el corazón y reemplaza parte del músculo cardíaco. Esto se traduce en una respuesta pobre al tratamiento de la falla cardíaca. Además, la infiltración del tejido conectivo actúa como una telaraña que envuelve al sistema eléctrico del corazón, lo cual puede causar arritmias y muerte súbita.

77- CARDIOMIOPATÍA ISQUÉMICA

Es el resultado de infartos de miocardio previos que han dañado al músculo cardíaco, a veces, hasta el 50% de la masa muscular del corazón, o de obstrucciones del 75% o más de arterias coronarias importantes. La fuerza de contracción del corazón está severamente afectada con una fracción de eyección de 30-35%, o aún peor (de 10-15%).

Un promedio de un 25% de los pacientes que tuvieron un infarto de miocardio en la pared anterior del ventrículo izquierdo, dilatan la cámara ventricular 12 a 24 meses después del ataque cardíaco.

El tratamiento incluye digitales, inhibidores de la anhidrasa carbónica, beta bloqueadores, diuréticos, espironolactona y a veces, warfarina, un anticoagulante que intenta evitar la formación de coágulos (esta condición predispone a formarlos), marcapasos y la implantación de un desfibrilador que protege al corazón de arritmias que pudieran ser fatales. El desfibrilador las reconoce y emite una descarga eléctrica que las convierte a un ritmo adecuado.

78- CARDIOMIOPATÍA CON EL EMBARAZO Y DESPUÉS EL PARTO

Tenía 25 años de edad, era afro-americana, y había dado a luz a un bebé normal un mes antes. Una mañana, se despertó con gran cansancio, hinchazón de sus piernas, y dificultad para respirar. Me consultó ese mismo día. Tenía insuficiencia cardíaca y la radiografía de tórax mostró un corazón muy agrandado. El ecocardiograma reveló una función cardiaca pésima. Después de meses de tratamiento y permaneciendo incapacitada por un corazón muy débil, fue referida para un trasplante cardíaco.

Lo que acabo de relatar es la presentación típica de la cardiomiopatía que aparece en el último mes de embarazo y en los cinco meses después del parto. El corazón está muy dilatado (cardiomiopatía dilatada).

En Estados Unidos, esta enfermedad se ve en uno de cada 1.300 a 4.000 partos, y aunque aparece en cualquier edad, es más vista después de los 30 años, en mujeres de la raza negra, las que han tenido ya varios niños, las alcohólicas y las malnutridas.

El tratamiento incluye la absoluta prohibición de alcohol y tabaquismo, baja cantidad de sal con las comidas, diuréticos, digitales, inhibidores de la anhidrasa carbónica, beta-bloqueadores, espironolactona, y otras medidas.

La enfermedad tiene una incidencia de mortalidad del 25-50%.

Algunas mujeres reaccionan favorablemente y en unos meses, el corazón se recupera y recobra su tamaño normal. Otras continúan sufriendo de insuficiencia cardíaca y cuando ésta es grave y persiste, el trasplante cardíaco está indicado, como en la paciente que describí en los párrafos anteriores.

Las mujeres que se recuperan deben evitar embarazos futuros y discutir con el médico métodos contraceptivos.

79- CARDIOMIOPATÍA INFECCIOSA

Virus, bacterias, rickettsias, parásitos y hongos pueden infectar al corazón y causar una cardiomiopatía. Las cavidades del corazón se dilatan.

Algunas veces, la miocarditis viral, como la hepatitis viral, es transitoria y benigna, al punto de no ser percibida por el paciente ni diagnosticada por el médico. Una gripe, por ejemplo, puede afectar el corazón y producir una taquicardia por unos días. Este es un signo que debe hacer sospechar la presencia de una miocarditis, sobre todo cuando el enfermo no tiene fiebre para justificar la aceleración del latido cardíaco. Luego de unos días, la gripe desapareció y lo propio sucedió con la miocarditis. El virus "tocó" el corazón pero no produjo daño permanente.

La posibilidad que el corazón esté afectado por una miocarditis siempre debe ser tenida en cuenta durante las infecciones virales respiratorias. Conviene no practicar ejercicios físicos durante el proceso de la enfermedad.

Durante una maratón en Boston hace años, un atleta tenía estado gripal y decidió competir de cualquier manera. Fue un error fatal. Colapsó durante la carrera y su autopsia descubrió su corazón invadido por el virus. Es muy probable que nada le hubiera ocurrido si hubiera hecho reposo en cama por varios días.

CARDIOMIOPATÍAS TÓXICAS

Algunas de las drogas utilizadas para quimioterapia en el tratamiento contra el cáncer pueden causar una cardiomiopatía aguda o crónica. Los agentes anticáncer más comúnmente asociados con insuficiencia cardíaca son los del grupo de la antraciclina (doxorubicin) y la ciclofosfamida.

80- CARDIOMIOPATÍA INDUCIDA POR LA ANTRACICLINA

Los antibióticos derivados de la antraciclina que se utilizan para tratar varios tipos de cáncer son la doxorubicina y la daunorubicina producen efectos tóxicos en el músculo cardíaco con dosis acumuladas. En efecto, la incidencia de insuficiencia cardíaca dramáticamente aumenta cuando dosis de 450 mg/m2 han sido medicadas a pacientes que nunca tuvieron ningún tipo de padecimiento cardíaco.

La doxorubicina se usa como agente aislado o junto con otras drogas anticáncer para el tratamiento del cáncer del esófago, la mama, sarcomas y linfomas.

Los factores de riesgo para desembocar en una cardiomiopatía por la doxorubicina incluyen la edad mayor de 70 años y la terapia combinada con la ciclofosfamida, irradiación mediastinal previa, (tratamiento de tumores malignos adentro de la cavidad torácica por radiaciones), enfermedad cardíaca pre-existente e hipertensión.

La toxicidad cardíaca puede llegar a ser evidente dentro de un año, o tan tarde como veinte años después de la última dosis del compuesto de antraciclina.

El pronóstico de la cardiomiopatía tóxica por antraciclina es pobre pero es más benigno cuando las primeras manifestaciones cardíacas aparecen meses después de la terapia.

La ciclofosfamida, a veces, también puede ser letal. Sin embargo, los que se recuperan, lo hacen totalmente y sin daño residual.

El enfoque terapéutico de estos pacientes debe ser agresivo ya que muchos pacientes mejoran considerablemente.

81- CARDIOMIOPATÍAS POR DEFICIENCIAS NUTRICIONALES Y OTROS AGENTES TÓXICOS

Deficiencias de tiamina (vitamina B1), selenio, carnitina y proteína son responsables por la dilatación y debilidad del músculo cardiaco. Son prevalentes en sociedades en desarrollo.

Anfetaminas, antidepresivos, catecolamina, arsénico, litium, interferon, cobalto, veneno de escorpión, víboras y arañas, y muchos otros pueden producir miocarditis y arritmias muy serias.

Una incidencia incrementada de cardiomiopatía ha sido recientemente reportada por el uso de una droga psicotrópica para tratar la esquizofrenia llamada clozapina. Todas las cavidades del corazón se dilataron. El proceso puede retroceder cuando se detiene la administración de la droga.

La duración del tratamiento de la enfermedad mental con la clozapina antes de la aparición de la cardiomiopatía osciló entre 2 semanas a 7 años con un promedio de 9 meses. De los 178 casos que fueron reportados por el laboratorio que manufactura el producto, el 18% fueron fatales.

82- INTOXICACIÓN ALCOHÓLICA AGUDA

El alcohol irrita el estómago y cuando se consume en exceso causa el vómito. La respiración y el gag reflejo se dificultan durante la intoxicación alcohólica. Un individuo que está en estado inconsciente puede aspirar el contenido gástrico y morir de asfixia.

Tenga en mente que los niveles de alcohol en la sangre continúan su elevación aún después que el consumidor dejó de tomar. Esto ocurre porque quedan en el estómago e intestino una cierta cantidad de alcohol que sigue absorbiéndose y que penetra en la circulación.

SIGNOS DE LA INTOXICACIÓN ALCOHÓLICA

- Confusión mental, estupor, coma
- Vómitos
- Convulsiones (resultan de la hipoglucemia inducida por el alcohol)

- Disminución del número de movimientos respiratorios que ocurren menos de 8 veces por minuto
- Interrupción de la respiración por 10 o más segundos
- Baja temperatura corporal
- Piel pálida y azulada

Si no se la trata urgentemente, la intoxicación alcohólica aguda puede resultar en daño cerebral permanente y muerte súbita o rápida, la cual resulta de insuficiencia cardíaca o una arritmia.

CARDIOMIOPATÍAS DEBIDA A REACCIONES IMMUNOLÓGICAS

83- FIEBRE REUMÁTICA AGUDA (FRA) Y CARDITIS REUMÁTICA AGUDA

La fiebre reumática aguda es una enfermedad que afecta muchos órganos. Es de tipo inmunitario y resulta de una reacción a una infección causada por el estreptococo del grupo A. A menos que medidas preventivas se apliquen, la dolencia tiende a recurrir y cuantas más veces lo hace, más grandes son las probabilidades de daño permanente de las válvulas cardíacas.

La FRA es poco común en la actualidad en los países desarrollados pero continúa siendo un serio problema en las sociedades en desarrollo y también entre la gente de pocos recursos de las poblaciones de buen nivel económico.

La muerte durante el período agudo de la FRA es rara. Cuando sucede, se debe a la inflamación aguda del miocardio (carditis reumática). Ésta puede producir insuficiencia cardíaca fulminante y arritmias letales.

84- SARCOIDOSIS

Es una enfermedad de origen desconocido caracterizada por el depósito de lesiones en distintos órganos que se llaman "granulomas". El pulmón, corazón, hígado, bazo, ganglios linfáticos y la piel están comprometidos. Los granulomas invaden el corazón en el 25% de los pacientes. Algunos enfermos—así también como los médicos que los tratan—pueden no saber que el corazón se ha afectado, pero en la mitad de las muertes por sarcoidosis, el corazón ha sido responsable por este desenlace.

El ecocardiograma y la resonancia magnética ayudan a revelar las lesiones cardíacas. La confirmación del diagnóstico se efectúa por la biopsia de distintos órganos (hígado, ganglios, o la piel) los cuales son más accesibles que el corazón. (La biopsia consiste en obtener un fragmento de un órgano por medio de una aguja introducida por la piel).

No existe tratamiento específico para esta enfermedad pero algunos pacientes requieren la implantación de un marcapaso o un desfibrilador para prevenir una muerte súbita.

85- ENFERMEDAD DE CHAGAS

El Doctor Chagas fue un investigador argentino que trabajaba en el hospital universitario de enfermedades infecciosas (hospital Muñiz) al mismo tiempo cuando yo era médico recién graduado en la misma institución. Caminaba por las calles del enorme complejo hospitalario y yo le decía: "Buenos días, Profesor Chagas", y el me contestaba: "Buenos días, hijo". Sus descubrimientos sobre esta enfermedad lo hicieron inmortal. La enfermedad de Chagas es conocida con ese nombre en todo el mundo.

Es la causa de cardiomiopatía no-aterosclerótica más común en América del Sur y América Central, producida por un parásito llamado el tripanosoma cruzi. Existen más de 10 millones de afectados. El insecto que la trasmite es parecido a la cucaracha y es llamado "vinchuca". Por qué su picadura lleva a la enfermedad chagásica no es bien conocido pero parece ser de tipo inmunológico (una especie de reacción alérgica).

Los casos severos de la enfermedad de Chagas pueden causar una miocarditis fatal. No hay tratamiento específico para tratarla pero marcapasos, desfibriladores automáticos, y las drogas modernas para tratar la insuficiencia cardíaca congestiva pueden salvar y prolongar la vida.

86- RECHAZO DE UN CORAZÓN TRASPLANTADO

Un corazón trasplantado puede ser rechazado por su portador. El proceso de rechazo puede ser agudo, superagudo, o crónico.

La reacción superaguda representa un rechazo inmunológico del corazón que ocurre dentro de los primeros minutos a las pocas horas del trasplante. Se manifiesta con fiebre, falla cardíaca e hipotensión (baja presión arterial).

Los factores que predisponen a ella son previas transfusiones sanguíneas o múltiples embarazos. Es muy difícil sobrevivir esta condición la cual debe tratarse con asistencia mecánica circulatoria (hay distintos métodos y aparatos para esto) y un segundo trasplante de emergencia.

CARDIOMIOPATÍAS HIPERTRÓFICAS

87- HIPERTROFIA DEL VENTRÍCULO IZQUIERDO

La hipertrofia del ventrículo izquierdo (hipertrofia significa un músculo cardíaco más grueso) ha sido identificada como un factor poderoso de riesgo de muerte súbita.

Esta condición puede observarse asociada con enfermedad obstructiva crónica de las arterias coronarias, hipertensión, lesiones de válvulas, ventrículo izquierdo espeso por un proceso de origen genético, obesidad mórbida y edad avanzada. Con el envejecimiento, muchas células miocárdicas se atrofian y las sobrevivientes se agrandan de tamaño y se engruesan para compensar la deficiencia.

Un ventrículo izquierdo hipertrofiado predispone a arritmias peligrosas: las arterias coronarias que cursan dentro del músculo cardíaco son comprimidas lo cual resulta en una reducción de sangre a zonas del ventrículo (isquemia). El resultado es la fibrosis o tejido cicatrizal que reemplaza a células miocárdicas previamente activas y saludables.

El proceso facilita la producción de ritmos cardíacos potencialmente letales.

88- CARDIOMIOPATÍA HIPERTRÓFICA OBSTRUCTIVA (CHO)

Es una condición hereditaria. Partes del músculo cardíaco son mucho más gruesas de lo normal. Su incidencia es de 1:500 a 1:1000 personas. Es un proceso impredecible y caprichoso. A veces los pacientes sufren de ataques sincopales (pérdida del conocimiento), dolor de pecho o dificultad respiratoria, aunque hay personas sin síntomas durante toda la vida.

El padecimiento es la causa más frecuente de muerte súbita en gente joven, incluyendo atletas. Su tratamiento varía de caso a caso.

La característica esencial de la CHO es un músculo cardíaco grueso pero a veces, particularmente grueso en la parte superior del septo interventricular. Cuando el corazón se contrae con energía, esta porción bloquea la salida de sangre del ventrículo izquierdo lo que conduce a la interrupción momentánea de sangre en el cerebro y el desmayo.

Muchas veces el paciente se recupera del incidente pero en ocasiones, una fibrilación ventricular convierte la experiencia en tragedia.

Un ventrículo izquierdo engrosado es menos flexible y esto causa dificultad respiratoria. La compresión de ramas de las arterias coronarias lleva a la isquemia (temporaria reducción del flujo sanguíneo al miocardio) o al infarto. El aparato de la válvula mitral está también distorsionado por el cambio físico ocurrido en el músculo cardíaco y esto conduce a la insuficiencia de la válvula mitral.

La enfermedad se descubre al examen físico—un soplo con ciertas características—y el ecocardiograma. (Este soplo es un sonido producido por la turbulencia de la sangre que atraviesa una zona angosta causada por una porción engrosada del músculo cardiaco).

Aunque la muerte súbita es característica en la gente joven, puede también ocurrir en individuos de edad avanzada. Y puede suceder en personas que nunca tuvieron síntoma alguno, sobre todo después de un esfuerzo físico considerable.

Por lo tanto, jóvenes a los que se descubre esta enfermedad no deben practicar deportes competitivos. La muerte resulta de una fibrilación ventricular.

Los que sufren de una cardiomiopatía hipertrofia obstructiva deben adoptar precauciones para evitar una endocarditis y la fibrilación auricular. Esta última es un ritmo cardiaco anormal que requiere especial atención en esta condición ya que su persistencia puede seriamente comprometer la función cardíaca.

CONDUCTA A SEGUIR

- Buscar la enfermedad en familiares de primer grado recomendando un ecocardiograma cada 3 años para niños y adolescentes y cada 5 años más tarde
- Evitar grandes esfuerzos físicos
- Se permiten ejercicios aeróbicos moderados
- Profilaxis de endocarditis
- El paciente debe estar siempre bien hidratado
- La nitroglicerina y los derivados nítricos deben ser evitados ya que pueden dificultar la salida de sangre del ventrículo izquierdo
- Los bloqueadores beta y los antagonistas del calcio son muy útiles
- Los pacientes que no responden al tratamiento médico deben ser considerados para cirugía cardíaca (la miotomía septal o resección de la porción engrosada del tabique interventricular)
- La ablación septal se ha realizado con éxito. Consiste en la inyección de 100% de alcohol en la arteria perforante # 1 del septo a través del cateterismo cardíaco. Su propósito es causar un infarto del músculo septal grueso lo que lleva a su atrofia, disminución de su grosor y la disminución o desaparición de la obstrucción.

Este procedimiento tiene sus propias limitaciones y posible complicaciones.

Uno de mis pacientes lo tuvo, se complicó con un bloqueo del latido cardíaco severo. Se le implantó un marcapaso y volvió a una "total normalidad". Corría varios kilómetros diariamente.

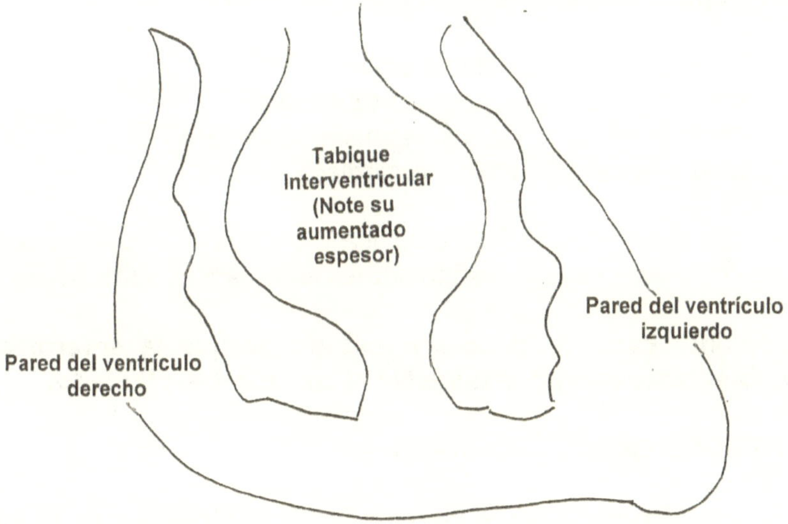

Cardiomiopatía hipertrófica obstructiva

Figura 18

CARDIOMIOPATÍAS RESTRICTIVAS, OBLITERATIVAS, E INFILTRATIVAS

Estas ocurren cuando variadas substancias infiltran el músculo cardíaco y la zona más íntima del miocardio conocida como el **endocardio.** Arritmias (algunas muy serias) e insuficiencia cardíaca resultan no sólo por afectar el músculo cardíaco sino también el sistema eléctrico del corazón.

La disfunción característica de este tipo de cardiomiopatía es la rigidez del ventrículo y su falta de elasticidad al recibir el flujo sanguíneo. Esto contrasta con las cardiomiopatías dilatadas en las cuales la disfunción del ventrículo es su debilidad para propulsar la sangre fuera del corazón.

89- AMILOIDOSIS

Es la infiltración en el tejido cardíaco de depósitos de una proteína llamada amiloidea que afecta varios órganos del cuerpo humano, incluyendo al corazón.

Existen 4 tipos diferentes de amiloidosis, vistas en asociación con:

- El cáncer del hueso, el mieloma múltiple
- Infecciones crónicas, como la tuberculosis
- Desórdenes inmunitarios (artritis reumatoidea)
- Edad avanzada (amiloidosis cardíaca senil)

Amiloidosis puede causar falla cardíaca y arritmias las cuales pueden tratarse con marcapasos y desfibriladores automáticos y medicinas.

El trasplante cardíaco debe ser evitado porque la enfermedad inevitablemente recurre y envuelve al corazón trasplantado.

90- FIBROSIS ENDOMIOCÁRDICA

Esta enfermedad usualmente afecta niños y adultos jóvenes. La capa más íntima del músculo cardíaco—el endocardio—sufre un proceso de engrosamiento y dureza con falta de elasticidad que dificulta la llegada de sangre al corazón. El paciente experimenta dificultad respiratoria, palpitaciones y fatiga. El proceso afecta no solo al músculo cardíaco sino también a las válvulas.

El diagnóstico sólo se establece con certeza con la biopsia endomiocárdica. En general, ésta es una condición seria, aunque también existen casos leves.

91- HEMOCROMATOSIS

Es una enfermedad de tipo **genético** que conduce al depósito de excesiva cantidad de hierro en variados órganos, el corazón incluido.

Hay una variedad **adquirida** que resulta de transfusiones múltiples de sangre que llevan al depósito de hierro en la piel, páncreas, hígado, glándula pituitaria, testículos y ovarios.

El diagnóstico se establece cuando la cantidad de hierro y ferritina tienen altos niveles sanguíneos. La prueba definitiva es la biopsia del endocardio. El tratamiento consiste en extracciones de sangre periódicas (flebotomías), con frecuencia cada tres meses.

Un agente de quelación, la desferrioxamina, es útil en adherir el hierro que circula en la sangre. En casos muy selectos el trasplante cardíaco (con o sin trasplante de hígado) es considerado.

DISPLASIA ARRITMOGÉNICA DEL VENTRÍCULO DERECHO (# 100)

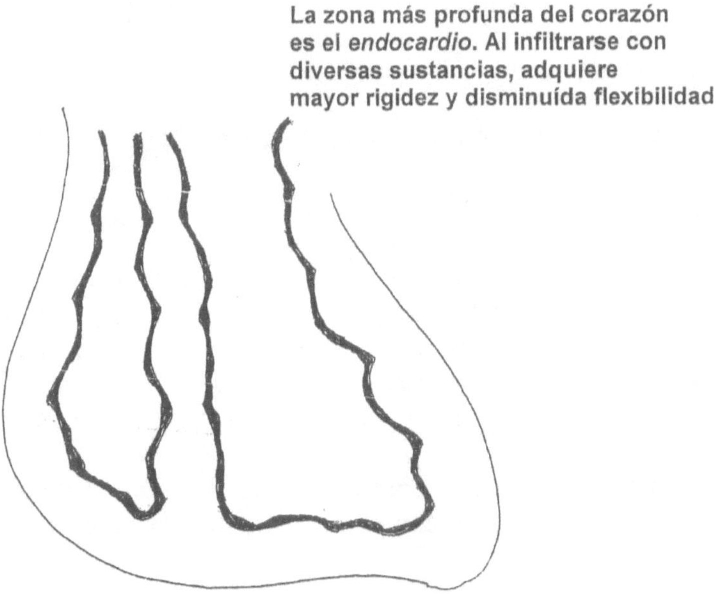
La zona más profunda del corazón
es el *endocardio*. Al infiltrarse con
diversas sustancias, adquiere
mayor rigidez y disminuída flexibilidad

Cardiomiopatia restrictiva

Figura 19

92- CARDIOMIOPATÍA NO-COMPACTA

Es una cardiomiopatía genética que fue descripta en 1990. Puede o no estar asociada con otras anormalidades congénitas. Cuando no lo está, se la conoce como **"cardiomiopatía no-compacta aislada".**

La teoría que trata de explicar este disturbio lo atribuye a un arresto intrauterino del músculo cardíaco el cual detiene la maduración de fibras cardíacas musculares. Éstas paralizan su desarrollo y aumentan el grosor y la debilidad del músculo cardíaco.

La enfermedad puede identificarse por medio del ecocardiograma, la tomografía computarizada, y la resonancia magnética. Puede no causar síntoma alguno o formar coágulos intracardíacos, arritmias peligrosas y falla cardíaca. Los coágulos pueden liberarse y penetrar en el sistema circulatorio.

Es importante la implantación de un desfibrilador automático en el período del comienzo de esta dolencia para evitar una arritmia amenazante.

ENFERMEDADES DE LAS VÁLVULAS CARDÍACAS

93- ESTENOSIS AÓRTICA

Es un angostamiento del orificio de la válvula aórtica que dificulta la salida de sangre del ventrículo izquierdo. Sus causas más comunes son defectos congénitos, las consecuencias de una fiebre reumática, y en las personas de edad, la degeneración y densa calcificación de la válvula (los depósitos de calcio son duros como una roca).

La estenosis aórtica severa es común en personas de más de 60 años y si es de grado severo, puede comprometer la función cardíaca e incluso ser fatal.

Los síntomas de la estenosis aórtica severa son dolor de pecho, mareo o desmayo, y dificultad para respirar. Cuando cualquiera de estos síntomas resulta de la estenosis aórtica, hay que estar muy atento ya que la sobrevida después del comienzo de síntomas anginosos o síncope (desmayo) es de 2-3 años. Casi todos los pacientes que experimentan insuficiencia cardíaca debido a la estenosis aórtica encuentran el deceso en 1-2 años.

La incidencia de muerte súbita con estenosis aórtica severa es aproximadamente del 5%.

El sobrevivir una estenosis aórtica severa es con frecuencia más difícil que sobrevivir ciertos tipos de cáncer.

Ahora bien: los pacientes de edad avanzada que tienen estenosis severa **pero no tienen síntomas tienen mejor pronóstico cuando no se los opera.**

Hay que ser muy cuidadoso con los síntomas que refiere (o no refiere) el paciente. Muchos enfermos niegan o confunden molestias en el pecho de origen cardiaco y las atribuyen a "indigestión" o cualquier otro trastorno.

Cuando se les pregunta si sufren de dificultad respiratoria pueden responder negativamente. Lo que no dicen es que no caminan más que unos pasos al día. Si caminaran más o un poco más rápidamente, o subieran unos cuantos escalones, la dificultad para respirar sería obvia.

Es importante seguirlos cuidadosamente. Si alguno de los síntomas característicos de la estenosis aórtica severa aparece, el reemplazo de la válvula con una prótesis debe ser seriamente considerado.

Todos los pacientes con esta lesión valvular requieren profilaxis contra infecciones antes de intervenciones dentales o quirúrgicas de otros tipos.

Los enfermos con estenosis serias NO deben someterse a un test de ejercicio. El esfuerzo puede provocar un desenlace fatal.

El diagnóstico es hecho por el examen físico del paciente y el ecocardiograma. Como regla general, la angiografía coronaria está comúnmente indicada también.

La edad avanzada no representa una contraindicación para la cirugía valvular aórtica.

La mortalidad operatoria es de más o menos el 4% y la recuperación del paciente es común.

Muchos de mis enfermos octogenarios se recuperaron completamente después de la operación. Uno de mis pacientes de 93 años, fue admitida al hospital con insuficiencia cardiaca y estenosis aórtica muy severa. La angiografía demostró también múltiple lesiones críticas de sus coronarias. Era una persona muy activa y demandó la intervención quirúrgica. Necesitaba vivir para cuidar a su esposo postrado en una silla de ruedas. Tuvo su cirugía con reemplazo de la válvula y un bypass triple de sus arterias coronarias. Fue dada de alta en condición excelente pocos días después de la operación.

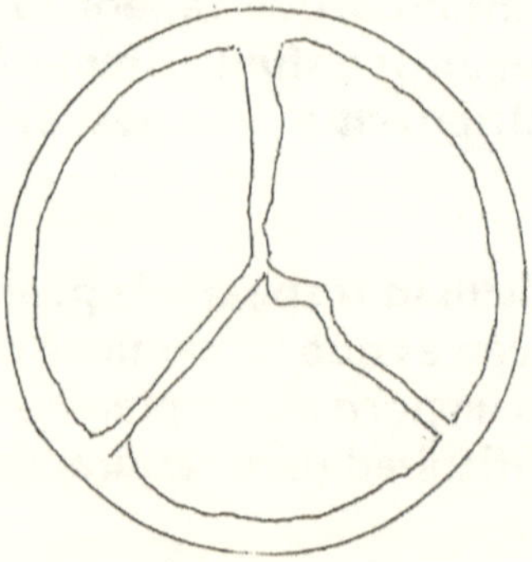

A- Válvula aórtica normal cerrada

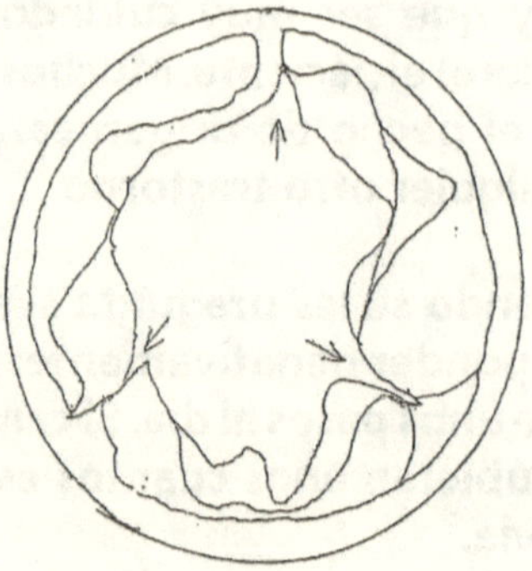

B- Válvula aórtica normal abierta

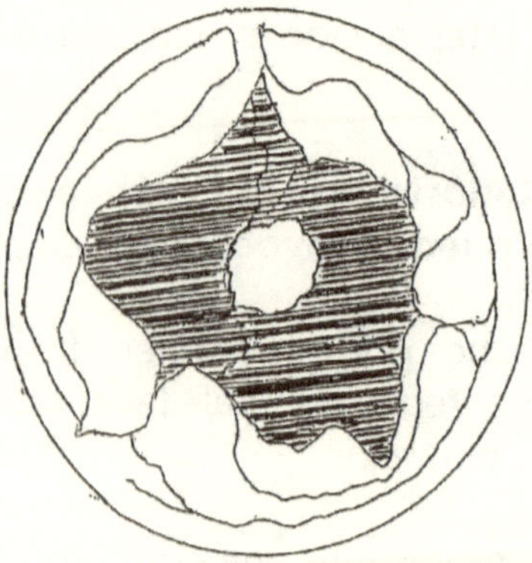

C- Estenosis aórtica

La válvula está en posición "abierta"

Figura 20

94- INSUFICIENCIA AÓRTICA

Esta lesión significa que la enferma válvula aórtica no logra cerrarse adecuadamente y regurgita la sangre hacia el ventrículo izquierdo lo cual representa una carga excesiva de volumen sanguíneo que la bomba del ventrículo debe manejar. Cuando la condición es crónica es generalmente bien tolerada.

La insuficiencia aórtica resulta de una debilidad o proceso degenerativo de la capa media de la arteria, consecuencia de la fiebre reumática, episodios de endocarditis o una anomalía congénita como la válvula bicúspide. Normalmente la válvula aórtica posee tres valvas. La bicúspide tiene sólo dos y con el pasar de los años, el tejido valvular cede y hay insuficiencia valvular.

Los pacientes con insuficiencia aórtica leve tienen una vida normal, tanto como la lesión no progrese. La situación es diferente cuando ocurre la endocarditis bacteriana. He visto la infección de la válvula en distintas oportunidades, y notablemente cuando el paciente visitó al dentista para tratamiento de encías infectadas (periodontitis) y no fue protegido con antibióticos. Luego de unos días una fiebre hace su aparición y es el primer anuncio de la endocarditis.

La insuficiencia aórtica aguda presenta un problema muy diferente y más grave. Hay insuficiencia cardiaca de comienzo brusco, y puede ser fatal a menos que se trate efectiva y rápidamente y la válvula sea reemplazada por una artificial.

Las dos causas más frecuentes de insuficiencia aórtica aguda son la endocarditis y la disfunción de una prótesis aórtica. Otras causas incluyen hipertensión severa, la disección de la aorta y un trauma.

COMENTARIO SOBRE EL ENFOQUE TERAPEÚTICO DE LAS VÁLVULAS ENFERMAS

La regurgitación de la válvula mitral, la estenosis y la regurgitación aórtica, a menos sean tratadas a tiempo, conducen a la dilatación y debilidad del ventrículo izquierdo.

La debilidad marcada del ventrículo izquierdo no mejora significantemente después de reemplazar una de esas válvulas afectadas pero el paciente tiende a mejorar porque la prótesis insertada evita la carga del mal funcionamiento valvular.

Las insuficiencias valvulares son enfocadas de manera diferente. Por ejemplo, una insuficiencia mitral severa asociada con una gran debilidad del ventrículo izquierdo que tenga una fracción de eyección de alrededor del 25% impone un riesgo operativo enorme. Por otra parte, la misma fracción de eyección en un paciente que sufre de estenosis aórtica enciende la luz verde para el reemplazo de la válvula aórtica.

95- ENDOCARDITIS

Esta enfermedad amenaza la vida. Hace unas décadas, el pronóstico era pésimo. Afortunadamente, el progreso tecnológico-científico de los últimos años ha modificado dramáticamente el panorama.

La fiebre reumática era la causa preferencial de la endocarditis. Pero la incidencia de fiebre reumática ha disminuído y otros procesos predisponentes han aumentado: actualmente hay más sobrevivientes de la cirugía para enfermedades congénitas del corazón, drogas ilícitas, el SIDA, terapias inmunosupresivas, el trasplante de órganos (particularmente de riñón), hemodiálisis crónica y las prótesis valvulares.

La diabetes, el prolapso de la válvula mitral y la pobre higiene dental siempre contemplan el riesgo de una endocarditis.

Las válvulas artificiales o prótesis (mitral y aórtica) tanto de tipo mecánico como biológico representan un alto riesgo de infección. En niños, las cardiomiopatías congénitas hacen lo propio: tetralogía de Fallot, defecto ventricular septal, estenosis pulmonar, ducto arterioso patente, y la coartación de la aorta.

Los que usan drogas ilícitas endovenosas tienen 300 más chances de morir de endocarditis comparados con los que no las reciben. Sus jeringas y agujas están frecuentemente contaminadas. Muchos postoperatorios de cirugía cardiaca de lesiones congénitas y valvulares predisponen a la endocarditis.

El embarazo impone un peligro especial en el momento del parto cuando se complica con infección del útero, tromboflebitis séptica de las venas de la pelvis (el abdomen bajo) o infecciones urinarias severas.

El aborto séptico o las infecciones causadas por los dispositivos intrauterinos (para evitar el embarazo) suelen arrojar gran cantidad de gérmenes en el torrente sanguíneo y ser la causa de endocarditis.

Los pacientes hospitalizados no están inmunes al riesgo: infecciones causadas por cirugía de cualquier tipo, catéteres en la vejiga, heridas, sitios de biopsia. La punta de los catéteres de marcapasos y desfibriladores automáticos insertados en el ventrículo derecho puede ser el origen de infección de las válvulas cardiacas.

La duración del tratamiento de endocarditis varia pero generalmente es de 4 a 6 semanas de antibióticos por vía endovenosa. Luego de comenzar la terapia en el hospital y si el curso de la endocarditis no se complica, el tratamiento se completa en el hogar. Deben obtenerse cultivos de sangre periódicamente para asegurar la efectividad del tratamiento.

Algunos pacientes deben ser tratados con cirugía cardiaca. Las mayores indicaciones son la presencia de insuficiencia cardiaca moderada o severa, absceso miocárdico, obstrucción valvular, y sepsis (muchas bacterias en la sangre) que no remite a pesar del tratamiento con antibióticos.

La endocarditis bacteriana es virtualmente fatal si no recibe tratamiento. La muerte súbita o rápida en este proceso puede resultar de la oclusión de una arteria coronaria por una vegetación. La vegetación es una lesión típica de la válvula afectada por la endocarditis.

Cuando se desprende de la válvula mitral o aórtica y bloquea a una arteria coronaria, el cuadro es el de un infarto de miocardio con todas sus amenazas.

En cualquier niño o persona en la que ocurre un infarto agudo debe siempre descartarse el diagnóstico de endocarditis.

La insuficiencia cardiaca congestiva intratable debido a la perforación del tejido valvular o la ruptura de cuerdas tendinosas y el shock séptico pueden tener el mismo funesto resultado.

96- DISFUNCIÓN DE UNA PRÓTESIS VALVULAR

Las prótesis valvulares cardiacas son válvulas fabricadas industrialmente que se utilizan para reemplazar válvulas cardiacas enfermas, las cuales sufren de insuficiencia (regurgitación de la sangre) o de estenosis (angostamiento marcado de su orificio).

El reemplazo significa una operación de corazón abierto en la que el cirujano remueve la válvula enferma e implanta una o más de las válvulas afectadas.

Existen dos tipos de prótesis de las válvulas cardiacas:

1- **Mecánicas,** que ocluyen su orificio con un material rígido y,
2- **Biológicas** o de tejidos que cierran (y abren) su orificio con material flexible de origen humano o animal (porcino o bovino).

Válvulas mecánicas

Están construídas de un metal muy resistente, un tejido de fibra de teflón circular y de uno a dos discos de material sumamente resistente generalmente formado por titanio y carbón pirolítico. Existen diferentes modelos que contienen uno o dos discos. El modelo más utilizado en la actualidad es la prótesis St. Jude diseñada en el año 1977.

Las válvulas mecánicas tienen una cierta tendencia a la formación de coágulos en la prótesis y requieren anticoagulantes por vida. Las prótesis biológicas son menos trombogénicas (tienden a formar menos coágulos) y no requieren anticoagulantes.

Válvulas biológicas

Se preparan industrialmente a partir de las válvulas del corazón del cerdo u otros tejidos. El tejido de este animal es bien tolerado por los seres humanos y no hay problemas significantes de rechazo, el que además se evita tratando el tejido porcino con sustancias especiales.

La ventaja de estas válvulas es que están hechas de tejido natural bastante semejante al tejido humano. Su inconveniente es su mayor tendencia al desgaste comparadas con las prótesis mecánicas.

Nomenclatura biológica

El **auto-injerto (autograft)** es una traslocación dentro del mismo individuo, ej., de la válvula pulmonar hacia la posición de la válvula aórtica.

El **injerto autólogo** significa la fabricación de una válvula de tejido no valvular del propio paciente, ej., pericardio.

El **homoinjerto (homograft)** se refiere al trasplante de un donante de la misma especie; ej., válvula pulmonar o aórtica del donante hacia la posición aórtica o pulmonar del receptor.

El **heteroinjerto (heterograft)** es cuando la válvula es trasplantada de otras especies (válvula porcina o de tejido pericardio-bovino).

COMPLICACIONES DE LAS PRÓTESIS VALVULARES

Hay variadas complicaciones que pueden dar las válvulas artificiales. Algunas de ellas pueden ser fatales: endocarditis, hemorragia severa por el uso de anticoagulantes, la trombosis valvular (oclusión de la válvula mitral o aórtica), embolismo (un coágulo formado en la válvula se libera y viaja al cerebro).

Una complicación pos-operatoria del reemplazo valvular que **demanda diagnóstico y tratamiento inmediato es el taponamiento pericárdico** debido a la acumulación de sangre en la cavidad pericárdica, el que tiende a ocurrir dentro de los 45 días que siguen a la implantación de la prótesis.

Una vez fui testigo en una sala de cuidados intensivos de la muerte súbita de un hombre cuyos médicos tenían muchas dificultades para controlar su presión arterial muy elevada. Le habían insertado una prótesis valvular aórtica. Ésta era un modelo con una bolita ubicada dentro de la "celda" de la prótesis. (Este tipo de prótesis se utiliza menos frecuentemente en la actualidad). Con cada emisión de sangre del corazón, esta bolita se mueve de arriba para abajo y de abajo para arriba lo que hace el abrir y el cerrar de la prótesis. La bolita se escapó de la celda y eso originó una muerte súbita por edema de pulmón debido a la insuficiencia aórtica superaguda y masiva. La autopsia mostró la bolita viajera a nivel de las arterias ilíacas, en la pelvis o zona de la ingle.

La falla de los puntos de sutura de la prótesis que se aflojan y no permanecen sujetos al tejido cardíaco es una grave complicación. Resulta de una infección local, técnica operativa deficiente, o la enfermedad de los tejidos cardíacos que pueden estar frágiles, hinchados o calcificados.

En ocasiones, la muerte súbita ocurre en pacientes cuyas prótesis valvulares parecen actuar a la perfección, y la causa de su deceso nunca se sabe.

Estudios de ecocardiografía son extremadamente útiles para diagnosticar el mal funcionamiento de una prótesis valvular.

Todos los pacientes con prótesis valvulares deben ser protegidos con adecuados antibióticos contra la endocarditis antes de procedimientos quirúrgicos y dentales. Es de enorme importancia ser compulsivo en este punto.

He visto casos de endocarditis que podían haberse evitado. El antibiótico debe ser seleccionado de acuerdo al tipo de infección que se intenta prevenir. Si hay dudas o preguntas en este sentido, no dude en obtener una consulta con un especialista en enfermedades infecciosas.

Los pacientes que requieren un anticoagulante deben asegurarse que los niveles de anticoagulación sean siempre adecuados.

Las primeras 4 a 6 semanas después de la implantación de una prótesis valvular son de importancia crítica y requieren una observación minuciosa del paciente, sus niveles de anticoagulación, la normalidad de la presión arterial, electrocardiograma, radiografía de tórax, y ecocardiograma.

Alguna prótesis requieren una re-operación.

97- DISRUPCIÓN DEL APARATO DE LA VÁLVULA MITRAL

La válvula mitral está ubicada entre la aurícula y el ventrículo izquierdo. Tiene dos valvas que se abren y cierran con cada latido cardíaco. El aparato de la válvula mitral incluye estas hojitas y un sistema de apoyo y sostén que permite su funcionamiento normal. Éste consiste en el anillo de la válvula mitral, las cuerdas tendinosas que desprenden de la válvula y los músculos papilares que están ubicados entre las cuerdas y la pared del ventrículo.

Los distintos componentes del aparato valvular pueden afectarse. Por ejemplo, el prolapso severo de la válvula mitral se asocia con insuficiencia o regurgitación de la válvula y el día menos pensado, el paciente sufre de insuficiencia cardíaca aguda (edema pulmonar).

Yo traté un hombre durante 20 años por un prolapso severo de la válvula mitral. Toleró su enfermedad bastante bien y se resistía al reemplazo quirúrgico de la válvula. Una noche no pudo respirar y la causa fue la ruptura de varias cuerdas tendinosas y la consecuente insuficiencia cardíaca aguda. Solucionó su problema reemplazando la válvula.

PROLAPSO DE LA VÁLVULA MITRAL

Es importante aclarar lo siguiente: La preocupación por tener un prolapso mínimo o leve de la válvula mitral no se justifica.

Hay pacientes que fueron diagnosticados el prolapso de la válvula mitral y no lo tienen. Eso sucede porque no se consideran los criterios que certifican el diagnóstico.

Todo esto acarrea gastos y preocupaciones innecesarias.

El prolapso de la válvula mitral parece aumentar ligeramente la incidencia de muerte súbita en pacientes que sufren de insuficiencia mitral severa y padecen de arritmias complejas y tienen un historial de palpitaciones severas y/o ataques de síncope.

El tejido mitral prolapsado está compuesto de un material laxo formado de fragmentos desorganizados y fibras prominentes de colágeno y a veces forma parte de las dolencias que afectan al tejido conectivo.

La infección de la válvula mitral prolapsada puede perforar la válvula y causar una insuficiencia mitral aguda y edema pulmonar.

ROTURA DE UN MÚSCULO PAPILAR DURANTE UN INFARTO AGUDO DE MIOCARDIO

Este proceso causa una regurgitación mitral extremadamente severa y es usualmente fatal. La intervención quirúrgica trata de suturar el músculo papilar y adherirlo a la pared del ventrículo. La mortalidad de este procedimiento es elevada, aunque es aún peor si no se hace.

En algunos casos, la rotura del músculo papilar es incompleta y el paciente puede ser estabilizado médicamente. Es preferible demorar la operación por 4-6 semanas después del infarto agudo. En otros casos, la válvula mitral tiene que ser reemplazada con una prótesis o ser reconstruída. La recuperación depende de la función del ventrículo izquierdo y la asociada presencia de enfermedad renal, hepática, o pulmonar.

La rotura total de un músculo papilar no tiene solución ya que el paciente no sobrevive el masivo edema de pulmón que resultó de la insuficiencia mitral causada por el músculo papilar partido.

98- TAPONAMIENTO PERICÁRDICO

Consiste en una acumulación anormal de líquido dentro de la cavidad pericárdica.

El pericardio es una membrana que cubre al corazón y tiene dos capas entre las cuales existe normalmente una pequeña cantidad de líquido que actúa como lubricante. Cuando la acumulación de líquido en el pericardio es leve a moderada, el paciente puede no experimentar síntoma alguno. He observado pacientes con líquidos pericárdicos de moderada severidad (nunca se supo la razón de su existencia) quienes vivieron vidas normales.

El líquido pericárdico sólo causa síntomas cuando comprime al corazón.

Ahora bien, cuando el ventrículo izquierdo se perfora por razones diferentes y se acumula rápidamente una cantidad intolerable de sangre en el pericardio, el corazón no puede contraerse y funcionar normalmente y la consecuencia puede ser la muerte súbita. Es el taponamiento pericárdico.

La mayoría de los taponamientos pericárdicos son causados por traumas al pericardio o procesos inflamatorios. Heridas de bala o de arma blanca o la pericarditis viral aguda son comúnmente responsables.

La perforación del ventrículo izquierdo durante el periodo agudo del infarto puede ser fatal también.

Es importante destacar que la cantidad acumulada de líquido pericárdico no necesariamente determina el deterioro del paciente. Un taponamiento crítico puede ocurrir con sólo 60 a 100 cc (centímetros cúbicos) cuando se acumulan rápidamente, o requerir más de 1.000 cc cuando la acumulación del fluido es lenta.

Cuando el taponamiento pericárdico ocurre, el corazón no puede contraerse y emitir sangre al sistema circulatorio. Ocurre el colapso de la circulación y el deceso, a menos que el fluido se elimine del pericardio de manera emergente.

La acumulación de líquido pericárdico que afecta la función cardiaca se presenta con pulso rápido, dificultad respiratoria, pobre apetito, debilidad marcada, extremidades frías y pálidas, inquietud, confusión mental y estupor.

La presencia de líquido en el pericardio puede fácilmente detectarse con el ultrasonido cardiaco (ecocardiograma). Su drenaje es el único tratamiento efectivo y debe ejecutarse urgente o emergentemente dependiendo de circunstancias individuales. Una aguja se dirige hacia el pericardio usando como guía el ultrasonido. Es un procedimiento bastante seguro.

Algunas veces se requiere una incisión pequeña debajo del esternón, y se crea una pequeña "ventana" en el pericardio que evacua el líquido más eficientemente.

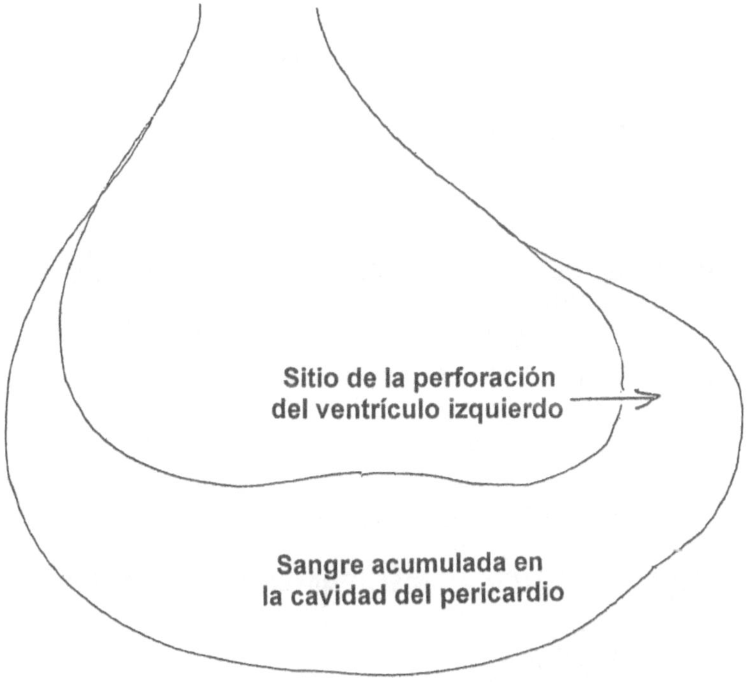

Taponamiento pericárdico debido a la ruptura del ventrículo Izquierdo por un infarto agudo de miocardio

Figura 21

99- TRAUMA CARDIACO

La primera vez que una herida de corazón se suturó en Estados Unidos ocurrió en 1902. El héroe fue el Dr. Hill y lo hizo sobre una mesa de cocina.

Las lesiones traumáticas cardiacas pueden ser penetrantes o no-penetrantes.

En EE.UU., el trauma es la cuarta causa de muerte y la causa más frecuente de muerte en aquellos menores de 40 años.

Las causas traumáticas se clasifican de acuerdo a su mecanismo de producción:

- **PENETRANTES**

  Balas de revólver, rifle y otros proyectiles
  Cuchillos, sables, picadores de hielo, alambres, lugares en construcción y bordes defensivos

- **NO-PENETRANTES**

  Accidentes de vehículos motorizados, bolsas de aire, cinturones de seguridad
  Aplastamiento del pecho
  Caída de altura
  Explosiones, granadas
  Fractura del esternón
  Fractura de las costillas
  Deportes (baseball o béisbol)

- **HERIDAS INDUCIDAS MÉDICAMENTE (IATROGÉNICAS)**

  Catéteres cardiacos
  Catéteres de marcapasos
  Extracción de fluido pericárdico por medio de una aguja

- **OTRAS**

  Eléctricas
  Quemaduras
  Una bala que penetra en una vena o arteria que viaja hacia el corazón (embolización)

Recientemente examiné a una mujer de 20 años la cual fue referida en consulta porque registraba un electrocardiograma y ecocardiograma anormal. Este último mostró una leve reducción de su función cardíaca y una insuficiencia o regurgitación de su válvula tricúspide. El origen de estas anormalidades era incierto. Su historial médico era totalmente negativo con excepción de severas quemaduras que había sufrido en su pecho a la edad de 5 años, cuando su condición fue crítica y estuvo en coma durante 5 días.

Es muy probable que el intenso calor de la quemadura afecto al músculo cardíaco y al aparato de la válvula tricúspide por vida.

La causa más frecuente de **trauma penetrante** del corazón en los hospitales de Estados Unidos son las heridas por armas blancas. Cuando 60 a 100 cc de sangre penetran rápidamente en el pericardio pueden comprimir el corazón y dificultar su funcionamiento (taponamiento pericárdico).

Las heridas inflictas a la aurícula y el ventrículo derecho y las arterias coronarias pueden ser muy serias pero la perforación del ventrículo izquierdo tiene repercusiones inmediatas y lleva al arresto cardiaco en segundos.

El trauma penetrante cardiaco es altamente fatal y la mayor parte de los afectados no llegan vivos al hospital. Los mecanismos de penetración fueron mencionados en párrafos anteriores. Debido a su posición anatómica, el ventrículo derecho y el izquierdo tienen más riesgo de ser heridos que las aurículas.

Debe notarse que aunque heridas cardíacas se presentan a veces con un paro cardiaco, sin respiración, sin pulso y sin presión arterial, otros individuos se muestran confortables, alertas y con presión arterial y pulso normal, **aunque no por mucho tiempo: el 80% de las cuchilladas terminan con un taponamiento del pericardio.**

El **trauma no-penetrante** del corazón puede ser causado por la compresión del corazón entre el esternón y la columna vertebral como sucede en un esfuerzo de resucitación cardiaca.

Otros traumas no penetrantes resultan de caídas, accidentes de vehículos, y explosiones.

Un palo de béisbol (baseball) que golpea el pecho de un individuo en un momento de vulnerabilidad eléctrica del ciclo cardiaco puede acabar con su vida (# 124 Conmoción cardiaca o Commotion Cordis).

Las heridas del corazón inducidas por procedimientos médicos (iatrogénicas) pueden ocurrir aun cuando éstos son ejecutados por excelentes y experimentados profesionales. Los catéteres pueden perforar el músculo cardiaco, una arteria coronaria o disecar la aorta. Cuando el trauma amenaza la vida del paciente, el cirujano cardiovascular debe intervenir emergentemente.

La incidencia de perforación de una arteria coronaria con la angioplastia por balón es de .1-.2%. Sin embargo, con la adición de otros procedimientos coronarios invasivos tales como la implantación de stents, aterectomía, rotablación, y aplicación de laser, la incidencia puede elevarse al 3%.

Para las causas eléctricas de muerte súbita, por favor, vea la sección sobre ELECTROCUCION # 132

QUEMADURAS

Las complicaciones de quemaduras que afectan al corazón pueden ser fatales en el período que inmediatamente sigue al accidente. Las válvulas se quiebran, las cuerdas tendínosas y los músculos papilares pueden romperse, todo lo cual lleva a la insuficiencia cardíaca de grado avanzado. Las arritmias ocasionalmente degeneran en fibrilación ventricular.

TRATAMIENTO

La mayoría de las personas que son víctimas de lesiones cardíacas traumáticas no llegan vivos al hospital. Tienen las mejores oportunidades cuando son transportadas a un centro especializado en traumas, se los intuba (se les introduce un tubo endotraqueal) inmediatamente para asistir a su función respiratoria y su arribo al hospital no tarda más de cinco minutos.

En este tipo de emergencia, cada segundo cuenta. En el hospital se expone con cirugía el corazón y muchas complicaciones son atendidas al mismo tiempo y sin demora: la remoción de sangre excesiva en el pericardio, la acidosis (la acumulación de ácidos tóxicos en la sangre, hipotermia, transfusiones de sangre, cuidado agudo respiratorio, y otras más).

El tratamiento de todas estas complicaciones requiere la intervención de profesionales excelentes trabajando en conjunto y muy coordinados.

Cuando el corazón debe ser suturado es vital contar con un cirujano experimentado. Si se utiliza la técnica equivocada pueden dañarse las arterias coronarias o incluso causar el agrandamiento de la herida. A veces es conveniente aplicar presión manual sobre ésta con los dedos y esperar hasta que se presente un cirujano experimentado.

Los centros de trauma son lugares intensos, impresionantes, dramáticos, de alto voltaje.

La mayor parte de la gente no sabe el tipo de drama que constantemente se vive adentro de estas unidades, la dedicación y las largas horas que los profesionales de la salud invierten tratando de salvar personas que están más cerca de la muerte que de la vida, a menudo mutiladas y con cuerpos terriblemente dañados.

¿CUÁN FUERTE O DÉBIL ES EL MÚSCULO CARDIACO?

Cada enfermedad que envuelve a cualquiera o varias de las partes del corazón, sea de tipo coronario, valvular, traumático o músculo cardiaco, de cualquier origen que sea, afecta la función mecánica de la bomba cardiaca y su capacidad de eyectar la sangre en el sistema circulatorio en distintos grados. La manera más simple y más utilizada en la práctica médica es la llamada "fracción de eyección".

¿QUÉ ES LA FRACCIÓN DE EYECCIÓN Y QUÉ SIGNIFICA?

Normalmente, cuando el ventrículo izquierdo se contrae y emite la sangre en el sistema circulatorio (sístole) nunca vacía el 100% de la sangre que contiene o sea la cantidad de sangre que llego al corazon (diástole). Sólo despide del 50-75% de esa cantidad de sangre.

El porcentage de sangre eyectada del ventrículo izquierdo con cada latido cardiaco es la llamada **fracción de eyección.**

La fracción de eyección es un concepto muy popular para los cardiólogos y hay distintos métodos para determinarla. El ecocardiograma es el más simple, accesible y el más frecuentemente utilizado.

Si un paciente muestra una fracción de eyección de 58% significa que su ventrículo izquierdo ha emitido en la circulación el 58% de la sangre que el ventrículo izquierdo contenía. Cualquier fracción de eyección entre el 50% y el 75% significa que el ventrículo izquierdo emite una cantidad de sangre normal en la circulación.

Ahora bien: una fracción de eyección normal no necesariamente significa que el corazón está sano. Hay enfermedades cardiacas significantes que mantienen un músculo cardiaco capaz de eyectar su sangre con una fuerza o capacidad normal. Esto es hasta que la enfermedad encuentra el momento especial para descompensarlo. La fracción de eyección puede estar muy afectada durante una cardiomiopatía viral y mejorar o normalizarse si el paciente se recupera.

En resumen: la fracción de eyección es una medida importante de la función sistólica del músculo cardiaco. La función sistólica es la capacidad del ventrículo izquierdo para bombear sangre al sistema arterial cada vez que el corazón se contrae.

A continuación describiré sus porcentajes normales y anormales.

FRACCIÓN DE EYECCIÓN

50-75 %	**= Función cardiaca sistólica normal**
40-49 %	**= Debilidad pequeña de la función sistólica**
30-39%	**= Debilidad moderadamente severa de la función sistólica**
20-29%	**= Debilidad severa de la función sistólica**
19% o menor	**= Debilidad muy severa de la función sistólica**

Nota: Existen situaciones en donde la fracción de eyección es de 10% y el corazón se recupera totalmente. Esto depende de la enfermedad que causó la disfunción del corazón y de otros factores que escapan la discusión en este libro.

ARRITMIAS: CUANDO EL RITMO CARDIACO SE ENLOQUECE Y SE TORNA PELIGROSO

El latido cardiaco resulta de la contracción del corazón. El ventrículo izquierdo actúa como una bomba que propulsa la sangre en el sistema circulatorio. El pulso que se toma en cualquier parte del cuerpo representa la onda de sangre arterial originada por la salida de sangre del corazón cada vez que se contrae.

Lo descripto es la acción mecánica del corazón, pero lo que la hace posible es la estimulación eléctrica que recibe previamente.

El corazón crea y transporta electricidad. Ésta se origina en una muy pequeña estructura localizada en la aurícula derecha (nódulo sinusal) que mide 2 cm de largo y .5 cm de ancho. De aquí la corriente se transmite a las aurículas, luego se concentra atravesando el nódulo aurícula-ventricular localizado entre las aurículas por arriba y los ventrículos por debajo, y de aquí se extiende a los dos ventrículos o el resto del corazón por un "sistema de conducción" llamado la red de His-Purkinje.

La energía eléctrica se transforma en energía mecánica (contracción del corazón).

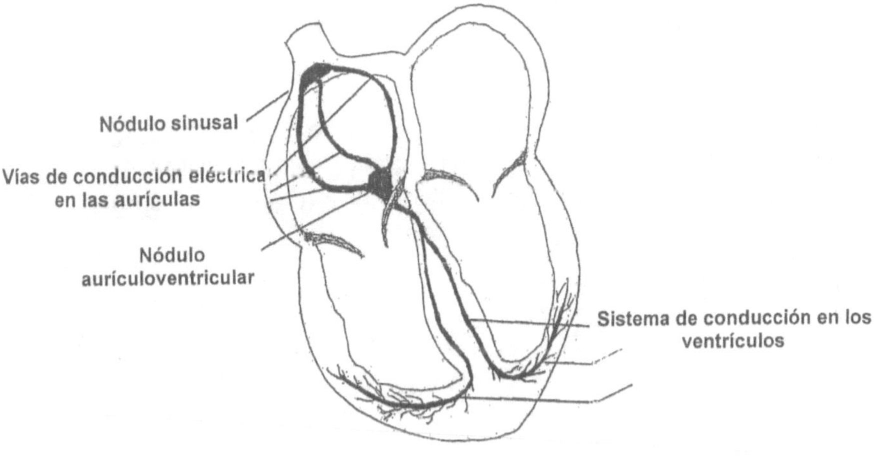

Sistema eléctrico del corazón

Figura 22

El electrocardiograma registra la actividad eléctrica del corazón tanto como el electroencefalograma registra la actividad eléctrica del cerebro.

El electrocardiograma fue descubierto hace 100 años. La actividad eléctrica es detectada por electrodos aplicados a sus extremidades (brazos y piernas) y el lado anterior izquierdo del pecho.

Esta máquina registra gráficos llamados "ondas" cuya interpretación permite la identificación de "isquemia" (falta temporaria de sangre al músculo cardiaco), el "infarto" (falta permanente de sangre al músculo cardiaco), cambios químicos en la sangre como la hipokalemia, hiperkalemia, hipocalcemia, hipercalcemia, (por favor, vea el índice y el glosario para definiciones y detalles de estas condiciones), trastornos del ritmo cardiaco (arritmias), y otras anormalidades que pueden provocar una muerte súbita.

Los componentes principales del trazado electrocardiográfico son la onda P, el complejo QRS y la onda T.

Después del registro de la actividad atrial por la onda P sigue el intervalo PR que representa el pase de la electricidad a través del nódulo aurícula-ventricular.

El complejo QRS ocurre cuando la onda eléctrica atraviesa los ventrículos.

La onda T se forma durante el tiempo de recuperación del músculo cardíaco, eléctricamente hablando.

El intervalo QT que se mide desde el comienzo de la onda Q hasta el final de la onda T es de gran importancia, ya que su prolongación o su excesivo acortamiento pueden predisponer a una muerte súbita.

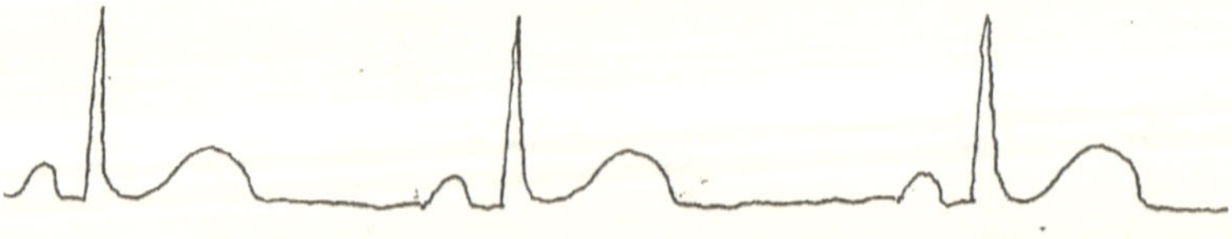

Ritmo cardiaco normal

Figura 23

El electrocardiograma es el mejor método para documentar anormalidades del ritmo. Como este se origina en el nódulo sinusal se le llama "ritmo sinusal". Existen numerosos ritmos anormales. No los discutiremos en este libro.

Los disturbios del sistema de conducción tienen distintos grados de severidad. Existe la bradicardia (ritmo lento) y la taquicardia (ritmo rápido) y una abundante colección de irregularidades del ritmo. Algunos de ellos son triviales y extremadamente comunes y no significan enfermedad cardiaca. Otros son significantes ya que pueden ocasionar palpitaciones severas, dificultad respiratoria, mareos y desmayos.

Algunos ritmos son letales. Por favor vea arresto cardiaco, taquicardia ventricular, asistolia (sección 40 y 104).

100- DISPLASIA ARRITMOGÉNICA DEL VENTRÍCULO DERECHO

Es una causa infrecuente de muerte súbita, más común en algunas partes del mundo y tiene una incidencia familiar en el 30% de los casos. Es una forma de cardiomiopatía que predominantemente (aunque no exclusivamente) afecta el ventrículo derecho. Sus paredes son muy finas y tejido adiposo (grasa) reemplaza al músculo cardíaco normal. Su prevalencia es de 1:5.000 pero en el norte de Italia es más frecuente (4.4: 1.000).

En Estados Unidos representa aproximadamente el 5% de los casos inexplicados de muerte súbita en la gente joven y en Italia hasta el 20% de los mismos.

La enfermedad típicamente muestra un hombre joven (hay cierta prevalencia masculina) con latidos ventriculares prematuros frecuentes aunque a veces, la muerte súbita es el primer (y último) evento de esta dolencia.

La taquicardia ventricular es la arritmia característica de esta condición y es a menudo precipitada por el ejercicio. Se requiere un estudio electrofisiológico. Un diagnóstico final certero se logra con el examen microscópico de un fragmento del ventrículo derecho obtenido durante cirugía cardiaca o por biopsia, el cual muestra el reemplazo del músculo cardiaco por tejido grasoso.

La resonancia magnética es el método no-invasivo más efectivo para el diagnóstico. Los hallazgos que sugieren esta enfermedad incluyen la dilatación de la aurícula y el ventrículo derecho y una formación tipo aneurisma en la punta del ventrículo derecho.

El pronóstico es impredecible. Actividades físicas vigorosas no deben ser permitidas ya que es conocida su tendencia a producir arritmias potencialmente fatales durante esfuerzos físicos. Los pacientes que no muestran arritmias tan amenazantes pueden ser tratados con drogas o ablación. Sin embargo, cuando la enfermedad tiene antecedentes familiares, ha producido desmayos (síncope) o se han documentado arritmias muy peligrosas la implantación de un desfibrilador automático está indicada.

101- SÍNDROME DE BRUGADA: LA MUERTE DEL SUEÑO EN JAPÓN Y EL SUDESTE DE ASIA

Este padecimiento se caracteriza por episodios espontáneos y esporádicos de taquicardia ventricular, fibrilación ventricular, la historia familiar de muerte súbita en miembros familiares más jóvenes de 45 años de edad y respiración nocturna agonal.

(Este párrafo está solamente dirigido a los profesionales de la salud: El lector familiarizado con electrocardiografía observará un bloqueo de rama derecha con una persistente elevación del segmento ST en V1 y V2).

En estos pacientes no hay evidencia de enfermedad cardíaca estructural.

Un síndrome similar ha sido descripto en hombres jóvenes, aparentemente saludables del sudeste de Asia y ha sido descripto con nombres diferentes in distintos países. Los Thaie lo llaman *lai tai* (muerte durante el sueño). En las Filipinas se lo conoce como *bangungut* (ronquido nocturno seguido por la muerte). Los japoneses lo nombraron *pokkuri* (muerte inesperada y sorprendente durante la noche).

Esta condición es genética y predomina en personas de origen asiático.

Los pacientes que sufren esta condición tienen palpitaciones y taquicardias con una incidencia alta de muerte súbita. Esta no ocurre con frecuencia en aquellos que padecen del trastorno pero no se les puede inducir la taquicardia ventricular con estimulación eléctrica artificial lograda durante un estudio electrofisiológico con los catéteres introducidos en las cavidades del corazón. La mayoría de las autoridades piensan que la implantación de un desfibrilador automático en estos últimos enfermos ofrece beneficios.

Los pacientes con el síndrome de Brugada que tienen taquicardia ventricular, síncope, o arresto cardiaco deben ser tratados con el desfibrilador automático.

102- DESEQUILIBRIOS ELECTROLÍTICOS

La hipokalemia (reducidos niveles de potasio en la sangre) puede causar arritmias peligrosas, particularmente en aquellos que están sufriendo un infarto agudo de miocardio o son tratados con la droga digital y al mismo tiempo toman un diurético sin suplemento de potasio.

Otras causas de deficiencia sanguínea de potasio son los desórdenes alimenticios como la anorexia y bulimia, y las dietas líquidas de proteína.

La deficiencia de magnesio como se ve en el alcoholismo puede también causar un paro cardíaco.

103- RITMOS LENTOS: PARO CARDÍACO, SÍNDROME DEL NÓDULO SINUSAL ENFERMO, BLOQUEO AVANZADO E HIPERSENSIBILIDAD DEL SENO CAROTÍDEO

El número de pulsaciones normales por minuto varía de 60 a 100. Bradicardia significa ritmo lento. Cuando la frecuencia cardiaca es de 20 a 40 pulsaciones por minuto, usualmente el paciente se desmaya. La causa puede ser una enfermedad del nódulo sinusal o un bloqueo importante en el sistema de conducción o eléctrico del corazón.

A veces, el corazón se detiene completamente y no produce ningún tipo de latido. Esto es llamado **asistolia** y todo lo que el electrocardiograma muestra es una línea horizontal.

La disfunción del nódulo sinusal puede deberse a la edad avanzada, ateroesclerosis de las arterias coronarias, cardiomiopatía, y drogas. El nódulo sinusal actúa como una minúscula batería que cuando está enferma disminuye su carga.

Un bloqueo avanzado significa que el nódulo sinusal está funcionando adecuadamente pero la conducción eléctrica del sistema de conducción está afectada más abajo, en el nódulo aurícula-ventricular o en el sistema de conducción ventricular.

Como los ventrículos no reciben la corriente enviada por el nódulo sinusal crean un ritmo propio pero muy lento, de 20 a 40 pulsaciones por minuto lo que representa un intento de la naturaleza para salvar al individuo. Posiblemente sufrirá un desvanecimiento pero con buena suerte, sobrevirá y podrá ser tratado con un marcapaso.

El marcapaso debe implantarse también en casos de nódulo sinusal enfermo.

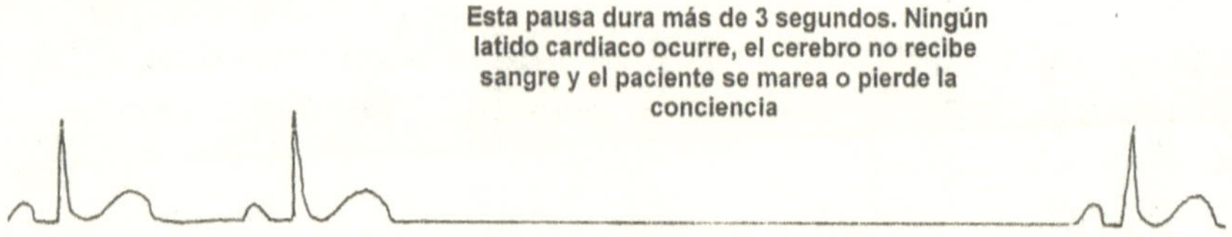

Nódulo sinusal enfermo

Figura 24

104- TAQUICARDIA VENTRICULAR (TV) Y FIBRILACIÓN VENTRICULAR (FV) IDIOPÁTICA (DE ORIGEN DESCONOCIDO)

El término idiopático significa que el origen del disturbio médico es desconocido. En los últimos años se ha avanzado mucho en el conocimiento y el entendimiento de las causas y mecanismos de la taquicardia ventricular que precede a la fibrilación ventricular.

Hemos descripto algunos de ellos, tal como la taquicardia ventricular catecolaminérgica, causada por una cantidad elevada de catecolaminas en la sangre, el intervalo QR prolongado o corto, la TV y FV inducida por la cocaína y otros. Sin embargo, existen individuos que sufren estas peligrosas arritmias que terminan en un paro cardiaco y ninguna anormalidad estructural puede ser identificada.

Estos son los llamados episodios de **taquicardia ventricular y fibrilación ventricular idiopática,** y se observan más frecuentemente en niños y personas de menos de 40 años de edad.

Cualquier persona que de alguna manera sobrevive un episodio de fibrilación ventricular debe ser evaluada por un cardiólogo especializado en electrofisiología.

Los avances científicos recientes ofrecen enorme esperanza para la prevención de este fenómeno.

105- INTERVALO QT PROLONGADO

El intervalo QT representa una porción del complejo eléctrico que produce cada latido cardíaco.

Los pacientes que tienen un QT prolongado son propensos al desarrollo de arritmias malignas y muerte súbita, particularmente asociados con emociones intensas o grandes esfuerzos físicos.

Algunos individuos con un QT prolongado sufren de sordera mientras otros carecen de este problema. Los ataques sincopales (pérdida del conocimiento) son característicos de esta enfermedad. El tratamiento incluye los beta-bloqueadores, marcapaso, o desfibrilador automático.

Aparte de lo recién mencionado, el síndrome de QT prolongado tiene causas múltiples:

- Ciertas drogas cardiacas. Algunos ejemplos: quinidina, procainamida, disopiramida, sotalol, amiodarona
- Drogas no-cardiacas. Haldol, antihistamínicos (terfenadina, astemizol), antibióticos (eritromicina, sulfametoxazol/ trimetoprima, agentes quimioterapeúticos (pentamidina, antraciclina)
- Deficiencias nutricionales. Dietas para adelgazar, hipocalcemia
- Hipocalcemia, hipocalemia, hipomagnesemia
- Hemorragia intracraneal
- Hipotiroidismo

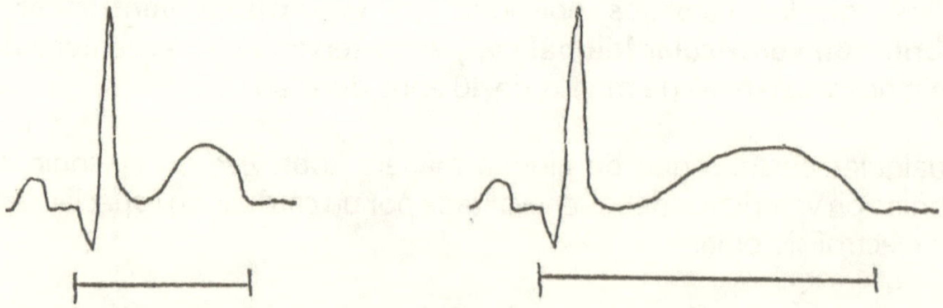

A- Intervalo QT normal **B- Intervalo QT prolongado**

Figura 25

106- INTERVALO QT CORTO

Esta entidad ha sido reconocida recientemente (en el año 2000) y es capaz de producir arritmias letales. Los pacientes pueden experimentar palpitaciones o síncope.

Algunas drogas como el sotalol y la ibutilida han sido utilizadas para prolongar el segmento QT pero la implantación de un desfibrilador automático debe ser seriamente considerada.

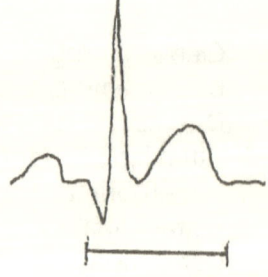

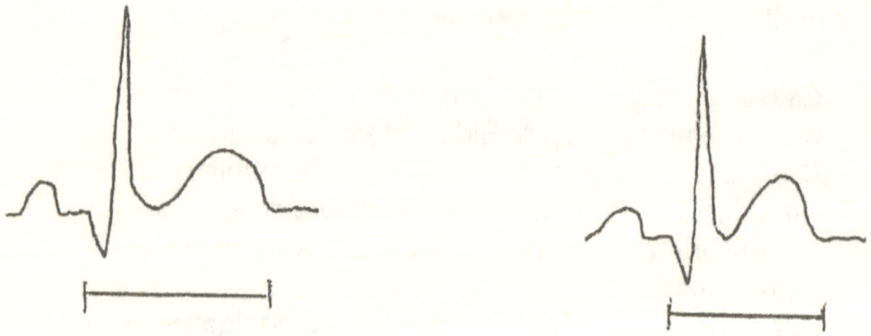

A- Intervalo QT normal **B- Intervalo QT corto**

Figura 26

107- DEFECTUOSO FUNCIONAMIENTO DEL MARCAPASO ARTIFICIAL

Los marcapasos salvan muchas vidas. Existen diferentes tipos. La selección depende de las necesidades rítmicas del paciente y también del estado normal o débil del músculo cardiaco. Es útil para tratar bradicardias severas y contribuye a mejorar la función del corazón en ciertos casos de insuficiencia cardíaca.

Las fallas más frecuentes son:

- Escape del marcapaso es una complicación poco frecuente pero potencialmente fatal con una disfunción eléctrica que produce un ritmo errático y muy rápido. El tratamiento consiste en inactivar el marcapaso inmediatamente
- Falla del electrodo en contactar el músculo cardiaco y lograr estimularlo. Esta deficiencia puede ser intermitente y no es visible a veces durante una visita corriente al médico
- Otras defectos incluyen la incapacidad del electrodo de capturar al ventrículo, o perder la facultad de reconocer la actividad eléctrica de los latidos naturales del paciente, y la interferencia magnética. Esta última resulta de cargas eléctricas que llegan al marcapaso de fuentes eléctricas situadas fuera del cuerpo del paciente. Hay distintas fuentes eléctricas adentro de un hospital capaces de afectar el marcapaso

En el ámbito hospitalario las interferencias eléctricas más comunes son los desfibriladores y el electrocauterio. Estos pueden detener el funcionamiento del marcapaso y si el enfermo absolutamente depende del marcapaso para sostener su ritmo cardiaco, su función interrumpida puede causar desmayos o aún peores complicaciones.

Las cauterizaciones deben evitarse cerca de un marcapaso.

Cuando hay que desfibrilar un paciente que tiene un marcapaso y produce una fibrilación ventricular, es preferible ubicar un electrodo del desfibrilador en la parte anterior del pecho y el otro en la espalda en lugar de ubicarlos en la parte anterior izquierda del pecho y debajo del pezón.

Tanto el electrocauterio como la desfibrilacion pueden dañar al marcapaso permanentemente.

Los procedimientos médicos que causan interferencia electromagnética incluyen la litotripsia, resonancia magnética, diatermia, ablación usando un catéter con radiofrecuencia, estimulador de nervios y transcutáneo y estimulación eléctrica de la medula espinal.

Otras fuentes de interferencia electromagnética son los teléfonos digitales celulares, aparatos para detectar equipos electrónicos, detectores de metal, afeitadoras eléctricas, líneas de alto voltaje, equipos de soldaría, transformadores y motores eléctricos.

Los teléfonos digitales celulares no deben ubicarse en el bolsillo localizado del lado en donde el marcapaso está colocado.

Equipos electrónicos de vigilancia o contra robo corriente empleados en negocios y bibliotecas pueden interrumpir temporariamente la función del marcapaso. O sea, si usted debe atravesar por estas situaciones, hágalo lo más rápidamente posible.

Los siguientes equipos eléctricos no producen interferencia: los abridores de lata eléctricos, equipos de sonido estéreo, televisión, hornos de micro-ondas y las cortadoras de césped.

108- SÍNDROME DE WOLF-PARKINSON-WHITE CON FIBRILACIÓN AURICULAR RÁPIDA

Los cables eléctricos del corazón están mal conectados.

El síndrome de WPW (Wolf-Parkinson-White) se conoció en 1920 cuando estos autores publicaron un reporte de 11 casos.

Esta entidad posiblemente no significa nada para usted y es posible que nunca supo de ella a menos que usted o algún pariente cercano la tenga, o usted sea un estudiante o profesional del campo de la salud. Se reconoce porque tiene aspectos típicos en el electrocardiograma.

Es una anomalía poco común, y al mismo tiempo, importante. Afecta el .15%-.25% de la población. La incidencia de muerte súbita es de .15%-.39%.

Muchos pacientes presentan la anormalidad en el electrocardiograma típica pero nunca tienen síntoma alguno. Otros tienen palpitaciones intermitentes, y en raros casos, el síndrome de WPW puede causar una muerte rápida o súbita.

Uno de mis pacientes sufría de esta dolencia y la traté durante muchos años. Un día tuve una conversación especial con ella que fue histórica (por lo menos para mí). Sucedió algo extraño y lo relataré después de describir esta condición.

CÓMO EL CORAZÓN GENERA Y TRANSMITE LAS SEÑALES ELÉCTRICAS

Normalmente el corazón produce y genera electricidad. La primera carga se genera en una minúscula estructura localizada en la aurícula derecha (nódulo sinusal). De aquí, la corriente se extiende a las aurículas, se condensa y llega a los ventrículos después de atravesar el nódulo aurícula-ventricular.

Algunas personas nacen con "puentecillos" accesorios y desvían la corriente: En lugar de ir del nódulo sinusal al nódulo aurícula-ventricular como es normal, de la aurícula pasa al ventrículo usando un puentecillo accesorio. Esta entrada anormal al ventrículo genera taquicardias.

La más temible y peligrosa de éstas es la aparición de una fibrilación auricular rápida que penetra en el ventrículo con una velocidad de 300 pulsaciones por minuto. Esta arritmia debe solucionarse muy rápida y críticamente ya que ese número de latidos es intolerable a cualquier edad y puede terminar en un arresto cardiaco en instantes.

CÓMO SE TRATA EL WPW

Los pacientes sin síntomas usualmente requieren ningún tratamiento. La ablación por catéter es considerada actualmente el método preferido para el tratamiento de las taquicardias del síndrome de WPW. Es curativo en más del 95% de los casos y con una incidencia baja de complicaciones.

La ablación elimina el puentecillo de bypass accesorio. Se efectúa con radiofrecuencia. Tubos flexibles llamados catéteres son ubicados dentro de las cavidades cardiacas. El electrofisiólogo determina qué tipo y dirección el bypass tiene y procede con la ablación. Cuando el procedimiento es exitoso, el paciente no requiere medicinas para tratar sus arritmias, ya que estas desaparecen.

El tratamiento del WPW varía. Algunos no requieren ninguno; solamente observación y visitas al médico de tiempo en tiempo. Otros necesitan el electrofisiólogo más sofisticado.

Con la disponibilidad de avanzada tecnología que combina drogas y ablación, éste desorden puede ser tratado de manera segura y efectiva.

Y ahora le relataré el incidente que ocurrió con uno de mis pacientes que sufría de WPW.

Rosa tenía 72 años y la había tratado para arritmias provocadas por su WPW durante 20 años. La ablación no existía entonces.

Durante una visita a mi consulta estaba muy triste y deprimida porque una nieta había sido diagnosticada con leucemia. Yo compartí su pesar. Hasta este punto todo fue racional. ¡Lo que sigue no pareció serlo!

Desde pequeño tuve una piel tan sensible que muchas veces no pude resistir el elástico de mis calzoncillos. En ocasiones, me sentía liberado si no usaba ropa interior. El día que tuve el encuentro con Rosa fue uno de esos días. Mientras Rosa lloraba su tragedia, yo estaba frente a ella, los dos parados. Súbitamente, ví que el cierre relámpago de mi bragueta estaba abierto y tuve el temor de que ella lo descubriera.

¡Imagínese, yo sin calzoncillo y con la bragueta completamente abierta!

Mi reacción de alarma se tradujo en un esfuerzo por subir el cierre relámpago lo más rápidamente posible. Lo hice bruscamente y en el proceso, el cierre atrapó mis pelos genitales. El dolor que sentí fue tan brutal que lágrimas comenzaron a brotar de mis ojos.

Mientras tanto, yo no había dejado de hacer contacto visual con los ojos de Rosa. Ella vió mis densas lágrimas pero creyó que eran por la tristeza de su relato. Lo que menos se imaginaba es que mis lágrimas expresaban el dolor de mis atrapados pelos. Y me dijo:

"-Dr. Chapunoff, cuánto lo siento. ¡No tuve la intención de hacerlo sentir tan triste!."

PARTE 6

OTRAS CAUSAS DE MUERTE SÚBITA O RÁPIDA

109- ACCIDENTES

LAS PROBABILIDADES DE PERDER LA VIDA

La prevención es el mejor tratamiento.

La siguiente información fue obtenida de las estadísticas sobre probabilidad de muerte por accidentes publicadas por el National Safety Council de Estados Unidos.

La tabla tiene 4 columnas. La primera describe el tipo de accidente (caída, fuego, choque de vehículo, etc.). La segunda columna suministra el número total de muertes en Estados Unidos debido a las injurias mencionadas ocurridas en el año 2003. La tercera muestra las probabilidades de morir en el período de un año de un tipo accidente que se menciona. La cuarta columna muestra las probabilidades de morir de esos accidentes durante toda una vida.

La tabla original es mucho más extensa. Puede examinarse en la publicación de la revista National Geographic, de agosto de 2006 la cual está basada en los datos del National Safety Council.

PROBABILIDADES DE MUERTE POR ACCIDENTES EN LOS ESTADOS UNIDOS EN EL AÑO 2003

Tipo de Accidente	Número de Muertes	Probabilidad de Muerte en un Año	Probabilidad de Muerte por vida
Todas las causas externas de muerte	166.857	1.743	22
Accidentes de vehículos Motorizados	44.757	6.498	84
Peatones	5.991	48.548	626
Motociclistas	3.676	79.121	1.020
Ocupante de un auto	15.797	18.412	237
Ahogo por inmersión	412	705.947	9.097
Accidentes aéreos	742	391.981	5.051
Caídas de pisos y escalones	1.588	183.155	2.360
Armas de fuego	730	398.425	5.134
Sofocación accidental y Estrangulación en cama	497	585.211	7.541
Inhalación de alimento que causa obstrucción del tracto respiratorio	875	322.400	4.284
Líneas eléctricas	96	3.029.688	39.042
Incendios	3.369	86.331	1.113

Los accidentes son la tercera causa de muerte para los hombres en los Estados Unidos y la séptima causa de muerte para las mujeres.

TIPOS DE MUERTE ACCIDENTAL, ESTADOS UNIDOS, AÑO 2002

		Porcentaje
1-	Vehículos motorizados	44.3%
2-	Caídas	17.8%
3-	Venenos	13.0%
4-	Ahogo por inmersión	3.9%
5-	Fuego, quemaduras, humo	3.4%
6-	Complicaciones médico-quirúrgicas	3.1%
7-	Otros transportes por tierra	1.5%
8-	Armas de fuego	.8%
9-	Otras no relacionadas con transporte	17.8%

Los colectivos y ómnibus son más seguros: por milla y pasajero un automóvil es 25 veces más mortal que esos medios de transporte.

El conducir bajo la influencia del **alcohol** es la causa más importante de accidentes de auto. La causa que le sigue en importancia es la **fatiga.**

El alcohol aún debajo de los niveles sanguíneos de intoxicación es también peligroso porque afecta el juicio y las funciones físicas.

Curiosamente, más que la tercera parte de los peatones muertos por ser arrollados por vehículos motorizados en el año 1992 estaban alcoholizados.

Las probabilidades de morir durante un vuelo de una compañía de aviación son más o menos de 1:1millión o aproximadamente 4 veces más grandes de las probabilidades de ser muerto en un accidente de auto. Pero la mayor parte de los autos no hacen recorridos tan largos. Si el cálculo se hace por pasajero y por milla recorrida, el auto ofrece 10 veces más de probabilidad de causar la muerte por accidente que un viaje en avión.

La mayor parte de los accidentes de aeroplanos ocurren durante la partida y el aterrizaje, sobre todo en la primera.

La mayoría de las muertes por accidentes con botes se deben al ahogo por inmersión. El 87% de estas víctimas no estaban usando salvavidas.

El 40% de las víctimas de incendio mueren durante el sueño.

La incidencia de muerte de motocicleta es 35 veces más alta de la que es por accidentes de auto.

La causa más frecuente de muerte por accidente motociclístico es la negligencia de los conductores de autos. No prestan atención a los motociclistas e ignoran su presencia.

La muerte por accidentes hospitalarios no es un evento raro y las infecciones adquiridas en el hospital representan una de sus causas más comunes.

PREVENCIÓN DE ACCIDENTES AUTOMOVILÍSTICOS

- Su cinturón de seguridad debe estar bien colocado
- Preste atención a la ruta

- Asegure el buen funcionamiento y colocación de los asientos para niños
- Conduzca defensivamente
- Permanezca siempre alerta y despierto
- No beba alcohol antes de conducir o mientras conduce. Cualquier cantidad de alcohol afectara su habilidad para conducir de manera segura
- Si usted está ebrio, no conduzca. Puede matarse y matar a otros
- Evite excesos de velocidad
- No se distraiga
- No se confíe en ningún conductor en la ruta. Muchos de los conductores sufren de demencia, enfermedad psiquiátrica, visión o audición defectuosa, ataques de desmayo o vértigo, estrés severo o conducta inmadura e irracional. Algunos accidentes han ocurrido porque el conductor estaba envuelto en sexo oral mientras conducía
- Cuidado con el tráfico cuando se retira del lugar de estacionamiento. Vea si se acercan otros vehículos o personas
- Evite el pasar otros vehículos sin asegurarse que puede hacerlo con seguridad

LA GENTE QUE CONDUCE Y QUE NO DEBERÍA HACERLO

Una vez tuve un paciente octogenario que sufría de demencia avanzada y quién "no había pronunciado palabra alguna por los últimos 5 años", de acuerdo a su esposa. Un buen día—o mejor diríamos—un mal día, su esposa lo encontró pintando las paredes del comedor con su materia fecal. Le preguntó:—"Abe, ¿Por qué estás haciendo esa inmundicia?" Y Abe, por primera vez en años, habló, y dijo las siguientes palabras:

-"¡Así es la vida! . . ."-

Su esposa mostró gran orgullo al ver que su demente marido había hablado después de años de silencio y me dijo:

-"Doctor, usted podrá creer que mi esposo maneja nuestro auto muy bien; me lleva a todos lados"-

-"Señora—le contesté—si yo me entero que su marido conduce su auto una vez más, la denunciaré a la policía."-

. . . y después uno se pregunta por qué hay tantos accidentes automovilísticos . . .

PREVENCIÓN DE ACCIDENTES DE MOTOCICLETA

- El uso de un casco protector (helmet) es esencial. Mejor aún si protegen la cara
- Los que usan casco protegen más el cuello
- Atienda a una escuela de conducir motocicletas
- Practique regularmente el uso de los frenos delanteros y traseros
- Use otros equipos para proteger el cuerpo
- Vístase con ropa brillante, de colores sólidos, que llamen la atención
- La experiencia en el manejo de motocicletas es muy importante
- El exceso de velocidad es una invitación al desastre
- Cualquier cantidad de alcohol bebida antes de conducir puede terminar en tragedia
- Un motorista de temperamento muy frío es tan peligroso como un motorista ebrio
- Ciertas substancias en el pavimento son peligrosas (ejemplo: el aceite)
- Adquiera entrenamiento profesional, use el equipo de ropa y protector adecuado y tenga hábitos de conducir correctos

110- AGENTES ANTI-INFLAMATORIOS NO DERIVADOS DE LOS ESTEROIDES

En Estados Unidos más de 36 millones de personas consumen estas drogas para calmar dolores en distintas partes del cuerpo, sobre todo dolor de cabeza y artritis. Se venden con o sin receta. Algunas de éstas forman parte de compuestos para combatir los síntomas del resfrío común.

Mucha gente consume estos productos como si fueran bombones. Se estima que su uso resulta en 103.000 hospitalizaciones y 165.000 muertes al año. Y estamos hablando de solo un país.

El público aún no sabe cuán serios pueden ser sus efectos secundarios. Su lista detallada puede encontrarse en www.drugs.com. Aquí solo mencionaré unas pocas: dolor de pecho, dificultad respiratoria, trastornos del habla, balance inestable al caminar, sangramiento gastrointestinal, ictericia, jaquecas, fiebre, convulsiones, dolores abdominales, escalofríos.

Los efectos adversos de estas medicinas tanto preocuparon que dos de ellas, Vioxx y Celebrex fueron bien recibidas porque tenían menos efectos dañinos en la mucosa estomacal.

Después de su manufactura en 1998 estas drogas alcanzaron enorme popularidad. Sin duda calmaron muchos dolores y todo el mundo parecía estar feliz . . . hasta el año 2004 cuando los Laboratorios Merck fueron forzados a remover Vioxx del mercado porque la droga se vinculó con un aumento de infartos de miocardio y accidentes cerebrovasculares.

La National Cancer Society suspendió un estudio voluminoso sobre la posibilidad que Celebrex pudiera proteger contra el cáncer cuando pacientes que pertenecían a esta investigación mostraron una incidencia preocupante de ataques cardíacos.

El Celebrex continúa en el mercado pero sus ventas han disminuído. La compañía farmaceútica que manufactura el producto está realizando un proyecto de 100 millones de dólares de una duración de 5 años. Países europeos han declinado su participación por temor a los efectos adversos del Celebrex.

Millones consumen los agentes anti-inflamatorios no derivados de los esteroides para calmar jaquecas, pero un estudio publicado en el *British Medical Journal* mostró que muchos de aquellos que tomaron estos agentes parecen estar perpetuando su dolor de cabeza como resultado de un efecto de rebote causado por la droga.

Las alternativas para este grupo de drogas son:

Bromalina. Es una enzima natural obtenida del tronco del ananá. Bloque prostaglandinas que causan inflamación y dolor. Debe ser tomada con el estómago vacío.

Curcumina es el pigmento amarillo de una substancia llamada turmérica. Posee efectos anti-inflamatorios sin causar síntomas molestos.

Glucosamina y condroitina. Un estudio reciente por los NIH (National Institutes of Health) de USA concluyó que la glucosamina es tan efectiva como el Celebrex en el tratamiento de dolor de rodilla moderado pero carece de efectos indeseables.

111- AHOGO POR INMERSIÓN

Algunas veces es un accidente. Otras veces es negligencia.

Este tipo de muerte ocurre cuando una cantidad excesiva de agua en los pulmones previene la absorción del oxígeno que contiene el aire, lo cual resulta en **hipoxia** (la disminución del contenido de oxígeno en los tejidos del cuerpo) y **acidosis** (la acumulación de ácidos tóxicos en la sangre). La combinación de ambos conduce al paro cardiaco.

El ahogo por inmersión es común. En Estados Unidos hay 6.500 episodios por año, equivalente a 1 por 50.000 de la población. Es la quinta causa de muerte accidental en el país. Generalmente, las víctimas son adolescentes. Hay estudios que indicaron que el 10% de niños menores de 5 años han experimentado una situación con riesgo de ahogarse.

CAUSAS DE AHOGO POR INMERSIÓN

- 44% natación
- 17% uso de botes
- 14% origen incierto
- 10% buceo
- 7% accidentes de auto

LUGAR DE OCURRENCIA

- 90% ríos
- 10% mar

FACTORES DE RIESGO

- Los hombres se ahogan más que las mujeres
- No tener equipo protector cuando se usa el bote
- Supervisión inadecuada de niños menores de 5 años
- El quedar atrapado por ropa o equipo
- Drogas y alcohol
- Lesión física
- Fatiga
- Temperatura del agua muy fría

- Ataque cardíaco, arritmia cardíaca severa, accidente cerebrovascular
- Convulsión durante la inmersión
- Asesinato

Niños se han ahogado en cubos, bañaderas e inodoros.

MECANISMO DE LA MUERTE POR AHOGO DE INMERSIÓN

La persona en peligro de ahogarse sostiene su respiración (apnea). Durante este proceso, la concentración de oxígeno en la sangre disminuye y la de dióxido de carbono aumenta. Este último produce un reflejo respiratorio marcado y cuando alcanza un punto crítico la víctima no puede ya aguantar su respiración.

Una reacción de defensa es el espasmo laríngeo que actúa para evitar la entrada de agua en los pulmones.

La respiración artificial es mucho más efectiva cuando el agua no ha alcanzado los pulmones.

La falta de oxigenación cerebral conduce a la pérdida de conocimiento. El cerebro muere después de estar 6 minutos sin oxígeno, pero el agua fría ofrece cierta protección. La disminución del nivel de oxígeno en la sangre detiene el corazón.

EL RESCATE

- Muchas piscinas y balnearios cuentan con guardas salvavidas, cámaras de seguridad y computadores que asisten a la detección de víctimas potenciales
- Los testigos son muy importantes para solicitar ayuda
- Un guarda salvavidas debe ser llamado inmediatamente
- Ninguna persona debe tratar de rescatar a una víctima si está fuera de su alcance o capacidad
- Si usted está tratando de rescatar a una persona en proceso de ahogarse, exponga la boca y nariz de la víctima sobre el nivel del agua y remuévala hacia una superficie sólida
- Algunas víctimas entran en estado de pánico y tratan de treparse al posible salvador. En estos casos, hay que tratar de ubicar el brazo de la víctima en su espalda para restringir sus movimientos

- Si usted está tratando de salvar a una víctima y ésta continúa sumergiéndolo a usted debajo del agua, suéltelo y nade por un momento en cierta profundidad para escaparse de la víctima. Asegure su propia protección
- En el agua la resucitación cardiopulmonar es inefectiva. Si es posible, saque a la víctima del agua, comience la resucitación sobre terreno firme y pídale a cualquier persona que llame al equipo de rescate inmediatamente
- La maniobra de Heimlich, la cual es tan útil en casos de obstrucción de las vías respiratorias superiores no debe aplicarse cuando la sofocación se debe a una obstrucción respiratoria por líquidos. En estos casos hay tendencia de la víctima al vómito. Su posible aspiración agrava la situación
- Los esfuerzos de resucitación del ahogado por inmersión deben continuarse por largo tiempo. Los niños en particular, tienen mejores probabilidades de salvarse cuando han estado sumergidos de 3 a 10 minutos en agua fría (10-15 grados C o 50-60 grados F). La inmersión en agua muy fría reduce el metabolismo y la necesidad de oxígeno dramáticamente

Se han visto recuperaciones milagrosas en víctimas que permanecieron sumergidas por bastante tiempo. Uno de estos casos fue el de una niña llamada Michelle Frank quien sobrevivió después de estar sumergida durante 70 minutos, y en otra experiencia, un muchacho de 18 años logró salvarse después de haber estado por 38 minutos debajo del agua

PREVENCIÓN

- Aprenda a nadar y bajo supervisión
- Si usted nada en el mar, hágalo cerca de la playa. No se aleje
- Nade en lugares en donde hay guardas salvavidas
- Use un equipo flotador cuando practica deportes acuáticos, tales como el ir en bote o canoa o veleros
- Preste debida atención a las inclemencias del tiempo, olas y corrientes
- Observe a los niños muy de cerca
- No nade solo
- Nunca nade si ha bebido alcohol
- Nunca nade si ha consumido drogas ilícitas

- Nunca nade si ha consumido drogas prescriptas por el médico que pueden causar mareos o descensos bruscos de la presión arterial
- Conozca sus limitaciones y sienta el mayor respeto y reverencia por ellas
- No nade en ningún lugar a menos que usted vea el fondo o sepa a qué profundidad está

112- ANAFILAXIS—REACCION ALÉRGICA AGUDA

La anafilaxis es una reacción alérgica, rápida y seria que afecta diferentes partes del cuerpo humano.

Una crisis anafiláctica demanda su inmediato reconocimiento ya que la muerte puede ocurrir en minutos a horas después de sus primeros síntomas.

Este tipo de reacción aparece segundos a minutos después de la administración de un agente ofensivo específico, llamado antígeno, el cual penetra en el cuerpo generalmente por inyección, y menos comúnmente, por ingestión.

Nuestros organismos manufacturan un anticuerpo nocivo llamado la inmunoglobulina E (IgE). La IgE se adhiere a ciertas células (células "mastocitos" y basófilos) las que liberan substancias que causan constricción de los bronquios y dilatación del sistema arterial. La histamina es una de esas substancias.

La anafilaxis usualmente se presenta con gran dificultad respiratoria a la que continúa el colapso cardiovascular. Lo primero ocurre porque la lengua se engruesa en segundos y bloquea el tracto respiratorio; el edema de laringe (hinchazón de la laringe) es descripta como un "nudo en la garganta", hay silbidos respiratorios debido a la constricción de los bronquios y asociados con una sensación de gran pesadez en la parte anterior del tórax.

El colapso vascular resulta de una caída impresionante de la presión arterial debido a la vasodilatación generalizada de las arterias.

ALGUNAS SUBSTANCIAS QUE SON CAPACES DE PRODUCIR UNA REACCIÓN ANAFILÁCTICA

Alimentos. Huevos, pescados y mariscos, nueces, granos, porotos y garbanzos, chocolate, avocados, bananas, fruta kiwi, higos, otras frutas y vegetales, incluyendo tomates, pepinos, cebolla, papas.

Productos ocupacionales (proteínas ocupacionales). Ejemplos: guantes de goma, catéteres.

Insectos. Abejas, avispas, hormigas.

Extractos de polen. Flores, plantas, pasto, árboles.

Proteínas en forma de hormonas. Ej., la insulina.

Drogas. Las más comunes son los antibióticos, tales como la penicilina, cefalosporinas, amfotericina B, nitrofuradantoína, anestésicos locales (procaína, lidocaína), vitaminas (tiamina, acido fólico), agentes utilizados con propósitos diagnósticos, agentes químicos ocupacionales (óxido de etileno), aspirina y otros analgésicos como los agentes antiinflamatorios no derivados de los esteroides.

Cuidado con los beta-bloqueadores. Estas medicinas se utilizan en el tratamiento de la insuficiencia coronaria, falla cardiaca, arritmias, hipertensión, temblor familiar, migraña y glaucoma.

Los beta-bloqueadores están contraindicados en pacientes asmáticos.

Ejercicios. Estos pueden ocasionar una reacción anafiláctica sobre todo después de haber ingerido alimento. **A esta condición se le llama anafilaxis inducida por ejercicio y con dependencia alimenticia.**

Causa desconocida. Cuando se ignora la causa de la reacción anafiláctica, a esta se le llama **anafilaxis idiopática.** La reacción anafiláctica parece deberse a un disturbio de los mastocitos que liberan histamina y otras substancias parecidas.

EXPRESIÓN CLÍNICA DE LA REACCIÓN DE ANAFILAXIS

- Erupción prurítica (picazón) en la piel (ronchas y urticaria)
- Zonas hinchadas en el cuerpo (angioedema) que a veces afecta los párpados o uno de ellos
- Hinchazón de la lengua y la garganta que causan dificultad para tragar y respirar

- Ataque de sibilancias (ruidos agudos respiratorios) y reacción asmática
- Vómitos
- Dolor abdominal
- Muerte que resulta de obstrucción respiratoria o una caída precipitosa de la presión arterial

TRATAMIENTO DE LA ANAFILAXIS

La inyección de adrenalina (epinefrina) es el tratamiento reconocido para las reacciones anafilácticas que amenazan la vida. Se administra por vía endovenosa, intramuscular, o subcutánea.

Las dosis para adultos y niños deben ser recomendadas por el médico.

Si usted acarrea el riesgo de una reacción anafiláctica, lleve su jeringa de adrenalina con otros elementos recomendados por su doctor en una cajita especial a todos los lugares y todas las veces.

Asegúrese que la jeringa con la adrenalina no esté vencida y téngala siempre actualizada. Si no lo está, puede perder efectividad.

Cumpla con las instrucciones de almacenamiento y nunca deje la jeringa de adrenalina en el congelador.

Cuando la adrenalina pierde fuerza puede cambiar de color a un amarillo o marrón, pero no se confíe en esto. A veces la adrenalina vencida no cambia de color.

La administración de adrenalina tiene sus propios riesgos: puede causar arritmias serias y en pacientes cardíacos o muy sensibles a ella, un paro cardiaco.

La adrenalina es una droga maravillosa que salva vidas y usted podrá leer algunos ejemplos de mis pacientes unas líneas más adelante. Sin embargo, es muy importante recibir instrucciones específicas de su médico sobre la dosis que debe ser administrada y durante qué circunstancias, y cuál debe ser la vía para administrarla (subcutánea, intramuscular o endovenosa), y también si la droga puede ser repetida en 20 minutos y por cuánto tiempo usted debe estar bajo supervisión médica después que la reacción anafiláctica ha sido controlada.

Es muy importante tener presente que hay casos que registran una segunda reacción anafiláctica horas después de la primera. O sea, se requiere un mínimo de observación médica de 6 horas.

Los casos que relataré a continuación son de algunos de mis pacientes que sobrevivieron una reacción anafiláctica.

En mis años de adolescente, leí una novela por el famoso escritor escocés Stevenson sobre el extraño caso del hombre y la bestia en donde el Dr. Jekyll bebía una poción que el mismo había descubierto y lo transformaba temporariamente en un tipo horrible (la bestia). La gran metamorfosis ocurría en segundos.

El cuento me impactó y nunca lo olvidé. Muchos años más tarde, en mi práctica de cardiología y mientras estaba haciendo ronda en mis pacientes en el hospital St. Francis de Miami Beach, vi a Harry, uno de mis enfermos de avanzada edad retornando a la sala de cuidados intensivos después de completar un procedimiento diagnóstico en el departamento de radiología. Le habían inyectado una substancia que contenía yodo.

Nos miramos y nos saludamos. Yo sonreí y el hizo lo propio. Súbitamente su cara experimentó cambios dramáticos. Sus párpados, su frente y labios se hinchaban rápidamente. Su lengua se agrandaba cada segundo. Harry no podía respirar y su cara se tornó azulada.

Por suerte, yo estaba presente y también un anestesiólogo. Se le insertó un tubo endotraqueal y respondió a la inyección de adrenalina.

Harry se salvó porque tuvo atención médica inmediata. Si la reacción anafiláctica hubiera ocurrido pocos instantes antes, en los pasillos del hospital o el ascensor, con seguridad hubiera perdido la vida.

* * *

Un urólogo y su esposa fueron a París para celebrar una "segunda luna de miel". La primera noche en el hotel estaba supuesta a ser una celebración total: romance, champagne, entre otros menesteres. Ya estaban ubicados en su habitación cuando el doctor súbitamente experimentó marcada falta de aire. Como tenía historial médico de reacciones alérgicas severas, había sido instruído a responder a una crisis semejante. Lo hizo inyectándose adrenalina y en minutos calmó sus síntomas. Me dijo:

"Eduardo, si no hubiera tenido la jeringa de adrenalina conmigo, creo que no hubiera sobrevivido. No podía respirar. . ."

* * *

Hace años examiné a un veterano de 55 años en una clínica para los ex soldados de guerra. Dos décadas previas había sido tratado con un antibiótico para una infección del pie. Tuvo una reacción anafiláctica aguda que fue controlada por una inyección de adrenalina.

Aunque no había tenido otra reacción alérgica en los últimos veinte años, le recomendé que no dejara la clínica sin su cajita de socorros con la preciosa carga de adrenalina. Creyó que era una idea ridícula. Insistí y le aconsejé tenerla siempre a su lado por el resto de su vida.

Un mes más tarde vino a mi consulta para darme las "gracias". "¿Gracias por qué?" le pregunté. Y ésta fue la razón: el día que le aconsejé llevar a todos lados la jeringa de adrenalina, sufrió una reacción anafiláctica y la adrenalina solucionó el problema.

Me dijo: "No sé lo que podría haberme ocurrido si no hubiera tenido esa bendita jeringa de adrenalina conmigo . . ."

113- ANEMIA HEMOLITICA

Hemólisis significa la destrucción de células rojas de la sangre. El fenómeno tiene múltiples causas. Algunas son hereditarias. La más común de estas es la esferocitosis hereditaria y afecta principalmente a individuos de origen de Europa del norte. Cuando es severa puede ser fatal. La anemia "sickle cell" o anemia de la célula de la hoz, a veces provoca crisis que terminan en desastre. Otras anemias hemolíticas son causadas por procesos inmunitarios, drogas como el piridium, dapsona y otras sulfonas. Las prótesis valvulares mecánicas cardiacas son capaces de destruir muchas células rojas.

Las anemias hemolíticas son generalmente compensadas con transfusiones de sangre, pero en ocasiones son muy severas y letales. Un ejemplo es la anemia hemolítica producida por ciertos tipos de malaria (paludismo). Los parásitos penetran las células rojas y las rompen.

Hay un organismo intracelular, la *Baesiaba microti* que causa **la babesión**, una infección endémica en la costa noreste de Estados Unidos transmitida por garrapatas.

Algunas bacterias causan hemólisis y en ocasiones son fatales a menos que se traten emergentemente con antibióticos. Los ejemplos más notables son la infección causada por la *Bartonella baciliformes,* una bacteria transmitida por la mosca de arena **(bartonelosis o Fiebre de Oroya)** y la hemólisis masiva causada por el *Clostridium perfringens.*

114- ANESTESIA

La anestesia general está a menudo acompañada por una elevación de la presión arterial y una aceleración del pulso. Aunque esto puede deberse a una anestesia incompleta, más comúnmente estas anormalidades resultan del paro de las medicinas antihipertensivas, baja concentración de oxígeno en la sangre (hipoxemia), delirio, o distensión de la vejiga urinaria.

La anestesia es generalmente—pero no siempre—segura. Drogas administradas durante la anestesia general pueden provocar arritmias peligrosas. El anestesiólogo debe estar informado de estas posibles complicaciones. En pacientes cardiacos delicados la consulta con un cardiólogo se justifica.

Las condiciones que requieren atención especial durante una anestesia general son:

- El intervalo QT prolongado congénito (vea # 106)
- Síndrome de Brugada
- Síndrome de WPW (Wolf-Parkinson-White)
- Displasia arritmogénica del ventrículo derecho (DAVD)
- Enfermedad de las arterias coronarias
- Cardiomiopatías
- Miocarditis
- Pacientes conocidos a padecer de arritmias cardiacas potencialmente fatales

El escalofrío ocurre como resultado de fiebre, septicemia, hipotermia o la acción de un anestésico volátil. El escalofrío violento aumenta la consumación de oxígeno. Los pacientes cardiacos no lo toleran bien.

La droga meperidina (Demerol) en bajas dosis controla el escalofrío bastante bien aunque no se sabe por qué mecanismo lo logra.

Las complicaciones después de la anestesia general (luego de terminada la intervención quirúrgica) son frecuentes en pacientes que sufren de lo siguiente:

- Infarto de miocardio
- Insuficiencia cardíaca
- Arritmias malignas
- Elevados niveles sanguíneos de catecolaminas
- Efectos de drogas
- Anemia
- Bajo volumen sanguíneo
- Aumento de la coagulabilidad de la sangre

Todos los anestésicos y las técnicas utilizadas pueden producir complicaciones serias, especialmente en pacientes cardiovasculares.

Es esencial proceder con una buena evaluación pre-operatoria, supervisar al paciente durante y después de la anestesia, y seleccionar el anestésico apropiado para la indicada cirugía.

Recientemente, Michael Jackson murió de una combinación del anestésico general propofol y la droga para tratar la ansiedad, el lorazepam. Su médico le administró 25 mg de propofol diluído con lidocaína instantes previos al deceso de Jackson.

Hay reportes de auto-administración de propofol con propósitos recreacionales. Prontos efectos son la euforia, alucinaciones y pérdida de las inhibiciones.

El propofol es peligroso sin especial supervisión médica y se han reportado al menos 3 muertes en sujetos que se administraron la droga a sí mismo.

115- ANOREXA NERVOSA (ANOREXIA)

Es un trastorno psiquiátrico que ocurre más comúnmente en mujeres menores de 25 años de edad.

La gente normal experimenta placer al comer. Los pacientes anoréxicos derivan placer de no comer. A veces vomitan el alimento en lugar de digerirlos. Padecen de una distorsión de su propia imagen. Se ven gordos aún cuando no les queda mucho más que piel y hueso. Ellos usualmente—y secretamente—se administran laxativos, diuréticos, anfetaminas, o inducen el vómito. Si por casualidad comieron una porción de pizza, corren al inodoro más cercano para vomitarla.

La causa de esta enfermedad no se conoce. Estos pacientes son activos, alertas y pueden ser fanáticos del ejercicio. También tienden a negar que estén enfermos. Algunas veces requieren hospitalización para el tratamiento con hiperalimentación por vía endovenosa y tratamiento psiquiátrico.

Muchos de los afectados se recuperan con tratamiento adecuado pero deben ser observados y medicados con mucho cuidado. Uno de cada 20 anoréxicos no sobrevive su padecimiento.

116- APENDICITIS

El apéndice es una muy pequeña proyección del colon situado en la parte derecha e inferior del abdomen. Ninguno ha descubierto para qué sirve. Lo que se sabe con certeza es que cuando el contenido intestinal con sus bacterias queda atrapado en esta diminuta estructura, el apéndice se infecta y causa apendicitis aguda. Cuando el apéndice se perfora, su contenido saturado de gérmenes drena en la cavidad peritoneal, provoca una peritonitis aguda y es de muy mal augurio a menos que el paciente se trate emergentemente con cirugía.

La apendicitis ocurre más frecuentemente en personas entre las edades de 10 y 30 años, aunque gente más joven y de más edad pueden sufrirla.

Es una enfermedad de las más vistas en las salas de emergencia en niños que requieren cirugía. La edad avanzada puede dar sorpresas.

Los niños tienden a perforar el apéndice más que los adultos. El síntoma más importante es el dolor abdominal que comienza por el ombligo y luego se mueve al cuadrante inferior derecho del vientre. En 6-12 horas el dolor aumenta su severidad.

Desde que la posición anatómica del apéndice varía de persona a persona, algunas veces la localización del dolor no es tan típica como la descripta.

Cuando el doctor presiona el abdomen (su lado derecho inferior) el dolor aumenta y aún más cuando la mano se suelta, lo que indica un peritoneo inflamado. (El peritoneo es una membrana que rodea al apéndice y otros órganos abdominales).

Una apendicitis aguda debe diferenciarse de otros cuadros clínicos parecidos como un embarazo ectópico, quiste de ovario, cálculo del tracto urinario, y procesos inflamatorios del intestino.

La experiencia clínica del examinador es de gran importancia en el diagnóstico de la apendicitis aguda. Una radiografía de abdomen y ultrasonido pueden obtenerse pero generalmente la tomografía computarizada se emplea para confirmar la enfermedad. Una vez diagnosticada, el paciente debe transportarse al quirófano (sala de cirugía) rápidamente.

El cirujano puede elegir un procedimiento laparoscópico el cual se efectúa con una incisión abdominal de mínimo tamaño. Se inserta un tubito con una luz en el abdomen, una cámara de aumento permite ver bien los órganos intra-abdominales y pequeños instrumentos son utilizados para remover el apéndice.

Si el apéndice se perforó, la condición es más seria: es la peritonitis y la técnica laparoscópica debe desecharse. La cirugía abierta es lo indicado y permite al cirujano proceder con una limpieza adecuada de los millones de gérmenes que pululan la cavidad abdominal.

El famoso prestidigitador Harry Houdini, quien fue también un brillante escapólogo no pudo escapar de un apéndice perforado. Murió el 26 de octubre de 1926. Pensó que sus dolores abdominales habían resultado de los golpes que le habían propinado en el abdomen unos días antes como parte de uno de sus shows. Cuando se estableció el diagnóstico, fue demasiado tarde para salvarlo.

117- APNEA OBSTRUCTIVA DEL SUEÑO

Esta condición no es tan reconocida como debería serlo.

La apnea del sueño es un trastorno en el cual la respiración cesa por unos instantes mientras el paciente duerme. La apnea es la temporaria ausencia de movimientos respiratorios e implica un mínimo de 10 segundos entre dos inspiraciones.

La apnea del sueño es significante cuando los episodios de apnea ocurren de 5 o más veces por hora.

Hay 3 tipos de apnea:

- **Central**
- **Obstructiva**
- **La combinación de las dos anteriores**

La apnea **central** resulta de una disfunción del centro respiratorio localizado en el sistema nervioso. Se observa con frecuencia en pacientes que sufren de insuficiencia cardiaca.

La **apnea obstructiva** característicamente ocurre en pacientes con obesidad mórbida (exceso de peso de 100 o más libras, o 45.3 o más kg) y se debe a la obstrucción de las vías respiratorias superiores debida a la presión del tejido adiposo sobre ellas. Otras condiciones pueden producirla: grandes amígdalas y adenoides, paladar arqueado alto, anormalidades genéticas máxilo-faciales, obstrucción nasal debido a pólipos o un tabique nasal desviado.

La patología recién descripta afecta el sueño, el cual está frecuentemente interrumpido y durante el día el enfermo se encuentra fatigado y somnoliento.

SÍNTOMAS DEL SUEÑO MAL LOGRADO

- Ronquidos
- Somnolencia durante el día que predispone a accidentes de vehículos
- Interrupciones del sueño durante la noche
- Dificultad respiratoria durante el sueño (es obvia para un testigo que observa al paciente)
- Dolor de cabeza por las mañanas
- Memoria defectuosa
- Concentración deficiente

- Fatiga
- Disfunción sexual—Deseo disminuído. Erecciones pobres
- Carácter irritable
- Acidez estomacal

Algunos de los mencionados son descriptos con más detalles por parientes o las personas que conviven con el paciente.

CÓMO SE DIAGNOSTICA LA APNEA OBSTRUCTIVA DEL SUEÑO

El mejor método es un test nocturno en un laboratorio de estudio del sueño (polisonografia). El especialista en enfermedades pulmonares generalmente procede con esta evaluación. La técnica incluye el registro de los movimientos respiratorios, la concentración de oxígeno y de dióxido de carbono, encefalograma, la medición del flujo de aire a través de la boca y la nariz, entre otras medidas.

TRATAMIENTO DE LA APNEA OBSTRUCTIVA DEL SUEÑO

- Debe reducirse el peso. A veces la cirugía bariátrica (cirugía de obesidad) es necesaria
- El paciente debe tener extremo cuidado con la consumición de alcohol y tranquilizantes
- El fumar está terminantemente prohibido. La inflamación de la garganta y los bronquios transforma una mala situación en otra peor
- La posición de pronación durante el sueño (el dormir con la cara hacia abajo) es contraproducente. Una pelota de tenis aplicada en la espalda ayuda a muchos enfermos a evitarla
- La maquina CPAP fue introducida en el año 1981. Ejerce una presión positiva a través de la boca y la nariz y así evita la obstrucción de las vías aéreas superiores. La presión requerida varía entre 4 y 20 cm de agua. El problema con esta máquina es que algunos pacientes no la toleran bien y se sienten incómodos con su uso
- En casos especiales dispositivos mandibulares y ortodónticos se aplican dentro de la boca y desplazan la mandíbula anteriormente previendo el colapso de las vías respiratorias

POR QUÉ LA APNEA OBSTRUCTIVA DEL SUEÑO PUEDE CAUSAR UNA MUERTE SÚBITA

Un exceso de muerte súbita ocurre durante el sueño entre la medianoche y las seis de la mañana en pacientes que sufren de apnea obstructiva del sueño. La condición es capaz de originar arritmias letales.

La taquicardia ventricular o la fibrilación ventricular pueden aparecer debido a una hipoxemia severa (marcada reducción de la concentración de oxígeno en la sangre). También contribuyen a la producción de estas peligrosas arritmias la estimulación del sistema simpático con abundante producción de catecolaminas.

En algunos casos bradicardias ocurren por el tono vagal alterado. La estimulación del nervio vago enlentece el ritmo cardiaco, y hasta puede detenerlo.

Las buenas noticias es que la apnea obstructiva del sueño es una enfermedad tratable.

Si usted alguna vez tiene una entrevista con un abogado, contador, médico o ejecutivo de una corporación (o de cualquier profesión) que sea obeso mórbido y muestra episodios de somnolencia mientras usted le habla, no piense que lo hace intencionalmente. Hasta que se demuestre lo contrario esa persona sufre de apnea obstructiva del sueño.

118- ASMA

La orquesta pulmonar comienza su concierto . . .

El asma afecta aproximadamente el 2.5% de la población. Mucha gente sufre esta enfermedad pero generalmente pueden controlarla. En ocasiones se torna malévola y puede ser fatal.

Cuán seguido el asma es fatal no se sabe con certeza desde que se desconoce el número de pacientes que sucumben antes de llegar a un hospital.

El proceso consiste en la constricción de los bronquios también llamado "espasmo bronquial". Los bronquios se cierran y el paso del aire a través de ellos es muy limitado.

¿QUÉ ES LO QUE HACE QUE UN ATAQUE ASMÁTICO SEA FATAL?

Un ataque de asma es particularmente serio cuando está asociado con un estado mental alterado o un arresto respiratorio, más aún si el paciente está siendo tratado adecuadamente y el ataque asmático es muy agudo y severo.

La muerte por asma puede ocurrir a través de dos mecanismos:

1- falla ventilatoria y arresto respiratorio y
2- paro cardiaco, el cual resulta de la falla respiratoria.

La falla ventilatoria es la consecuencia del aumento progresivo de la resistencia de los tubos bronquiales a la terapia convencional del asma. El paro cardiaco tiende a ocurrir durante fallas respiratorias críticas.

Algunas muertes súbitas se han observado asociadas con la administración excesiva de aerosoles a presión o isquemia del miocardio por la terapia con dosis altas de isoproterenol u otros agentes beta-adrenérgicos que se emplean para reducir el espasmo bronquial.

La acidosis respiratoria—la acumulación en exceso de dióxido de carbono debido a insuficiencia respiratoria—es un indicador de arritmias potencialmente fatales. Se diagnostica por el análisis de los gases arteriales.

El estrés del paciente durante una crisis asmática es en ocasiones tan severo que es capaz de inducir arritmias incontrolables.

¿QUÉ CAUSA EL ATAQUE DE ASMA AGUDO?

La constricción de los bronquios es responsable por el ataque asmático. Algunos enfermos no tienen tapones de moco o edema de las vías respiratorias mientras que otros llenan sus tubos bronquiales con mucosidad y extensa reacción inflamatoria.

ALGUNOS ASPECTOS CARACTERÍSTICOS QUE INDICAN QUE EL ATAQUE ASMÁTICO AMENAZA LA VIDA

- Progresivo aumento de los silbidos respiratorios y la dificultad respiratoria sobre todo cuando el paciente tiene dificultad para hablar y completar una sentencia durante una respiración o no puede moverse de la cama a una silla

- Persistente taquicardia (pulso acelerado) y 25 respiraciones por minuto

SIGNOS AMENAZANTES

- Cianosis (color azulado de la cara, labios y manos)
- Pulso lento (bradicardia)
- Extremo cansancio
- Confusión
- Pérdida de la conciencia
- Pecho silencioso a la auscultación que reemplazó a un tórax previamente ruidoso
- La edad del paciente: la gente joven tiene más tendencia a sufrir un ataque fatal
- El antecedente de crisis asmáticas previas muy severas y hospitalizaciones durante el último año
- Tratamiento médico inadecuado
- Falta de acceso a una facilidad médica

Nota: algunos pacientes se presentan con un ataque que parece relativamente trivial y luego se transforma en uno muy serio.

FACTORES PRECIPITANTES

- Polución ambiental
- Alergenos (substancias capaces de producir reacciones alérgicas)
- Infecciones respiratorias
- Cambios del tiempo
- Medicamentos: aspirina, beta-bloqueadores, agentes anti-inflamatorios no derivados de los esteroides, entre otros
- Estrés emocional severo ha causado asfixia aguda

TRATAMIENTO Y PREVENCIÓN

El tratamiento inicial del ataque asmático varía de país a país aunque hay un acuerdo general en lo siguiente: la ventilación mecánica con la introducción de un tubo en el tráquea (intubación endotraqueal) debe ser evitada lo más posible.

Grandes dosis de beta 2 agonistas (medicinas que producen la dilatación de las vías bronquiales) y esteroides endovenosos (los cuales reducen la inflamación de la mucosa bronquial) son utilizados.

La función respiratoria debe ser controlada por un experto.

Después del tratamiento hospitalario el paciente es observado muy cuidadosamente. Si una recurrencia asmática ocurre, debe readmitirse a la sala de cuidados intensivos.

La falla del médico para reconocer la severidad de un ataque de asma puede ser fatal. Es muy importante identificar a tiempo los pacientes asmáticos que presentan grandes riesgos de temibles complicaciones.

119- ATAQUE DE TIBURÓN

Era época de vacaciones. Yo tenía 18 años, vivía en Argentina y fui a Mar del Plata para disfrutar de sus playas. La ciudad turística está a una distancia aproximada de 400 kilometros de Buenos Aires. Las aguas del Océano Atlántico en esta zona son bastantes frías y agitadas. No había gente en la playa. Nadé hasta una distancia de aproximadamente 100 metros de la costa.

Súbitamente un tiburón se dirigió hacia mí. Fue un momento de intenso suspenso. No tenía tiempo para escapar. No tenía tiempo para rezar. Cuando el tiburón se ubicó delante mío, instintivamente quise defenderme y sacudí mi pierna tocándolo. El animal rotó violentamente y me dió un coletazo fuerte. Aunque me golpeó el muslo, lo sentí como una bofetada en la cara. Fue clara, nítida, poderosa. Comencé a nadar hacia la playa, pensando que el tiburón podía estar siguiéndome para enfrentarme para una segunda ronda. Traté de nadar con la velocidad de un torpedo pero no podía moverme más rápido que una tortuga. Finalmente, llegué a la playa y me desplomé agotado. Gente que no sabía lo ocurrido se acercó para advertirme que esa playa había sido clausurada debido a una invasión de tiburones azules. Yo no había visto los signos de advertencia.

EL TIBURÓN AZUL

Los tiburones azules son viajeros de los océanos. En la zona del noreste de EE.UU. están entre las especies de tiburones de mayor tamaño. Su longitud puede llegar a ser más de 9 pies (aproximadamente 3 metros) y su peso entre 300 y 450 libras (158-162 kilogramos). Son nadadores rápidos y a menudo viajan en grandes grupos. Curiosamente, en esos grupos sus tamaños son semejantes y son todos machos o todas hembras.

Nadie sabe por qué actúan de esa manera. Se los consideran peligrosos y ocasionalmente atacan a seres humanos.

Yo estaba exaltado disfrutando el hecho de no haber sido parte del menú del tiburón esa mañana. Me preguntaba por qué el tiburón no me persiguió y volvió a atacarme. ¿Quién puede saberlo? Posiblemente no estaba hambriento. ¡Con seguridad no estaba hambriento!

Nunca terminé de ver la película JAWS completa. Estoy seguro que el lector sospechará la razón.

¿POR QUÉ EL TIBURÓN ATACA?

Al parecer algunos ataques son puramente por curiosidad. Otros probablemente están relacionados con "derechos territoriales", la necesidad de alimento, la involuntaria interrupción de un encuentro sexual entre tiburones, o la identificación errónea de la presa.

Muchos expertos piensan que en realidad el tiburón sufre de una frecuente "deficiente identificación de la presa. Normalmente se alimenta de pescados, osos marinos y otros alimentos y se confunde con los seres humanos.

Grupos de personas en grandes números atraen la atención de los tiburones.

TIPOS DE ATAQUE

Generalmente el ataque no provocado del tiburón envuelve la secuencia de golpear y correr, o golpear y morder. Hay ataques traicioneros que sorprenden.

La hemorragia de una persona por mordida de tiburón (u otra razón) incita a la actividad de los tiburones. Las heridas que causan son usualmente severas y en ocasiones, mortales.

El tiburón blanco de la costa de California acostumbra a matar su víctima de una mordida primaria, violenta, que resulta en sangramiento mortal del oso marino. Inmediatamente continúa con su segundo y final ataque.

Los tiburones de la costa de la Florida típicamente comen pescado, lo que pueden consumir en parte o en su totalidad de una sola mordida.

Estas características pudieran explicar por qué los tiburones de la costa californiana, a pesar de atacar menos frecuentemente que aquellos de la costa de la Florida son más mortales. Estos últimos producen heridas menos extensas y se asemejan a laceraciones.

LA MEJOR MANERA DE EVITAR UN ATAQUE DE TIBURÓN

Dedíquese a jugar al golf en lugar de nadar en el océano.

RECOMENDACIONES

Las agencias de salvavidas deberían consultar la United States Lifesaving Association Manual of Open Water Lifesaving y el sitio en el Internet sobre ataques de tiburón (http//www.flmnh.ufl.edu/fish/sharks/ISAF/IASF.htm. Ofrece información y acción preventiva para reducir los riesgos de ataques de tiburones.

- Nade y practique cualquier deporte acuático siempre en compañía de otras personas
- Evite nadar en zonas en donde los tiburones tienden a congregarse
- Evite nadar en áreas concurridas por tiburones tales como los bancos de arena, cerca de canales o las entradas de los ríos
- No nade en aguas sucias o turbias
- No use joyas que brillen ya que pueden simular las escamas de un pescado
- Evite nadar con ropa o equipos de colores brillantes
- No nade en el anochecer o la noche
- Evite sacudir el agua excesivamente
- No tenga sus mascotas y animales domésticos en el agua. Sus movimientos erráticos llaman la atención de los tiburones
- No nade cerca de la desembocadura de cloacas
- Evite un sangramiento o derramamiento de excreciones (orina y materia fecal) en el agua
- Si está sumergido y observa que los pescados comienzan a actuar erráticamente o se congregan en grandes grupos, deje la zona inmediatamente
- Si ve un tiburón en su zona, salga del agua con calma y tan rápidamente como sea posible.

¡Buena suerte con su próxima experiencia marina!

120- BOLSAS DE AIRE DE LOS AUTOMÓVILES

La Nacional Highway Traffic Safety Administration ha reportado que del año 1990 hasta el 2000, 6.377 vidas fueron salvadas y numerosas lesiones traumáticas fueron evitadas por la protección ofrecida por las bolsas de aire instaladas en los automóviles.

Ocasionalmente las bolsas no funcionan bien y fatalidades han ocurrido. En un período de 10 años se registraron 176 víctimas, 104 fueron niños y 71 adultos.

NIÑOS

Infantes ubicados en sus pequeños asientos en el asiento delantero del auto han sido fatales debido a la proximidad de la cabeza del infante a la bolsa que se expande durante un accidente. Cuando se libera, la bolsa lo hace con una velocidad de 200 millas por hora (o 321.8 kilómetros).

Un riesgo adicional ocurre cuando el infante está ubicado en el asiento de adelante sin restricción adecuada. La mejor manera de restringir a un niño cuyo peso es menor de 50 libras (22.7 kilogramos) es ubicarlo atrás en un asiento de refuerzo.

ADULTOS

Muchos de los accidentes fatales por las bolsas de aire en los adultos se deben a la falla de estos de usar el cinturón de seguridad. Los que fueron correctamente restringidos y perdieron la vida fueron niños pequeños que estaban posicionados cerca del volante.

La implementación de las leyes sobre el uso de los cinturones de seguridad confiere más seguridad.

Mi esposa María Cristina estaba conduciendo su automóvil y cruzando una intersección cuando un individuo que manejaba sin licencia no respetó el signo de "paro" y chocó con su vehículo. Su bolsa de aire funcionó inmediatamente pero prendió fuego. Ella quedó atrapada por el cinturón de seguridad el cual no podía activar. El hombre responsable por el accidente la ayudó a salir del auto. Ella sufrió algunas heridas pero se recuperó.

Para más instrucciones contacte:

Air Bag & Seat Belt Safety Campaign, National Safety Council, 1025 Conn Ave., NW Suite 1200, Washington DC 20036, 202-625-2570

National Safety Council, 1121 Spring Lake Drive, Itasca, IL 60143-3201 Voice: 630-285-1121.

121- BOTULISMO

Esta enfermedad tiene potencial mortal y es producida por la toxina del germen llamado el *Clostridium botulinum*. El nombre deriva del la palabra en Latín *botulis* que significa salchicha.

En el siglo XIX el comer salchicha era un deporte fatal. Hasta en la actualidad a la salchicha se la mira con cierta sospecha pero hace cien años, cuando no existía la refrigeración, las condiciones higiénicas eran pésimas y la carne de las salchichas se pudría fácilmente.

El botulismo produce una toxina que figura entre los venenos más poderosos. Se absorbe en el estómago y el colon. Aunque los alimentos que contienen el germen del botulismo tienen gusto a podrido, a veces los alimentos contaminados tienen olor normal, aspecto normal y gusto normal.

La contaminación también ocurre cuando los alimentos no son calentados adecuadamente y en estos casos la toxina no es destruída. Los productos más frecuentemente afectados son el pescado y sus derivados.

El período de incubación de esta enfermedad (el lapso de tiempo que ocurre desde la contaminación hasta la aparición de síntomas) es de 18 a 36 horas. Luego, comienzan los problemas: el párpado se paraliza y la visión es borrosa, aparece la parálisis de los músculos faciales, la lengua y el paladar, la laringe, el diafragma y los músculos intercostales (localizados entre las costillas).

¿CÓMO SE ESTABLECE EL DIAGNÓSTICO DE BOTULISMO?

Los tests de laboratorio son inútiles. El test diagnóstico más sensible es la inyección del suero del paciente en el abdomen (zona intraperitoneal) del ratón. Si el paciente tiene botulismo el animal se muere en 24-48 horas. El test se efectúa en el departamento de salud de Estados Unidos llamado CDC, en Atlanta, Georgia.

TRATAMIENTO

- Falla respiratoria aparece rápidamente y puede requerir intubación endotraqueal (un tubo insertado en la tráquea a través de la nariz o la boca)
- Un respirador es en ocasiones necesario durante días o meses
- A veces, está indicada la traqueostomía. (Es la creación de un agujerito en la parte anterior del cuello al que se le aplica un tubo que se conecta a un respirador artificial)
- La enfermedad debe ser reportada a las autoridades
- La antitoxina de botulismo trivalente tipo ABE debe ser inyectada (Connaught Laboratories, Swiftwater, Pennsylvania)

PREVENCIÓN

- El hervir el alimento destruye la toxina
- Para los que trabajan en laboratorios con esta toxina existe una vacuna llamada la **vacuna polivalente del botulismo**

EL BOTULISMO EN NIÑOS

No fue reconocido hasta el año 1976. Ocurren 30 a 80 casos anuales en Estados Unidos. El 90% de ellos ocurren en niños menores de 6 meses de edad.

La miel puede estar contaminada. Se ha reportado una incidencia de toxina botulínica en el 10% de las muestras de miel.

Se recomienda no alimentar a niños menores de 12 meses de edad con miel.

Cuando el botulismo ataca un niño, el párpado puede caerse y su cuerpo es fláccido. Tiene la mente obnubilada y se muestra letárgico. La muerte súbita es otra posibilidad.

122- BUCEO (SCUBA DIVING)

El nadar en las profundidades del agua no es una actividad nueva y ha sido más que un deporte. Siempre fue, y continúa siendo, una aventura peligrosa.

En la antigüedad, los buceadores saboteaban barcos enemigos haciéndoles agujeros en sus cascos. Los griegos construían fortificaciones sofisticadas para protegerse de esos ataques. La historia registró que 1000 años antes de Jesucristo, un pescador descendió a 100 pies de profundidad usando una roca para acelerar el proceso de inmersión. ¿Para hacer qué? :¡Colectar esponjas!

En la segunda guerra mundial los buceadores italianos y norteamericanos fueron asignados misiones submarinas y de ahí surgió la denominación de "hombres ranas".

El uso recreacional de esta actividad se popularizó a partir de un libro publicado por Cousteau en la década del 1950. Aventureros buscando oro en barcos hundidos hace siglos, exploradores y científicos utilizaron moderna tecnología de buceo para lograr sus objetivos.

LO QUE USTED DEBE SABER ANTES DE PRACTICAR EL BUCEO O SCUBA DIVING

Para algunos es un deporte maravilloso pero como cualquier otro deporte, no es para todos. Usted debe aprender de qué se trata y después decidir si desea participar. En otras palabras, es un deporte arriesgado y usted debe estar plenamente informado de sus posibles vicisitudes.

Yo he tenido un paciente parapléjico que había sufrido de "bends". Las burbujas de gas se concentraron en su médula espinal y lo dejaron inválido para el resto de su vida. Un radiólogo prominente de Miami fue a disfrutar de la experiencia del buceo y no salió del agua con vida. El doctor que murió tenía 40 años y el parapléjico 30 cuando atravesó por su pesadilla.

LOS TRES PELIGROS MÁS IMPORTANTES DEL SCUBA DIVING

- **EL BAROTRAUMA**

Es el trauma de los órganos que contienen espacios con aire como los oídos y los pulmones y es provocado por un aumento de la presión del agua.

Si usted trepa una montaña es más difícil respirar en su cumbre que al pie de ella. ¿Por qué? Porque hay menos presión de aire en la cumbre.

En el espacio, no hay ninguna presión de aire o sea que no se puede respirar. Esa es la razón porque los astronautas usan equipos y trajes espaciales.

Ahora bien, cuando usted se sumerge en agua, lo opuesto ocurre. El agua es más densa que el aire y ejerce mayor presión. Cuando más profundamente usted va, mayor es la presión del agua sobre su cuerpo. Eso significa que sus pulmones están comprimidos por la presión ejercida por el agua.

Al comenzar su ascenso hacia la superficie esa presión disminuye y los pulmones se inflan. La inflación puede ser tan rápida que el tejido pulmonar revienta porque el buceador no liberó suficiente cantidad del aire contenido en los pulmones durante su elevación hacia la superficie.

Nunca aguante su respiración cuando bucea. Los pulmones se expanden y explotan. Tome un globo lleno de aire a 35 pies (10.66 metros) de profundidad. Cuando lo trae hacia la superficie se romperá.

El oído es el daño más frecuente del barotrauma. Duele y a veces, mucho. Los que bucean tratan de equilibrar la presión dentro de los oídos tapándose las aberturas nasales con sus dedos apretados debajo de la máscara y gentilmente eliminando el aire por la nariz. Cuando se practica esta maniobra el aire se dirige hacia el oído medio e iguala la presión del agua que rodea al cuerpo.

SÍNDROME DE DESCOMPRESIÓN

Cuando usted destapa una botella de agua Seltzer el contenido luce como agua. Si la sacude varias veces verá burbujas corriendo hacia la superficie. Si usted abre la botella las burbujas continúan su frenética actividad hasta que todo el gas se libera.

Aplique la observación al buceo: Imagínese que usted es la botella de agua Seltzer. Si usted alcanzó una cierta profundidad en el agua y se acerca a la superficie muy rápidamente, burbujas se formarán en su sangre e irán a distintas partes de su cuerpo. Si usted asciende lentamente, las burbujas no se forman.

Las burbujas de gas nitrogenado están bajo presión debajo del agua y se liberan con un ascenso rápido y dependiendo de su tamaño, número, y su destinatario en el cuerpo humano, son capaces de producir un infarto de miocardio, una paraplejía (parálisis de las extremidades) si envuelven la médula espinal, y otras complicaciones.

Las complicaciones causadas por las burbujas liberadas se conocen en inglés como los "bends"

RECOMENDACIONES

Han sido seleccionadas de varias fuentes expertas incluyendo la American Association of Family Physicians y la DAN (Divers Alert Network).

- Para practicar buceo (scuba diving) usted debe tener un gran sentido de responsabilidad
- Nunca debe participar en esta actividad a menos que se haya entrenado completamente. Hay que tomar cursos. En Estados Unidos hay dos organizaciones que certifican el entrenamiento (National Association of Underwater Instructors (NAUI) y Professional Association of Dive Instructors (PADI). Algunos cursos duran 3-4 días. Lo importante no son las horas de instrucción sino el aprendizaje del manejo práctico del buceo.
- Conozca la fauna marina de la zona en donde planea bucear y sus riesgos
- Asegúrese un equipo de alta calidad y que funcione bien
- Practique la experiencia de inmersión con otra persona que tenga más experiencia que usted
- Nunca ascienda rápidamente a la superficie
- Nunca beba alcohol antes de sumergirse
- Consulte a un médico si sufre de alguna enfermedad o anormalidad de cualquier tipo. Ejemplos: hipertensión, diabetes, convulsiones, problemas cardiacos o pulmonares, hipoglucemia, trastornos mentales, pánico, historia de desvanecimientos, u otras condiciones.
- Siempre cuente con la autorización de su doctor para bucear
- Si no se siente bien o tiene cualquier tipo de dolor después de haber buceado, diríjase a la sala de emergencia más cercana
- Gentilmente equilibre la presión en los oídos durante el ascenso
- No practique el buceo si está padeciendo de un resfrío, infección, alergia y si tomó una droga que induce somnolencia
- Para practicar el buceo su estado mental debe estar equilibrado y no tener tendencia al pánico

- La máscara y el equipo deben ser firmes y estar bien colocados
- Edúquese sobre los distintos equipos antes de comprarlos. Pregúntele a un experto cuáles son los mejores
- Entérese de las condiciones del tiempo en el día de la inmersión
- Los ataques de tiburones y de otros pescados grandes son responsables por casi ninguna de las 100 muertes que ocurren anualmente debido al buceo, de acuerdo al Diver's Alert Network (DAN). La mayor parte de los ataques de tiburones ocurren cuando la gente está parada o nadando cerca de la playa. A pesar de ello, conviene estar preparado para enfrentar un ataque no provocado de un tiburón. Una vez tuve una experiencia personal con un tiburón. De divertido, nada tuvo (Vea # 119)

123- CONMOCIÓN CARDIACA (COMMOTION CORDIS)

Irónicamente, algunas veces un trauma severo se sobrevive y uno trivial no.

Hay diferencia entre una conmoción cardiaca y una contusión cardíaca. En la primera no hay daño estructural del corazón. La contusión, por el contrario, implica un corazón lesionado.

La conmoción cardiaca o commotion cordis es un disturbio agudo del ritmo cardiaco que se torna caótico inmediatamente después de un impacto en la zona precordial, localizada en el lado izquierdo y superior del pecho, sobre el corazón. Usualmente ocurre en gente joven y ocurre raramente.

¿Qué causa este trastorno? Un impacto de pelota, un golpe de palo, de goma o una bala de plástico, un golpe de puño.

Se estima que la energía del impacto debe ser de al menos 50 J para causar un paro cardiaco cuando el trauma es aplicado durante un período vulnerable del ciclo cardiaco.

Un golpe con palo de hockey puede golpear el pecho con una energía de 130 J, un golpe de karate puede generar 450 J, y un pugilista de peso pesado puede generar una carga de alrededor de 1000 J.

¿POR QUÉ EL CORAZÓN DETIENE SU LATIDO EN CASOS DE COMMOTION CORDIS?

Cada latido resulta de la acción tipo bomba del ventrículo izquierdo que envía la sangre al sistema circulatorio. La contracción del corazón es una acción mecánica que ocurre cuando el músculo cardiaco recibe un estímulo eléctrico generado por el propio sistema eléctrico del corazón. Cuando esta corriente eléctrica es descargada en el músculo cardíaco este se contrae. Ahora bien, el sistema eléctrico del corazón tiene periodos invulnerables durante los cuales el sistema no puede alterarse pero hay otros periodos vulnerables.

Vulnerable quiere decir que si el corazón es sacudido por una conmoción, puede generar un ritmo fatal llamado fibrilación ventricular, lo que no ocurre si el golpe en el pecho es recibido durante el período de invulnerabilidad.

La fibrilación ventricular necesita atención inmediata y su conversión a un ritmo que permita la contracción del corazón para sostener la vida. Hay muchos ritmos que no son necesariamente normales pero que salvan la vida al substituir a una fibrilación ventricular.

La conmoción cardiaca es un insulto fulminante. La mayor parte de las víctimas no sobreviven porque los testigos del incidente carecen del conocimiento y el equipo necesario (un desfibrilador automático) para proceder con las maniobras de resucitación.

Dos a tres individuos jóvenes mueren cada año en Estados Unidos debido a esta condición y usualmente resulta de un golpe por un palo de baseball en el lado izquierdo superior del pecho.

PREVENCIÓN

Mucho protegen chalecos con espeso y pesados paños en el tórax. El boxeo es particularmente peligroso y los jugadores de fútbol no tienen más protección que su pelo en el pecho. La pelota de fútbol pesa 450 gramos y puede volar a una velocidad de 30 metros por segundo.

Los padres deben cuidar los detalles de protección en los niños. Sus juegos pueden ser tan peligrosos como los de los profesionales.

124- COAGULACIÓN INTRAVASCULAR DISEMINADA

Esta enfermedad es una experiencia dramática para el paciente y los médicos que la tratan. La sangre normalmente se coagula cuando sale de los vasos sanguíneos. En el desorden que describimos **la sangre se coagula adentro de las venas y arterias** de distintas partes del cuerpo. El resultado es un proceso destructivo de proporciones catastróficas.

La coagulación intravascular diseminada se observa comúnmente en pacientes que sufren de una septicemia severa (una cantidad abrumadora de gérmenes en el torrente sanguíneo), placentas retenidas o fetos muertos. El enfermo tiene hemorragias de la nariz, estómago, recto, la orina y el cerebro. En realidad las hemorragias se presentan en cualquier órgano. Incluso una punción venosa del brazo desprende sangre que no puede detenerse cuando la pequeña abertura de la aguja se aprieta con una gasa. La pérdida de sangre continúa por días.

La trombina es una substancia que circula en la sangre y sus niveles se aumentan mucho en el síndrome de coagulación intravascular. Su función normal es activar el fibrinógeno y convertirlo en fibrina durante un sangramiento común. Pero en el síndrome de coagulación intravascular la cantidad de trombina es tan grande que la sangre se coagula adentro de los vasos sanguíneos. Todo esto se complica aún más porque se reduce el número de plaquetas lo que aumenta las hemorragias.

La insuficiencia renal aguda es común y transforma una mala situación en otra peor.

El tratamiento de este desorden requiere terapia intensiva con antibióticos para luchar la septicemia, la remoción de la placenta retenida o la extracción del feto muerto, todo lo mencionado de manera emergente.

125- CRISIS POR ANEMIA DE LA CÉLULA DE LA HOZ (SICKLE CELL CRISIS)

De todas las enfermedades hereditarias de la sangre, ésta es la más común. Afecta a la gente de raza negra en Estados Unidos y en África. En EE.UU. 1 de cada 12 negros norteamericanos llevan el gene de la enfermedad. Hay más de 50.000 personas afectadas por esta dolencia.

Las células rojas de la sangre (eritrocitos) tienen forma de hoz lo cual se debe a mutaciones o cambio genéticos en la hemoglobina. Estas células anormales son inflexibles, distorsionadas y no pueden atravesar los pequeños vasos sanguíneos y los capilares como lo hacen los eritrocitos normales. El resultado es una cantidad deficiente de oxígeno que nutre a los tejidos y órganos. El proceso causa daño y a veces, la muerte.

Cuando las células con forma de hoz atacan muchos órganos se produce una crisis y hay que ser afortunado para sobrevivirla. Se afectan el corazón, la sangre, pulmones, riñones, músculos, huesos, el pene, los ojos y puede originar infecciones severas ya que el sistema inmunitario se descompagina.

Esto se debe a que el bazo, el cual es importante en las defensas inmunitarias del cuerpo humano está bloqueado por tantas células anormales que no le permiten funcionar como corresponde.

¿CÓMO SE PROVOCA LA CRISIS DE LA CÉLULA DE LA HOZ?

- Fiebre
- Deshidratación
- Infección
- Hemorragia
- Hipoxia (falta de oxígeno en la respiración)
- Exposición al frío
- Drogas y alcohol
- Embarazo
- Estrés

MANIFESTACIONES CLÍNICAS

- Dolor agudo en los huesos
- Tos, dificultad para respirar y esputo sanguinolento
- Dolor abdominal que puede llegar a ser intolerable
- Dolor en las articulaciones
- Infarto de miocardio
- Enfermedad del riñón
- Desprendimiento de la retina
- Priapismo (una erección constante y dolorosa) ocurre en el 40% de los hombres afectados por la anemia de la hoz
- Accidentes cerebro vasculares: las 2/3 partes de ellos suceden en niños, edad promedio: 8 años de edad

TRATAMIENTO

- Si usted experimenta una crisis, vaya inmediatamente a una sala de emergencia
- En el hospital se tratan la deshidratación, infección, el dolor y la anemia (con transfusiones)

PREVENCIÓN

- Si desea tener hijos, consulte a un geneticista. Si heredó el gene de uno de sus padres, usted lo transporta. Si padece la enfermedad significa que heredó los genes del padre y de la madre
- Evite baja concentración de oxígeno en la sangre no viajando en aviones no protegidos contra las bajas presiones de oxígeno. Evite la ascensión a grandes alturas (montanas)
- Los infantes y niños son tan susceptibles a las infecciones que deben recibir penicilina todos los días hasta cumplir 5 años de edad y a veces por más tiempo

INFORMACIÓN DE WEBSITES

- Sickle Cell Disease Association of America, Inc.
- The Sickle Cell Information Center
- America Sickle Cell Anemia Association

126- DEFICIENCIA DE SELENIO

La deficiencia nutricional de selenio puede causar una cardiomiopatía que se conoce con el nombre de enfermedad de Keshan. Fue descubierta en la China.

No se sabe con certeza si la cardiomiopatía se debe a la privación de selenio de por sí o ésta predispone a la acción deletérea de un virus. Experimentos con ratones que fueron inyectados virus Coxakie B3 demostraron que aquellos no deficientes en selenio no desarrollaban miocarditis mientras los ratones deficientes en selenio inyectados con el virus mostraban una miocarditis severa.

La enfermedad cardiaca por deficiencia de selenio puede ser aguda o crónica. La forma aguda se presenta con falla cardiaca congestiva, shock, y arritmias letales. La administración de selenio tiene efectos dramáticos positivos.

Deficiencia de selenio ha sido observada en personas que fueron sometidas a una total alimentación parenteral (por vía endovenosa).

127- DIABETES

El primer episodio reconocido de esta enfermedad puede ser el último.

La diabetes es una enfermedad crónica capaz de causar daño al corazón, el sistema arterial, sistema nervioso, los riñones, la retina, y otros órganos. El proceso dura años y no afecta a todos los individuos de la misma manera. Algunos padecen de leves complicaciones pero otros sufren procesos serios, y a veces mortales. Estos últimos pueden ocurrir con descompensaciones que duran horas o pocos días.

El desorden ha existido por varios miles de años y un tratamiento efectivo no existió hasta que se descubrió la insulina como extracto de tejido pancreático en 1921. Su prevalencia es de 3-10% de la población. La aterosclerosis acelerada es responsable por el 80% de las muertes por diabetes y las ¾ partes de éstas se deben a enfermedad de las arterias coronarias.

Los pacientes con diabetes I tienen poca o ninguna secreción de insulina y el comienzo de la enfermedad es usualmente a abrupto con marcada sed (polidipsia), mucho apetito (polifagia) y excesiva cantidad de orina (poliuria), pérdida de peso y fatiga.

Los que sufren diabetes II mantienen la capacidad de segregar insulina pero los tejidos del cuerpo ofrecen resistencia a su acción. El resultado es la elevación de la glucosa en la sangre.

KETOACIDOSIS DIABÉTICA

Este trastorno puede ser fatal. Resulta del control pobre de la diabetes. Generalmente está precedido por días de sed pronunciada y eliminación de gran cantidad de orina.

Puede ser una enfermedad fulminante en pocas horas. Aquellos que usan una bomba de insulina deben recordar que algunas veces esa bomba no funciona adecuadamente.

La ketoacidosis diabética ocurre en individuos jóvenes y de la tercera edad y en pacientes delgados u obesos. Se precipita por situaciones de estrés emocional, accidentes cardiovasculares, excesiva consumición de alcohol, trauma, infecciones, embarazos. A veces no puede identificarse la causa.

La abundancia de ácidos ketónicos es característica de este desorden y puede conducir a un estado comatoso. La terapia debe comenzarse inmediatamente en una sala de cuidados intensivos. Su tratamiento es complejo y debe cuidar el corazón, los pulmones, el cerebro, los riñones y distintas anormalidades de los electrolitos.

La causa de la ketoacidosis diabética debe identificarse tanto como sea posible.

COMA NON-KETÓTICO HIPERMOLAR

Es un tipo de coma diabético que ocurre menos frecuentemente que el coma ketoacidótico. Es más común en los pacientes de edad y se observa raramente en gente joven. Se caracteriza por niveles muy elevados de la glucosa sanguínea usualmente más altos de los vistos en el coma por ketoacidosis. La concentración inicial de la glucosa varía de 600 a 2,400 mg/dl. La muerte generalmente resulta de un aumento de la coagulabilidad sanguínea (plaquetas anormales) y trombosis (formación de coágulos) en el cerebro y las arterias coronarias.

COMA HIPOGLUCÉMICO

La hipoglucemia debe siempre ser descartada en cualquier enfermo traído a una sala de emergencia en estado de coma.

En pacientes conocidos a sufrir de diabetes que se administran insulina o agentes hipoglucemiantes orales, la hipoglucemia es una causa probable del coma.

Un ataque convulsivo reciente en un paciente de edad diabético invita la exclusión de la hipoglucemia como su causa provocativa.

Si el nivel de glucosa es menor de 50 mg/dl el coma debe ser pensado a ser debido a la hipoglucemia hasta que se demuestre lo contrario. La administración endovenosa de 50% de glucosa debe ser inmediata.

128- DISTROFIA MUSCULAR

Los jóvenes con distrofia muscular Duchenne progresiva que conduce a la fatalidad, rara vez tienen evidencia de disfunción cardiaca antes de la edad de 10 años, pero a la edad de 18, todos los pacientes sufren de cardiomiopatía. Los ventrículos se dilatan y la muerte súbita puede resultar. El deceso es comúnmente debido a una insuficiencia cardio-respiratoria.

Otro tipo de distrofia muscular en donde la muerte súbita no es inusual es la distrofia miotónica. En esta condición, el 75% de los pacientes tienen insuficiencia cardiaca y arritmias.

Otros desórdenes hereditarios de distrofias neuromusculares pueden asociarse con cardiomiopatía pero la extensión o severidad de esta varia considerablemente. Con los últimos avances tecnológicos para tratar los padecimientos cardiacos, muchos de estos pacientes pueden ser exitosamente tratados.

129- EDAD AVANZADA

Un tratamiento oportuno y efectivo puede rejuvenecerlo.

LA BÚSQUEDA DE ANORMALIDADES

No toma más que pocos minutos el examinar un paciente en la consulta médica y que el profesional descubra anormalidades cardiovasculares que ponen la vida en peligro.

Los pacientes de edad tienden a sufrir de enfermedades cardiovasculares. Es parte de un proceso natural de desgaste pero también contribuyen el uso y abuso crónico de alimentos inadecuados, excesiva consumición de alcohol, el tabaquismo, el descuido de la hipertensión y los niveles sanguíneos de colesterol, pobre actividad física, estrés crónico debido a problemas financieros, soledad, una relación matrimonial infeliz, un divorcio destructivo, un hijo en la cárcel, entre otros dramas.

El sistema cardiovascular se afecta en distintas secciones. Cuando las arterias coronarias están obstruídas, es probable que el mismo proceso aterosclerótico envuelva a las arterias carótidas en el cuello, arterias de los órganos abdominales y vasos de las extremidades inferiores. Todo esto puede ocurrir sin síntomas.

Recientemente examiné en mi consulta a un hombre de 70 años quien fue referido para una evaluación cardiovascular de "rutina". El paciente nunca había tenido síntomas o eventos cardiovasculares de ningún tipo. En pocos minutos descubrí que tenia enfermedad crítica de las carótidas, un aneurisma grande de la aorta abdominal y severa enfermedad coronaria. Todo eso detectado en instantes por el examen físico y el electrocardiograma. Cuando le expliqué al paciente mis hallazgos, me dijo:—¿"Doctor, es una broma que me está jugando? ¡Yo me siento perfectamente!-"

Esa misma tarde fue admitido al hospital. Tuvo un cuádruple bypass de las arterias coronarias y una endarterectomía carotídea (la corrección de una placa que obstruía la carótida). Pocos días después fue sometido a la resección de un enorme aneurisma aórtico abdominal.

EL EXAMEN CARDIOVASCULAR QUE PUEDE INDICAR LA NECESIDAD DE UNA INTERVENCIÓN MÉDICA URGENTE

Cuello

Las arterias carótidas están situadas a ambos lados del cuello. Son los conductos que llevan sangre al cerebro. Sus pulsaciones se pueden palpar con el dedo del examinador.

Cuando la pulsación carotídea es leve, se sospecha que la arteria tiene un bloqueo que pudiera ser significante. Cuando la pulsación no existe, debe pensarse que la carótida pudiera estar completamente bloqueada.

Hay cuellos obesos que proveen pulsaciones de las carótidas leves pero no porque las carótidas están enfermas sino porque el tejido adiposo entre la piel y la arteria amortigua la pulsación.

Además de la palpación que determina el grado de expansión de la carótida como recién mencionamos, existe otra maniobra que recurre al estetoscopio aplicado sobre la arteria. Si existe una obstrucción se detecta un sonido parecido a un soplo que se llama frémito en español y "bruit" en inglés. El ultrasonido determina el grado de obstrucción de la carótida. Cuando detalles más precisos son necesarios se obtiene una resonancia magnética.

Un angostamiento severo de la carótida puede requerir su apertura con la aplicación de un stent o cirugía. Estas modalidades de tratamiento pueden prever un accidente cerebrovascular tal como una hemiplegía (parálisis de una mitad del cuerpo).

EL CORAZÓN

LAS ARTERIAS CORONARIAS

¿Están obstruídas por placas ateroscleróticas, y si es así, cuál es el grado de obstrucción?

Los síntomas facilitan el diagnóstico pero hay bloqueos coronarios severos—incluso críticos—que no presentan síntomas. Ocasionalmente, el electrocardiograma muestra la cicatriz de un infarto y el paciente nunca se percató de su existencia porque fue silencioso o tuvo síntomas atípicos sin dolor de pecho sino dolor en el codo, hombro, abdomen, o un episodio de sudoración profusa o un dolor del lóbulo de la oreja.

Un infarto de miocardio puede ocurrir durante el sueño. El paciente se despierta, se desayuna, va a su trabajo y un tiempo más tarde durante un examen de rutina, el médico le informa la existencia inequívoca de un infarto pasado.

El tratamiento de la enfermedad coronaria mucho varía. Hay pacientes que pueden ser medicados sin necesidad de obtener estudios avanzados. Otros requieren distintos tipos de tests de esfuerzo y algunos deben someterse a un angiograma coronario. Aquí se decide si el tratamiento continúa con medicamentos, o una o más arterias requieren el balón angioplástico con stent, mientras otros requieren una operación de bypass.

VÁLVULAS CARDÍACAS

La anormalidad valvular que característicamente es capaz de causar una muerte súbita es la **estenosis aórtica severa,** la cual se debe a la acumulación de calcio en la válvula durante un período de años. Llega un momento en el que su orificio es tan pequeño que el ventrículo izquierdo debe esforzarse demasiado para enviar la sangre al sistema circulatorio.

El diagnóstico de estenosis aórtica se sospecha cuando el estetoscopio detecta un soplo característico y se corrobora con un ecocardiograma. Generalmente, la válvula enferma es reemplazada por una prótesis. El cateterismo cardiaco se efectúa antes de la operación para ver si además del reemplazo valvular, un bypass coronario es necesario.

Insuficiencia aórtica valvular. La válvula aórtica no se cierra como lo hace normalmente, lo que provoca la regurgitación de la sangre al ventrículo izquierdo. Cuando la lesión es severa el reemplazo de la válvula merece seria consideración.

La **insuficiencia de la válvula mitral** puede ser de gran gravedad y el reparo o el implante de una prótesis valvular puede evitar un desenlace fatal.

EL MIOCARDIO

Un músculo cardiaco debilitado resulta de muchas causas diferentes (infecciones virales, enfermedad coronaria, alcohol, hipertensión, válvulas lesionadas, cardiomiopatías y otras).

La medida más popular para medir la capacidad del corazón de emitir sangre en el sistema circulatorio es la llamada fracción de eyección. Esta se traduce en el porcentaje de sangre que el ventrículo izquierdo emite cada vez que se contrae.

El corazón nunca se vacía completamente cuando late. Normalmente emite del 50-75% de la sangre que ha recibido durante el período de diástole, el que sucede cuando llega la sangre al corazón. Cuando la fracción de eyección es de 35% o menor se considera que el músculo cardíaco padece de una debilidad para contraerse significante y hay mayor predisposición a una muerte súbita. En muchos de estos casos, la terapia no solo consiste en la administración de drogas sino también se considera el implante de un desfibrilador automático. Éste capta arritmias con intenciones asesinas y las elimina con un sacudón eléctrico.

Una vez tuve un paciente que recibió 38 descargas desfibrilatorias en un período de 24 horas. El desfibrilador automático fue el gran salvador. El enfermo tenía múltiples episodios de taquicardia ventricular rápida. Sin el dispositivo que le convirtiera el ritmo muy probablemente habría sucumbido.

Sistema eléctrico del corazón. El corazón tiene un sistema eléctrico que genera su propia corriente y la trasmite a través de un sistema de conducción que consiste en una serie de "cablecitos" que se extienden por todo el miocardio. Cuando estos descargan la corriente el músculo cardiaco se estimula y se contrae.

El sistema eléctrico puede sufrir de bloqueos, cortos circuitos, interrupciones, falla de batería y otros disturbios que producen arritmias. Algunas son triviales y sin significado patológico (de enfermedad) pero otras pueden ser graves y fatales.

El paro cardiaco puede resultar de ritmos demasiado lentos o demasiado rápidos.

El tratamiento de las arritmias se efectúa con drogas, marcapasos, desfibriladores y ablación.

Los cardiólogos especializados en el tratamiento de arritmias complejas son los electrofisiologistas y en casos complicados es necesario obtener una consulta con uno de ellos.

ANEURISMA AORTICO ABDOMINAL (AAA). Por favor, vea la sección # 1

RIESGO DE CAÍDA

Millones de personas de edad se caen y a veces, con funestas consecuencias. El 40% de las personas de más de 65 años sufren caídas anualmente en Estados Unidos, y en personas de más de 75 años las caídas causan el 70% de todas las muertes por accidentes.

La observación clínica indica que muchos ancianos no tienen protección adecuada para prevenir una caída que cause incapacidad o muerte.

¿Cuáles son los factores comunes que llevan a las caídas? La edad avanzada, no salir del hogar, y el vivir solo. A estos se agregan el uso de ciertas drogas, algunas de ellas por provocar marcados descensos de la presión arterial, condiciones médicas relacionadas con el sistema nervioso (insuficiencia vascular cerebral), o arritmias cardiacas con ritmos demasiado lentos o demasiado rápidos.

La insuficiencia cerebrovascular y la disfunción del oído interno pueden causar vértigo. Todo da vuelta y si el paciente está parado termina en el suelo rápidamente. El ataque de vértigo inspira temor. Es sumamente desagradable y a veces se acompaña de gran palidez y naúseas. Una visión pobre añadida al vértigo no hace la situación más feliz.

La artritis severa de la columna lumbar, caderas, rodillas, callos, uniones prominentes y úlceras en los pies traen desequilibrio en la postura y afecta la marcha. La consecuencia son las caídas.

Las atrofias musculares severas de la avanzada edad acompañadas por períodos de inactividad física sin ejercicios regulares debilitan los músculos de las extremidades inferiores y las caídas son casi inevitables.

La consumición de alcohol en las personas mayores no se sospecha tanto como se debiera. Hay ancianos alcohólicos cuyos parientes ignoran que estos sufren de alcoholismo crónico.

Los tests de rutina que se recomiendan en individuos que tienen el riesgo de caerse incluyen el recuento celular sanguíneo, niveles sanguíneos de sodio, potasio, y magnesio, urea y creatinina, glucosa, niveles de vitamina B12 y los tests de la función tiroidea.

Cuando ha ocurrido un trauma del cráneo una tomografía computarizada del cerebro o la resonancia magnética pueden ser necesarias.

130- EJERCICIO

En general, el ejercicio disminuye el riesgo de enfermedad cardiovascular. No es menos cierto que también existe un riesgo de muerte súbita provocada por esfuerzos físicos.

La incidencia de fatalidades con estos últimos varía. En un estudio de atletas estudiantes de secundaria y universitaria la incidencia de muerte súbita fue del 1 por 133.000 hombres y de 1 por 769.000 mujeres por año. Estos estimados incluyeron todas las actividades deportivas con decesos observados sin ninguna relación con trauma de cualquier tipo.

En Seattle, Washington, Estados Unidos, la incidencia anual de arrestos o paros cardiacos durante ejercicios físicos entre adultos considerados previamente saludables fue de 1 por 18.000 personas.

CAUSAS DE MUERTE SÚBITA DURANTE EL EJERCICIO

La edad es un factor importante para predecir la causa posible de una muerte súbita durante un esfuerzo físico. La mayor parte de los atletas mueren de enfermedad cardiaca no aterosclerótica. Esto significa que el bloqueo de las arterias coronarias NO es generalmente la causa del deceso.

La cardiomiopatía hipertrófica, una enfermedad congénita caracterizada por un músculo cardíaco grueso que bloquea la salida de sangre del ventrículo izquierdo, es la causa predominante de muerte súbita en atletas jóvenes y representa el 50% de todos sus bruscos fallecimientos.

Individuos mayores de 35 años típicamente mueren de enfermedad aterosclerótica de la arterias coronarias. Esta condición es responsable por aproximadamente el 80% de estas muertes súbitas. Sólo el 50% de estas víctimas han experimentado algunos síntomas precedentes.

CÓMO EL EJERCICIO PROVOCA UN ATAQUE CORONARIO FATAL

- Espasmo agudo (constricción) de una arteria coronaria
- Rotura de una placa aterosclerótica. El esfuerzo físico aumenta la presión dentro de las arterias coronarias, lo que incrementa la fuerza del estrés sobre una placa aterosclerótica. Si ésta es vulnerable se quiebra y se forma un coágulo que bloquea la arteria. El resultado es un infarto de miocardio agudo u una fibrilación ventricular inmediata que mata al enfermo tan rápidamente que no hay tiempo suficiente como para que se desarrolle el infarto

OTRAS CAUSAS MENOS FRECUENTES DE MUERTE CARDIACA SÚBITA DURANTE EL EJERCICIO QUE REPRESENTAN MENOS DEL 5% DE LAS MUERTES CARDIACAS SÚBITAS

- Displasia arritmogénica del ventrículo derecho
- Hipertrofia del ventrículo izquierdo
- Cardiomiopatía dilatada de variados orígenes
- Miocarditis
- Intervalo QT prolongado
- Abuso de drogas (cocaína está primero en una larga lista)
- Estenosis aórtica

- Prolapso severo de la válvula mitral
- Rotura de un aneurisma aórtico
- Síndrome de Wolf-Parkinson-White (WPW)
- Enfermedad de Kawasaki
- Sarcoidosis
- Enfermedad de la célula de la Hoz (Sickle Cell Anemia)
- Conmoción cardiaca (commotion cordis)

PREVENCIÓN

En distintas ocasiones se ha tratado de identificar los atletas que pudieran tener altos riesgos de muerte súbita. Los ecocardiogramas son totalmente negativos en miles de casos, o sea que se considera impráctico utilizarlos para este propósito.

El prolapso de la válvula mitral en si no es una contraindicación para el ejercicio. Consecuentemente, el ecocardiograma no es recomendado para la detección de esta anormalidad valvular en atletas jóvenes.

En atletas de más edad es diferente. El American College of Sports Medicine recomienda de manera rutinaria ejecutar un test de ejercicio para la búsqueda de individuos de alto riesgo cardiaco durante ejercicios vigorosos.

Se recomienda que los atletas sean sometidos a un examen cardiovascular el cual incluye una historia médica detallada. Aquellos que presentan alguna anormalidad deben evaluarse con estudios adicionales.

131- ELECTROCUCIÓN

En mi práctica de cardiología, en numerosas ocasiones, tuve que aplicar una corriente eléctrica sobre el tórax de un paciente para tratar de convertir una arritmia peligrosa o amenazante de muerte.

Esta técnica se le llama la cardioversión. Algunas veces se efectúa en enfermos que se sienten bien pero padecen de una arritmia que idealmente debería desaparecer. El procedimiento se llama **conversión electiva**, pero en situaciones más dramáticas, cuando la arritmia está causando falla cardiaca aguda, shock (presión arterial muy baja) o el paciente experimenta palpitaciones severas, dolor coronario agudo o dificultad respiratoria, el procedimiento se ejecuta emergentemente.

Una corriente eléctrica aplicada sobre el pecho de una persona normal puede causar un arresto o paro cardiaco. La misma corriente aplicada en el pecho de una persona para tratar de convertir una arritmia puede salvar la vida.

Cuando era un residente en medicina interna, apliqué los electrodos del desfibrilador para administrar una descarga eléctrica con la intención de corregir una arritmia. Accidentalmente, toqué la cama del paciente cuando apreté el botón que descargó la corriente. Tuve un sacudón por todo el cuerpo difícil de olvidar y el voltaje había sido bajo (30 v)

La electrocución es una causa mayor de daño corporal y muerte en el ambiente hogareño e industrial. Las injurias por electrocución ocurren con voltajes de 50 volts AC o 100 volts DC. El voltaje mortal puede sin embargo, ser mucho más bajo. En realidad, el voltaje de electrocución para los seres humanos es bastante bajo: para adultos es de 10 miliamperios y para niños de 5 miliamperios.

La mayoría de las electrocuciones e injurias eléctricas industriales son generalmente causadas por violaciones de códigos, materiales defectuosos o errores humanos. Todas estas pueden ser evitadas.

En el hogar, accidentes eléctricos se estima que hay alrededor de 4.000 casos por año vistos en las salas de emergencia de los hospitales de Estados Unidos. El National Institute of Health estima que anualmente 1.000 personas fallecen como resultado de descargas eléctricas.

Una corriente prolongada más grande de 18 miliamperios aplicada en el pecho causa la contracción del músculo diafragma (este músculo separa la cavidad torácica de la abdominal). Eso previene la expansión de los pulmones y causa sofocación.

Una vez que la electricidad hace contacto con un cuerpo humano, se produce un paro cardiaco o se afectan músculos, nervios y tejidos los que reciben variados grados de daño, incluso quemaduras.

La electrocución por microshock puede resultar de fallas del sistema eléctrico de un hospital o por un equipo eléctrico que se pone en contacto con el paciente. Estas deficiencias pueden reconocerse a tiempo si los equipos son sujetos a inspecciones regulares.

La severidad del trauma eléctrico depende de la intensidad de la corriente recibida (el voltaje), el estado de salud de la víctima, el recorrido de la corriente eléctrica a través del cuerpo y cuán rápidamente se provee asistencia médica.

La electrocución puede o no dejar evidencia de injuria. La presencia de quemaduras depende de la densidad de la corriente en su punto de entrada.

ELECTROCUCIÓN EN EL HOGAR

Cables de extensión

Causan quemaduras y shock. Cables que tienen alambres expuestos nunca deben ser usados. Los niños y las mascotas tienden a masticarlos. Incluso un cable intacto puede llegar a ser peligroso. En un caso, una niña de 15 meses de edad puso un cable eléctrico en su boca y sufrió quemaduras que requirieron cirugía.

CÓMO EVITAR PROBLEMAS

- Adquiera cordones de extensión que han sido expuestos a medidas de seguridad y control
- Asegure que los cordones de extensión no están al alcance de niños o mascotas
- Inspecciónelos periódicamente para verificar que no muestren signos de desgaste y deterioro
- Reemplace los cables de extensión cuando se quiebran
- No tire del cordón sino del enchufe cuando hace la desconexión
- Use cordones de extensión únicamente cuando no pueda evitarlos

Enchufes

- Cúbralos así los niños no pueden insertar sus dedos u objetos (horquillas, etc.)

Dispositivos eléctricos

- Nunca los toque con las manos húmedas (ejemplo: secador de cabello). Eso puede causar un shock

Medidas de seguridad

- No use dispositivos eléctricos cerca del agua o mientras usted está en contacto con grifos
- No use equipos eléctricos que tengan enchufes o cables muy usados en estado de deterioro
- No intente reparar un equipo eléctrico usted mismo
- Desenchufe equipos conectados que no está utilizando

Piscinas, bañaderas calentadas y spas

Hay riesgos con las siguientes situaciones

- Defectuosa luz debajo del agua
- Edad avanzada de cables eléctricos
- Cualquier cable o derivado eléctrico sumergido en el agua

Los riesgos son más grandes cuando el equipo de iluminación y los circuitos no están protegidos por circuitos contra fallas que interrumpen corrientes eléctricas. Estos circuitos ofrecen gran protección contra la electrocución.

Generadores

Hay generadores de alto voltaje que presentan un riesgo para gente que usa escaleras u otros equipos de ascensión.

Nunca ubique una escalera, antena o cualquier objeto cerca de un generador.

Consumidores que tocan generadores muchas veces no sobreviven para relatar su experiencia. Alambres que cuelgan de una fuente eléctrica pueden matar instantáneamente.

Tenga mucho cuidado después de las tormentas. No los pise. No los toque. Hay gente que se ha estrellado contra un poste de teléfono y perdió la vida cuando un cable descolgado tocó el auto.

Relámpagos. Por favor, vea TORMENTA ELECTRICA # 175

132- EL IGNORAR SÍNTOMAS QUE ADVIERTEN

Hay un número de enfermedades que pueden terminar la vida de una persona de manera súbita o rápida pero que ofrecen la oportunidad de sospechar su inminente ataque y dan tiempo suficiente para evitarlo.

*__Enfermedad cardiovascular.__ Es la causa número 1 de muerte en Estados Unidos. 63 millones de personas la padecen.

Un **infarto agudo de miocardio** puede aparecer sin aviso alguno pero a veces horas o días antes del ataque, el paciente no se siente bien, experimenta dolores o simplemente molestias en el pecho, o en el brazo izquierdo, la espalda, el hombro, el abdomen, la muñeca o el codo. Ciertos pacientes creen que tienen una indigestión. Otras veces sienten una sensación de malestar difícil de describir y cierta dificultad respiratoria. Fatiga intensa, tanto como los síntomas que mencionamos pueden anunciar tiempo tormentoso.

Cuando note que hay algo en su cuerpo que no está funcionando normalmente, no trate de hacer un diagnóstico usted mismo. Consulte a un médico. El reconocimiento de un infarto inminente es de enorme importancia. Tratado a tiempo, su evolución y el pronóstico mejoran considerablemente.

Otro síntoma al que debe prestársele atención es el **desmayo.** A veces tiene una causa relativamente trivial, tal como un descenso de la presión al pararse o debido a una droga antihipertensiva, o un miedo intenso, pero en ocasiones un ataque sincopal es la expresión de **una arritmia cardiaca amenazante** y potencialmente fatal.

Hay ritmos lentos como el **bloqueo del latido cardiaco** o una bradicardia severa por la **disfunción del nódulo sinusal** que deben ser tratados con la implantación de un marcapaso.

Ritmos rápidos como la **taquicardia ventricular** requieren atención rápida.

Los atletas en ocasiones se desvanecen y una posible causa es **la cardiomiopatía hipertrófica obstructiva**

La **estenosis aórtica** o angostamiento severo de la válvula aórtica también puede anunciar su presencia con un episodio de pérdida de la conciencia.

Hay pacientes que tienen un ritmo cardiaco muy lento porque ciertos corpúsculos en las **ramas del nervio vago** localizadas en las arterias carótidas en el cuello son tocadas o simplemente **estimuladas** con algún movimiento de rotación del cuello que detienen el latido cardiaco por varios segundos: la sangre no llega al cerebro y el paciente colapsa.

Otros enfermos **bloquean la arteria subclavia** y el brazo no tiene irrigación (abastecimiento de sangre). La naturaleza trata de solucionar el problema robando sangre del cerebro que desciende hasta el brazo por otras arterias. Al hacer esto, el cerebro periódicamente no recibe la sangre que le corresponde y ocurre el desvanecimiento.

Un tumor de la aurícula izquierda, el mixoma, cuando obstruye la válvula mitral no permite que la sangre llegue al ventrículo izquierdo. El cerebro no recibe irrigación por un instante y el desmayo no se hace esperar.

Existen muchas otras causas de síncope y su detalle o incluso su mera mención escapan el control de este libro.

El médico internista, el cardiólogo y el neurólogo son los profesionales más consultados sobre este tipo de problema.

***Hemorragia cerebral aguda y severa** puede ocurrir cuando la presión arterial es elevada. La aumentada tensión dentro de la arteria induce a su rotura.

CUIDADO: LOS HIPERTENSOS QUE BEBEN ALCOHOL EN EXCESO SON GRANDES CANDIDATOS A SUFRIR DE UNA HEMORRAGIA CEREBRAL.

***Embolismo pulmonar agudo** (coágulos que se desprenden de las extremidades inferiores y alcanzan el pulmón) es una condición de cierto dramatismo ya que un sólo coágulo grande es capaz de acabar con la vida del enfermo en pocos segundos. Los individuos obesos así como aquellos que no realizan ningún tipo de ejercicio o tienen escasa actividad física, los pacientes en el periodo pos-operatorio, insuficiencia venosa de las piernas y los que sufren de enfermedad maligna tienen propensión a la formación de coágulos en las piernas.

***Bloqueo crítico de una arteria carótida** puede provocar un accidente cerebrovascular que cuando es extenso peligra la vida. Se trata con la implantación de un stent (abre la arteria) o cirugía (remueve la placa obstructiva)

***Un aneurisma aórtico abdominal** conviene detectarlo a tiempo. Una vez que se rompe es difícil sobrevivirlo

***La hemorragia gastro-intestinal** demanda atención inmediata en un hospital, aún cuando el paciente se sienta relativamente bien y crea que el sangramiento es temporario y no recurrirá.

Una vez admití a un enfermo que tuvo un episodio de melena (sangre mezclada con materia fecal, negra y muy mal oliente) y se resistía a la hospitalización. Finalmente, aceptó. Apenas fue asignado un cuarto en el hospital y mientras yo estaba escribiendo sus órdenes en la estación de enfermeras, me llamaron a gritos del baño: el paciente estaba en el suelo, al lado del inodoro, inundado con sangre y feces y con un paro cardiaco debido a la hemorragia. Se salvó, pero sólo por milagro

***Los dolores de cabeza** tienen causas variadas. Muchas veces son migrañas, otros debidos a estados de tensión nerviosa u otro origen. Sin embargo, en ocasiones resultan de un **aneurisma de una arteria cerebral con riesgo de inminente perforación**

***Un estado de depresión severa** con frecuencia no es propiamente diagnosticado o tratado y el resultado puede ser el suicidio. Una depresión mayor requiere hospitalización y tratamiento emergente

***Los factores de riesgo cardiovascular que han estado presentes durante tiempo prolongado pueden llevar a la muerte.** Infortunadamente, muchas personas los ignoran o los tratan defectuosamente. Discutimos este punto en la sección # 139.

133- EMBOLISMO PULMONAR MASIVO

A veces, un coágulo que viaja al pulmón mata más rápidamente que dos balas disparadas en el pecho.

Las venas del cuerpo conducen sangre poco oxigenada hacia el corazón luego que la sangre arterial cedió el oxígeno que transportaba a los órganos y tejidos.

Hay dos grandes venas, la vena cava superior que drena la sangre de la parte superior del cuerpo y la vena cava inferior que hace lo propio con la sección inferior del cuerpo. Ambas desembocan en la aurícula derecha. De aquí la sangre pasa al ventrículo derecho y se dirige a los pulmones en donde el proceso respiratorio la oxigena. Luego se mueve al ventrículo izquierdo y de aquí la aorta envía la sangre al sistema circulatorio.

Cuando un coágulo se forma en una vena de la pierna o el muslo el paciente puede no notarlo o tiene una reacción inflamatoria con dolor e hinchazón. Una vena inflamada sin formación de coagulo es una flebitis. Si además de la inflamación se forma un coágulo (trombo) existe la tromboflebitis. Si la vena afectada es superficial se trata de una tromboflebitis superficial. Si la vena envuelta es profunda, hablamos de una trombosis venosa profunda.

Aunque una tromboflebitis puede llegar a ser molesta, el gran problema no radica en ella sino en la liberación del coágulo. Si el coágulo es grande y aterriza en una arteria pulmonar la bloquea completamente y el resultado puede ser una muerte súbita que no da tiempo para una intervención de emergencia. En casos graves pero no tan drásticos, se trata al enfermo en la unidad intensiva con anticoagulantes, oxígeno y otras medidas para estabilizar el sistema circulatorio. En casos selectivos se considera la cirugía para remover el coágulo de la arteria pulmonar.

El bloqueo masivo de una arteria grande pulmonar no permite la llegada de sangre al corazón y éste no puede enviar sangre al sistema circulatorio, lo que equivale a un estado de shock.

¿POR QUÉ SE FORMAN COÁGULOS EN LAS EXTREMIDADES INFERIORES?

Es notable que en el año 1842 un prominente patólogo alemán, el Dr. Virchow, describiera tres condiciones que predisponen a la formación de coágulos en los miembros inferiores (muslos y piernas), y en la actualidad, sus conceptos permanecen científicamente aceptados.

- Estasis (circulación venosa lenta)
- Daño a la pared de la vena
- Estado de hipercoagulabilidad de la sangre y su tendencia a formar coágulos

RIESGOS SIGNIFICANTES PARA LA TROMBOSIS

- Edad
- Prolongada inactividad física
- Cocaína
- Obesidad
- Insuficiencia venosa y varicosidades (más del 3-4% de la población de Estados Unidos sufre esta condición)
- Enfermedades malignas (varios tipos de cáncer)
- Cirugía reciente, particularmente cirugía ortopédica de una extremidad inferior (cadera, rodilla)
- Período pos-parto
- Contraceptivos orales
- Desórdenes genéticos incluyendo deficiencia de proteína C, proteína S, proteína A, y antitrombina III

UNA SORPRESA POTENCIALMENTE FATAL

El embolismo pulmonar es la tercera enfermedad cardiovascular más común en Estados Unidos, después del infarto de miocardio y el accidente cerebrovascular. La mortalidad es de aproximadamente 30% aunque los porcentajes varían desde el 3.5-15% y puede ser tan alta como el 58% cuando se ha alcanzado el estado de shock.

La enfermedad tromboembólica es la causa más frecuente de muerte materna en EE.UU.

Las mujeres embarazadas tienen un riesgo aumentado de trombosis venosa (formación de coágulos) durante el embarazo y después del parto debido a un estado de hipercoagulabilidad de la sangre (tendencia de la sangre a coagularse dentro de los vasos sanguíneos).

El diagnóstico preciso y el tratamiento urgente del embolismo pulmonar es de la mayor importancia desde que en el 70% de los que mueren por esta enfermedad, el diagnóstico no se sospechó.

De los que sucumben a esta dolencia, el 65% lo hacen dentro de la primera hora del comienzo del embolismo pulmonar y el 92.9% fallece dentro de las primeras dos horas y media.

PREVENCIÓN DE LA TROMBOSIS VENOSA PROFUNDA Y EL EMBOLISMO PULMONAR

El tratamiento profiláctico para prevenir la trombosis venosa profunda y el embolismo pulmonar está indicado en pacientes obesos y aquellos que permanecen inmóviles como resultado de una cirugía ortopédica de la cadera o la extremidad inferior, neurocirugía, cirugía de abdomen, sobre todo del bajo abdomen, parálisis o debilidad de una pierna por un accidente cerebrovascular, o un trauma.

La profilaxis puede ser mecánica (compresión de las piernas y el muslo por medias especiales) o farmacológica (el uso de anticoagulantes).

La anticoagulación se efectúa con heparina y warfarina (coumadin) en el ambiente hospitalario. Cuando la situación se estabiliza se continúa con la warfarina (droga administrada por vía oral) durante varios meses y en ocasiones, por mucho más tiempo.

LA DETECCIÓN DEL EMBOLISMO PULMONAR

Hasta hace unos años se efectuaba un scan de ventilación/perfusión como método favorito. Las imágenes del test demuestran la presencia de coágulos en los pulmones. Actualmente hay otros métodos diagnósticos que se prefieren. Aún así, el scan de ventilación/perfusión continúa siendo recomendado para pacientes embarazadas, en el período de lactación y en los que padecen de insuficiencia renal crónica moderada o severa.

Hay otras modalidades diagnósticas y las instituciones de salud prefieren unas a otras basadas en su propia experiencia y el equipo disponible.

TOMOGRAFÍA COMPUTARIZADA DEL TÓRAX

Tomografía espiral o hélica y angiografía computarizada. Este estudio se completa en 25-30 segundos. Casi el 90% de los enfermos puede contener la respiración cuando se les pide hacerlo durante el procedimiento, eliminando artefactos que se originan durante los movimientos del tórax.

Múltiple detector. Tomografía computarizada espiral. Esta técnica es algo superior a la anterior. El uso de detectores múltiples abrevia la duración del estudio a menos de 10 segundos y muestra mejor resolución de las imágenes.

Estos tests tienen sus riesgos. No se recomiendan para pacientes con insuficiencia renal pre-existente o embarazadas.

ANGIOGRAFÍA POR RESONANCIA MAGNÉTICA (ARM)

Hasta la fecha no se considera a este test nocivo. Se piensa que es seguro para mujeres embarazadas. Además no se han observado efectos tóxicos en distintos órganos.

La mayor preocupación de la angiografía por resonancia magnética es su disminuída sensibilidad.

Hay contraindicaciones para el empleo de esta técnica siendo la más importante la presencia de un dispositivo electrónico implantado en el cuerpo del paciente. Arritmias fatales se han observado durante este procedimiento en pacientes que tenían un marcapaso que dejó de funcionar durante el test.

En consecuencia, una ARM (angiograma de resonancia magnética) así como un IMR (imagen de resonancia magnética) no deben hacerse en aquellos que tienen un marcapaso.

Estimuladores de nervios, instrumentos que administran medicinas constantemente, desfibriladores cardiacos automáticos, bombas de insulina, implantes cocleares, algunas prótesis metálicas representan una contraindicación para el uso de la angiografía por resonancia magnética.

La presencia residual de fragmentos de granada o bala también representan una contraindicación para el ARM ya que estos pueden movilizarse durante el curso del test.

Raramente se han observado quemaduras en pacientes con tatoos.

Un test sanguíneo, el d-dimer refleja la degradación de productos sanguíneos y sus niveles se elevan en presencia de un embolismo pulmonar. El test no es específico ya que también los niveles de d-dimer pueden elevarse durante otras enfermedades.

El test tiene gran sensibilidad lo cual significa: Si el d-dimer es negativo el paciente no ha tenido un embolismo pulmonar.

INTERRUPCIÓN DE LA VENA CAVA INFERIOR (VCI)

Cuando el embolismo pulmonar ocurre mientras el paciente está siendo apropiadamente tratado con anticoagulantes o estas drogas no pueden administrarse porque existen contraindicaciones para su uso, un filtro se inserta en la vena cava inferior (VCI) para detener los coágulos que viajan de las venas del muslo o la pierna. Existen filtros permanentes y temporarios aprobados en EE.UU. para la prevención del embolismo pulmonar.

Un escenario típico es el paciente con probado tromboembolismo quien tiene al mismo tiempo una hemorragia gastrointestinal que contraindica el empleo de anticoagulantes, una concomitante hemorragia cerebral, un desorden importante de la coagulación sanguínea, o un trauma a la médula espinal.

Cuando no existe una contraindicación para el uso de anticoagulantes y el filtro de la vena cava inferior se ha insertado, estos deben ser administrados tan pronto como sea posible.

Debe tenerse en cuenta que estos filtros no previenen la formación de coágulos. Y a veces se bloquean y causan obstrucción venosa y tienen otros tipos de defectos mecánicos.

Los enfermos que han sobrevivido el embolismo pulmonar requieren administración oral de warfarina (coumadin) por un período de por lo menos 6 a 12 meses. A veces, el anticoagulante debe continuarse indefinidamente.

Un cirujano cardiovascular de 53 años súbitamente experimentó dolor de pecho y embolismo pulmonar. Tenía varicosidades prominentes en ambas piernas, lo que significa circulación venosa lenta y daño de las paredes venosas que predisponen a la trombosis venosa.

Su curso en el hospital fue dramático. Inicialmente, sufrió episodios múltiples de dolor de pecho, terribles al respirar debido a múltiples coágulos que viajaban furiosamente a sus dos pulmones. A pesar de recibir anticoagulantes, los coágulos retornaban a los pulmones frenéticamente. Se le insertó un filtro en la vena cava inferior.

Infortunadamente, el filtro coaguló la sangre en lugar de filtrarla y a pocas horas después de su inserción, los testículos del cirujano se hincharon muchísimo ya que la sangre se estacionaba debajo del filtro. Esto representó la obstrucción total de la vena cava inferior. El filtro era de tipo no removible. Finalmente y después de un curso prolongado en el hospital y bajo intensa anticoagulación se recuperó y sigue bien después de dos décadas.

La enfermedad lo forzó a su retiro de la práctica de cirugía cardiovascular.

134- ENVENENAMIENTO

Los venenos son substancias que causan lesiones, enfermedades, o la muerte y se absorben a través de la piel o el intestino.

Millones de personas mueren de envenenamiento dentro de sus propios hogares. El 90% de los envenenamientos ocurren en el hogar. Muchos de ellos afectan a niños de 6 meses a 5 años.

El uso de un veneno. La muerte súbita o rápida por la administración de un veneno se ha buscado como método asesino, suicidio, o ejecución. El filosofo Griego Sócrates cumplió su sentencia de muerte bebiendo un veneno.

El monóxido de carbono es a menudo utilizado por inhalación con intenciones suicidas. Las ejecuciones legales envuelven la respiración de gases de cianuro o la combinación letal de varias substancias administradas por vía endovenosa.

El envenenamiento agudo es la exposición a un veneno una vez o durante un corto período de tiempo. El contacto o la absorción de venenos usados en la guerra pueden causar una muerte rápida. Alcanzan el sistema nervioso en instantes y paralizan a la víctima en cuestión de segundos.

PUNTOS IMPORTANTES SOBRE EL ENVENENAMIENTO Y LOS NIÑOS

- Los niños menores de 5 años y los adolescentes tienden a sufrir de envenenamiento más frecuentemente
- El 90% de los envenenamientos ocurren en el hogar, usualmente en la cocina y el baño
- Todos los venenos deben estar identificados por título y guardados bajo llave lejos del alcance de los niños
- Conozca el nombre de sus plantas y cuales son venenosas

- Los abuelos deben ser muy cuidadosos. Los niños a veces toman sus medicinas
- Guarde las medicinas en gabinetes cerrados con llave
- Nunca le diga a un niño que la medicina es un caramelo
- Nunca tome su medicina delante de un niño. El/ella tendrá la tendencia a imitar el gesto
- Sepa donde están sus niños y qué están haciendo, sobre todo si no producen ruidos y están demasiado silenciosos
- **Los padres y los que viven con niños deben estar preparados para contactar un centro de envenenamiento emergentemente para recibir instrucciones inmediatas.**

  En Estados Unidos: 1-800-222-1222.

  Los centros de envenenamiento en EE.UU. ofrecen consejo inmediatamente, brindado por expertos, y sin cargo por teléfono y 24 horas al día, 7 días a la semana

PRODUCTOS VENENOSOS

Cocina. Amoníaco, limpiadores de muebles y alfombras, fluidos y polvos de limpieza, pulidores de muebles, limpiadores de metal, líquidos detergentes, removedores de óxido, vitaminas

Dormitorio. Perfumes, cosméticos, medicamentos

Garaje, depósitos de almacenamientos. Materiales de pintura artística o para paredes, anticongelantes, colas de pegar, fertilizantes, gasolina, aceite, kerosene, polvo de cemento, removedor de pintura, pesticidas, serpentina, fumigadores para el jardín, limpiadores de vidrios

Baño. Loción para después de afeitarse, aceite de baño, desodorantes, tinturas para teñir el cabello, removedor de tinturas de cabello, removedor de tintura de unas, desodorizante de habitaciones, shampoo, desinfectantes

General. Bebidas alcohólicas, baterías

Ático, despensas. Fumigación para ratas y hormigas, removedores de manchas

Cartera individual. Cigarrillos, encendedores, medicinas, perfume

Hay productos que merecen un tratamiento especial de descarte. El municipio en donde usted vive es el lugar apropiado para obtener ese tipo de información. Algunos pueden arrojarse a la basura pero otros necesitan ser eliminados a través del inodoro diluídos con grandes cantidades de agua.

Lea las instrucciones del artículo cuidadosamente.

SIEMPRE OBSERVE DE CERCA Y CON MUCHO CUIDADO A LOS NIÑOS Y A LAS MASCOTAS

PRIMEROS AUXILIOS

- Si el veneno es un inhalante exponga la víctima al aire libre
- Si el veneno hizo contacto con la piel, remueva la ropa y lave la zona con abundante agua a menos que un polvo seco sea la causa del contacto
- Si el ojo es el afectado, lávelo con agua profusamente por lo menos durante 15 minutos
- Si el veneno ha sido ingerido, no trate de inducir el vómito y beba pequeñas cantidades de líquido si se trata de un agente corrosivo (agente de limpieza hogareño)
- Después de implementar estas medidas, llame por teléfono al centro de envenenamientos inmediatamente. Le dirán cual es el próximo paso a seguir

Cualquier persona que estuvo expuesta a un veneno debe acudir a una sala de emergencia. Es esencial estar preparado para manejar problemas cardiacos y pulmonares, dolor, convulsiones, o estados de shock.

135- ENVENENAMIENTO RADIOACTIVO

Las radiaciones son utilizadas para eliminar células cancerosas. Estas células se dividen muy rápidamente y pueden ser destruídas por las radiaciones con dosis que las células normales pueden sobrevivir. Algunas veces la naturaleza practica un juego cruel y las radiaciones pueden producir células malignas.

La enfermedad por radiación está generalmente asociada con una exposición aguda. Los síntomas son más serios cuando más alta es la cantidad de radiación recibida. Una exposición aguda y corta a la radiación produce un síndrome de radiación agudo. El síndrome de irradiación crónica requiere un tiempo prolongado de exposición.

MEDICIÓN DE LA DOSIS RADIOACTIVA

Las dosis radioactivas se definen en términos de la energía depositada en el tejido afectado. Los síntomas de la enfermedad por irradiación son más serios así como son las chances de sobrevivirla cuando se trata de dosis altas.

Las dosis son comúnmente medidas en unidades llamadas sieverts (Sv).

0.05-0.20 Sv: la exposición a esta dosis no causa síntomas

6-10 Sv: Exposición aguda de esta dosis de radiación causa una fatalidad de cerca del 100% en un período de 14 días. La médula ósea es destruída y el afectado necesita un trasplante de médula ósea.

10-50 Sv: Exposición aguda causa la muerte en el 100% de los casos después de 7 días. Los síntomas se presentan en 5 a 30 minutos, y pocos días más tarde hay diarrea masiva, deshidratación, delirio y shock. La muerte es inevitable.

ACCIDENTES NUCLEARES

Usted pudiera pensar que con los avances tecnológicos nucleares y la manera que los gobiernos disponen de materiales nucleares, reactores y bombas, los accidentes relacionados con estos elementos son raros. Pero esto no es así. En realidad han sucedido cientos de accidentes nucleares con variadas consecuencias. Algunos incidentes terminaron en desastre. Otros podrían haber sido desastrosos.

Le daré unos pocos ejemplos de accidentes nucleares. En realidad, han ocurrido numerosos episodios.

Marzo 10, 1956: Un avión B-47 desaparece en el Océano Atlántico cargando una bomba nuclear

Mayo 22, 1957: Un error humano causa que un avión B-36 permita caer una bomba atómica en New Jersey

Enero 3, 1961: Explosión de un reactor en Idaho Falls (USA). Murieron 3 personas

Enero 13, 1964: Un avión B-52 se estrella con bombas nucleares contra el barco Maryland de Estados Unidos

Marzo 21, 1964: Un satélite de Estados Unidos dispersa 1.2 Kg. de plutonio en la atmósfera

Febrero 24, 1972: Un accidente a bordo del submarino nuclear soviético lo transforma en una máquina inservible sin poder alguno

Febrero 6, 1974: Una explosión y pérdida de material nuclear en una planta de Leningrado, mata a 3 personas

Junio 1978: Una planta atómica en Brunsbuettel, Alemania, accidentalmente libera 2 toneladas de vapor radioactivo

Febrero 23, 1981: Explosión accidental de un cohete atómico balística Pershing II

Febrero 1, 1982: Se pierden por error 100 metros cúbicos de agua radioactiva de la planta nuclear Salem en Estados Unidos

Febrero 9, 1991: La rotura de una cañería de un generador de vapor libera radioactividad ambiental en la planta Mihama en el Japón

Y han ocurrido muchos accidentes más que envuelven disfunciones de reactores, sistemas de enfriamiento, el vuelco de material radioactivo en el mar, submarinos atómicos hundidos en las profundidades del océano, fallas de los sistemas de emergencia, incendios inesperados, tripulación muerta por la exposición a material radioactivo, explosiones, chorros de vapor que matan a los trabajadores, el derretimiento de los reactores.

El peor accidente nuclear civil ocurrió el 26 de Abril de 1986 cuando un reactor recalentado explotó en una planta nuclear de Chernobyl, en Rusia. Mató inmediatamente 15 personas. El impacto de largo plazo más aparente y obvio fue el cáncer de tiroides que afectó a 4.000 personas y muchos miles más se espera que mueran de cáncer.

El desastre liberó por lo menos 100 veces más de radiación que las bombas atómicas arrojadas en Hiroshima y Nagasaki. Gran parte de la neblina atómica se depositó en Ukrania y Rusia. Los países escandinavos e Inglaterra fueron también afectados por la contaminación radioactiva.

DURANTE UNA GUERRA NUCLEAR

En estas circunstancias las quemaduras producidas por la irradiación pueden ser de tres tipos:

- Quemaduras **térmicas** del calor radioactivo infrarrojo
- Quemaduras **beta** resultan del calor emitido por partículas radioactivas gruesas que tienen poca penetración en el cuerpo humano
- Quemaduras **gamma** producidas por partículas que tienen gran penetración a través de la piel

MUERTES DEBIDAS AL MANEJO INADECUADO DEL MATERIAL NUCLEAR

El manejo inapropiado de material radioactivo y materiales nucleares conduce al envenenamiento por radiaciones. La mayoría de los accidentes envuelven fuentes pequeñas tales como los que ocurren con el uso de radiografías. También han sucedido desastres con otros equipos nucleares médicos por su manejo equivocado.

LA MISTERIOSA MUERTE DE ALEXANDER LITVINENKO

¡No puedo remediarlo! Este trágico episodio siempre me recuerda a las películas de James Bond: las intrigas de los espías, sus peligros, la eterna lucha para sobrevivir cada día, y a veces cada hora.

Si usted quiere saber sobre un caso de muerte rápida debida a envenenamiento radioactivo, el caso de Alexander Litvinenko es un perfecto ejemplo. Su muerte se consideró planeada y ejecutada con intenciones homicidas. En noviembre de 2006 fue asesinado con una substancia radioactiva, el polonium 210.

Litvinenko había sido un espía trabajando para el servicio secreto ruso. Su último puesto consistió en dirigir una organización para luchar la corrupción. Hizo muy buen trabajo. Al parecer, lo hizo demasiado bien: desenmascaró a tantos funcionarios corruptos del gobierno que en el proceso creó muchos enemigos. Su vida terminó a los 43 años de edad.

¿Quién ordenó el asesinato? Nunca se probó con certeza.

PREVENCIÓN DE INJURIAS RADIOACTIVAS

La enfermedad de radiación se previene reduciendo al mínimo la dosis y el tiempo de exposición al material radioactivo, y apartándose lo antes y lo más lejos posible del sitio contaminado. Es importante buscar protección usando una especie de escudo hecho de un material que no sea penetrado o atravesado por las radiaciones. Se requieren conocimientos especializados ya que se ha comprobado que ciertos materiales aumentan el paso de las radiaciones en lugar de bloquearlas. Los detalles técnicos sobre este punto escapan su consideración en este libro.

PROTECCIÓN DURANTE UNA GUERRA NUCLEAR

La muerte por efectos de una bomba atómica es primero causada por los efectos de la explosión. Un número considerablemente menos numeroso de víctimas fallecen por el segundo riesgo de la bomba: la lluvia radioactiva.

La bomba atómica caída sobre Hiroshima produjo una tormenta de fuego que incendió la mayor parte de los edificios en un área de aproximadamente 4.4 millas cuadradas (aproximadamente 7 kilómetros cuadrados). Muchos de estos incendios resultaron del calor irradiado por la bola gigante de fuego radioactivo.

Durante una explosión atómica, la gente que se protege adentro de los shelters o refugios no sufren la privación de oxígeno pero pueden sucumbir por el exceso de monóxido de carbono que resulta del humo tóxico.

El calor de la radiación provoca incendios de materiales quemables como los periódicos secos, hojas secas, muebles de madera y tela. En tiempo de guerra, algunas personas deben tomar una decisión difícil: o permanecen adentro de un refugio (shelter) en donde el humo que se filtra de afuera los exponen a la intoxicación por monóxido de carbono o se exponen en el exterior a las bombas que caen verticalmente sobre sus cabezas.

En caso de elegir un refugio es conveniente contar con un detector de concentración del monóxido de carbono. Si se registran alta concentraciones de este gas y no hay tiempo suficiente para moverse a otro shelter o refugio, los ocupantes deberían cerrar todas las aberturas tan apretadamente como sea posible, con la esperanza que la maniobra no permitirá que una concentración mortal del monóxido de carbono.

Después de mencionar lo anterior, trataré la próxima causa de muerte súbita o rápida con la esperanza que los seres humanos encontrarán algún día la manera de evitar guerras, llegar a un entendimiento y sobreponerse a sus disputas, resolviéndolas simplemente con los juegos de videos que tanto disfrutan los niños.

136- ERRORES MÉDICOS

Millones de personas son diariamente salvadas por profesionales del campo de la salud en los hospitales de Estados Unidos. Este país posee centros médicos extraordinarios, investigadores, académicos y especialistas quienes merecen el mayor respeto y admiración.

Con ese tipo de antecedentes, uno estaría predispuesto a pensar que los errores médicos son poco frecuentes y sin grandes consecuencias. Pero la realidad es otra. Las estadísticas muestran que errores de distinto tipo son frecuentes y a menudo, mortales. Muchas vidas se pierden y el impacto económico es inmenso.

Un estudio del Elath Center sobre la seguridad de los pacientes en los hospitales norteamericanos revisó la ocurrencia de mortalidad y el impacto económico de los errores e injurias provocadas por personal médico durante las hospitalizaciones de pacientes de Medicare en todo el país desde el año 2000 al 2002 (Dr. Chunili Zhan y Dr. Marlene R., Miller, Journal of the American Medical Association, JAMA, Octubre 2003).

Este estudio apoyó las conclusiones de un reporte publicado por el Institute of Medicine (IOM) de 1999 el cual encontró que los errores médicos en Estados Unidos causaron 98.000 muertes por año.

Este número fue considerado un problema de proporciones epidémicas, pero otro estudio realizado por Health Grades concluyó que el número recién mencionado era una subestimación de lo que realmente ocurre en EE.UU. y que la seguridad de los enfermos para evitar errores médicos en los últimos cinco años no ha realmente mejorado. Estimó que **195.000 personas mueren por año en este país por errores médicos**

que hubieran podido evitarse. Estos datos se aplican a los años 2000, 2001, y 2002. El estudio se concentró en la población cubierta por el seguro médico Medicare. Esta población representa el 45% de todas las admisiones hospitalarias (excluyendo los pacientes obstétricos).

El Dr. Samantha Collier, Vice-Presidente de Medical Affairs de Health Grades declaró: "Si nosotros pudiéramos focalizar los esfuerzos en cuatro áreas—deficiencias en el rescate, úlceras de decúbito, septicemia pos-operatoria y embolismo pulmonar pos-operatorio—reduciendo estos incidentes el 20%, podríamos salvar la vida de 39.000 cada año.

IATROGENESIA

Se define como el daño causado a un paciente por un profesional del cuidado de la salud.

Ahora bien, no todas las complicaciones que ocurren por tratamientos médicos son evitables o debidas a error o negligencia. La radiación y el tratamiento con agentes para el cáncer (quimioterapia) a menudo se complican con serios problemas (cicatrices en el esófago, calvicie, debilitamiento del músculo cardiaco, naúseas y vómitos, fatiga extrema), pero ninguno de estos resultan de incompetencia médica sino de la naturaleza del tratamiento.

Las infecciones hospitalarias son una pesadilla de la profesión médica. Manos contaminadas y sin guantes, catéteres urinarios que contienen gérmenes, agujas infectadas, administración de fluidos intravenosos, esterilización inadecuada de instrumentos quirúrgicos, todos conspiran para el desenlace innecesario y fatal de miles de seres humanos.

Ocasionalmente, un profesional de la salud que sufre de enfermedad mental puede ser responsable por la muerte de otra persona. Un médico norteamericano, el Dr. Richard J. Schmidt trató de asesinar a su novia contaminándola con sangre infectada con SIDA.

Un cirujano y profesor, Ernst Ferdinand Sauerbruch (1875-1951) alcanzó un estado de demencia y continuó operando gente que no necesitaba cirugía. La muerte ocurrió en uno estos pacientes. El cirujano era tan famoso y respetado que tardó un tiempo descubrir y detener sus psicóticas maquinaciones.

ALGUNAS SUGERENCIAS PARA EVITAR LOS ERRORES MÉDICOS

- Tenga buena comunicación con su doctor
- No dude en obtener una segunda opinión si usted piensa que la necesita. Segundas opiniones están en desacuerdo con las primeras un 20% de las veces
- Si el doctor (o doctora) resiente el pedido de otra opinión, piérdale la confianza
- Asegúrese que la indicación para un procedimiento o cirugía es necesaria
- Médicos y enfermeras deben lavarse las manos antes de examinarlo a usted
- El hospital debe contar con el número necesario de enfermeras. Cuando escasean estos profesionales, la calidad del servicio médico se resiente
- Cuidado con el que inserta un catéter urinario en la vejiga. El procedimiento tiene que prepararse con un campo estéril y la cabeza del pene debe lavarse cuidadosamente antes que el catéter contacte el orificio de la uretra. El que efectúa la maniobra siempre debe usar guantes esterilizados
- Si usted necesita insulina pregúntele a la enfermera si es correcta la dosis a ser inyectada, e indague cuántas unidades han sido prescriptas. Una cantidad errónea puede causar una reacción hipoglucémica severa (descenso marcado de la glucosa sanguínea)
- Si le han recomendado un procedimiento o cirugía, averigue si sus riesgos son mayores que sus beneficios
- Si le han dicho que le darán de alta el mismo día de su operación, pregunte si no sería más seguro que usted permaneciera en el hospital por uno o dos días más. El control de gastos por parte del hospital mucho influye en la duración del período hospitalario postoperatorio
- Elija los mejores hospitales. Observe los aspectos higiénicos
- Seleccione los médicos apropiados. Dedicación, honestidad y competencia son esenciales.

137- ESTEROIDES ANABÓLICOS

El uso ilegal de andrógenos es un fenómeno reconocido entre los atletas y los que cultivan gran desarrollo muscular. Ha sido estimado que más de 1 millión de personas en EE.UU. han utilizado estas drogas. Los esteroides anabólicos como la testosterona, estanazol, y nandrolón son frecuentemente usados durante semanas a meses. Estas altas dosis exceden más de 100 veces las dosis que se emplean para tratar enfermedades.

La literatura médica ha reportado el desarrollo de enfermedad aterosclerótica coronaria severa, infartos de miocardio y accidentes cardiovasculares en hombres menores de 35 años atribuídos al excesivo uso de los esteroides anabólicos.

138- EUTANASIA

La eutanasia es la muerte asistida médicamente. Por muchos siglos ha sido materia de debate y controversia. Aún lo es en la actualidad. Esencialmente consiste en la práctica de ayudar a una persona que sufre los tormentos del dolor o le faltan meses para morir en los que espera un gran sufrimiento.

La eutanasia siempre ha tenido sus decididos adeptos y resolutos enemigos. No parece existir una posición intermedia en este asunto. Hay gente que ama la eutanasia y hay otros que la odian. Los que están a su favor argumentan su intención misericordiosa. Sus oponentes lo definen como una forma de asesinato.

A pesar de estos puntos de vista diametralmente opuestos, en algunas sociedades o segmentos de la población de estas sociedades, algunos países y algunas religiones han buscado la manera de alcanzar un compromiso.

La eutanasia puede ser ejecutada con el consentimiento de la persona afectada (eutanasia voluntaria) o sin consentimiento (eutanasia involuntaria). Esta falta de consentimiento se aplica a individuos que no tienen ya la capacidad de adoptar esa decisión, la cual está reservada para la persona que fue asignada ese poder o capacidad.

Como no es difícil imaginarse, la eutanasia puede ser altamente controversial.

FORMAS DE CONDUCIR LA EUTANASIA

- **PASIVA.** Detiene el tratamiento (ejemplos: antibióticos, cirugía) o aumenta las dosis y la frecuencia de las inyecciones de morfina sabiendo que la medida acortará la vida. Es la forma más aceptada de eutanasia y es comúnmente observada en la mayor parte de los hospitales.

- **NO AGRESIVA.** Retira equipos que ayudan a mantener la vida, como los respiradores. Es más controversial que la anterior
- **AGRESIVA.** Se utilizan substancias letales que inducen la muerte. Es la forma más controversial de eutanasia

Hipócrates menciona en el juramente hipocrático: "Nunca prescribiré una substancia letal o ofreceré ningún tipo de consejo para terminar la vida de un ser humano."

Esta declaración fue hecha entre 400 a 300 años antes de Jesucristo. Pero fue su opinión personal. En la antigüedad los griegos y los romanos tenían otra perspectiva y no creían que la vida debía preservarse a cualquier costo. Eran, por lo tanto, tolerantes del suicidio en casos desesperantes cuando el sufrimiento de una persona no podía calmarse por ningún otro medio.

En la Edad Media, la ley común inglesa consideró el suicidio un acto criminal. Y la asistencia a otra persona para facilitar su deceso permaneció ilegal en el Reino Unido hasta nuestros días.

La primera ley anti-eutanasia en Estados Unidos fue dictada en el Estado de New York en el año 1828, y otros estados imitaron la medida. Desde entonces, muchas organizaciones en Inglaterra y Estados Unidos promovieron agresivamente los métodos de eutanasia pero la legislatura nunca los aprobó.

En 1990, el Dr. Jack Kevorkian, un médico de Michigan, prácticamente hizo un deporte del arte de ayudar gente a cometer el suicidio. El declaró que había asistido a 130 personas a lograr ese objetivo. Un jurado de Michigan en 1999 lo encontró culpable de asesinato de segundo grado y lo sentenció a 10-25 años de prisión. Sirvió 8 años debido a su pobre salud. Salió de la prisión el 1 de junio de 2007.

El Dr. Kavorkian había creado un aparato para asistir a un paciente en el mortífero proceso. La persona apretaba un botón y permitía a drogas y substancias químicas introducirse en el sistema venoso y detener para siempre el corazón. Lo llamó THANATRÓN (la máquina de la muerte). Otros pacientes eran sometidos a diferentes métodos. Uno empleaba una máscara de gas que suministraba monóxido de carbono al que bautizó con el nombre de MERCITRON (la máquina de la misericordia).

En 1990 la Suprema Corte de Estados Unidos aprobó el uso de la eutanasia no agresiva (restricciones de fluidos intravenosos, retiro de antibióticos, métodos de respiración artificial, cirugía).

Un caso más reciente y debatido entre familiares, fue el de Terri Schiavo, una mujer que vivía en la Florida en estado vegetativo desde 1990. Su sonda gástrica para alimentarla fue cancelada en 2005. Su marido prevaleció en la lucha con los padres de la señora Schiavo sobre su derecho a remover todos los métodos o procedimientos que pudieran prolongar su vida. Él sostenía que su esposa nunca hubiera deseado vivir de esa manera pero no había dejado esa decisión por escrito.

EUTANASIA Y RELIGIÓN

Las éticas médicas judías y protestantes han estado divididas sobre la eutanasia desde la década de 1970. Los judíos ortodoxos se oponen a la eutanasia voluntaria aunque existe alguna flexibilidad con la eutanasia pasiva voluntaria. El judaísmo conservador y reformista ha demostrado un apoyo incrementado para ciertos métodos de eutanasia pasiva.

Los católicos romanos tienden a oponerse determinadamente a la eutanasia activa, pero la Iglesia ha permitido un limitado grado de flexibilidad en casos de muerte inminente inevitable. Ha permitido la remoción de ciertas medidas que prolongan la vida. Al mismo tiempo, se procede con el cuidado normal del enfermo sin interrupción.

El islam prohíbe todas las formas de suicidio y cualquier tipo de actitud que pudiera asistir a otra persona a quitarse la vida. Por otra parte, si un individuo sufre de una enfermedad incurable, se le es permitido rechazar medicamentos, diálisis para falla renal, medidas de resucitación, o quimioterapia para tratar un cáncer.

El budismo no permite ningún tipo de eutanasia. Focaliza en el uso de las fuerzas espirituales de un individuo para hacer la transición de la vida hacia la muerte más llevadera.

Durante muchos años de práctica médica tuve que lidiar con un número de pacientes quienes sufrían de enfermedades incurables y terminales. Uno de los hospitales con el que estuve asociado por un período de veinticinco años era católico y sus regulaciones éticas estrictas. Comités especiales supervisaban constantemente el manejo de los casos terminales.

Yo siempre consideré que si como médico no podía ayudar a los enfermos a vivir, tenía que hacer todo posible para ayudarlos a morir. Siempre encontré la forma de hacerlo sin ignorar las regulaciones de la institución. Cuando era posible, reunía a los familiares del enfermo y discutía abiertamente la situación, y las opciones disponibles. Utilizaba un método de eutanasia pasiva administrando morfina cada 4 a 6 horas. Controlaba el dolor del paciente quien usualmente fallecía en pocos días. Invariablemente, los parientes me ofrecieron gestos y palabras de agradecimiento por haber actuado de esa manera.

139- FACTORES DE RIESGO CARDIOVASCULAR: SU IGNORANCIA Y NEGLIGENCIA

Si hay algo que realmente siempre me ha impresionado en mi práctica médica, es la observación diaria del descuido que la mayor parte de los pacientes practican en contra de su salud. Y no es sólo una cuestión de no estar educado en la materia. He tenido pacientes médicos e incluso cardiólogos que fumaban, comían equivocadamente, no practicaban ningún tipo de ejercicio físico, descuidaban sus niveles de colesterol y su hipertensión.

Hace poco le pregunté a un cardiólogo por qué tenía un abdomen tan obeso cuando él sabía perfectamente que eso podría llevarlo a un ataque cardiaco. Me dijo:

"Eduardo, estoy casado con una mujer que practica deportes y está siempre fuera de la casa. No le gusta cocinar. Por lo menos 5-6 veces a la semana como en restaurantes. Y no practico ningún tipo de ejercicio porque tengo tantos pacientes que no cuento con el tiempo suficiente para hacerlos. Yo sé que mi estilo de vida creará problemas pero no encuentro la solución."

La enfermedad cardiovascular es una causa mayor de sufrimiento, incapacidad, y muerte.

Muchos decesos resultan de estilos de vida malísimos: alimentos incorrectos, falta de ejercicios físicos regulares, el tabaquismo, el descuido de la hipertensión y los lípidos sanguíneos durante décadas, un estrés intolerable en el puesto de trabajo, relaciones íntimas tóxicas, conflictos de familia, frustraciones y privaciones económicas.

La vida puede ser mañosa e injusta y vidas se pierden por condiciones que están más allá de nuestro control. Pero no es menos cierto que muchas fatalidades suceden prematuramente porque la víctima ha sido ignorante o negligente.

400.000 personas mueren anualmente en Estados Unidos por el cigarrillo. Todos estos fallecimientos son prevenibles. El uso y abuso de alimentos insalubres que tanto los niños como los adultos consumen con tanto placer conectan los restaurantes u hogares con una sala de cuidados intensivos hospitalaria o aún peor, los servicios funerarios.

Se ha estimado que en 2007 aproximadamente 79 millones de norteamericanos (una de cada cuatro personas) sufrían de enfermedad cardiovascular. Estadísticas recientes mostraron que el 38.5% de las muertes en EE.UU. son atribuídas a este tipo de dolencia.

Los padecimientos cardiovasculares en los Estados Unidos son responsables por más de las cinco siguientes causas de muerte combinadas y continúa siendo la causa número 1 de decesos en este país y en el resto de los países occidentales. En China y otros países asiáticos es de dos a cinco veces más letal que las enfermedades infecciosas.

ALGUNOS FACTORES DE RIESGO CARDIOVASCULAR

- Educación deficiente sobre asuntos relacionados con el cuidado de la salud
- Negligencia en la aplicación de lo que se ha aprendido en la materia
- Tabaquismo
- Hipertensión
- Anormalidades de los lípidos en la sangre (colesterol, triglicéridos)
- Niveles reducidos del "buen" colesterol
- Niveles elevados del "mal" colesterol
- Niveles sanguíneos elevados de homocisteína
- Diabetes
- Edad avanzada
- Obesidad
- Obesidad abdominal
- Obesidad mórbida
- Infecciones crónicas (Ej., periodontitis)
- Enfermedades inflamatorias crónicas

- Depresión severa
- Enfermedad mental
- Desórdenes de la personalidad
- Estrés severo
- Estilo de vida sedentario (pobre actividad física)
- Excesiva consumación de alcohol
- Diabetes gestacional (del embarazo)
- Antecedentes familiares de enfermedad cardiaca, diabetes o trastornos lípidos
- Niveles sanguíneos elevados de la proteína C reactiva

Para suplementar información sobre los efectos de los factores cardiovasculares, por favor, revise las Partes 1 y 4 de este libro, en donde podrá ver el profuso número de enfermedades cardiovasculares.

En los párrafos siguientes, pondremos énfasis en las enfermedades que resultan de la aterosclerosis y la hipertensión desde que éstas son las condiciones más prevalentes en nuestra sociedad.

1- Infarto de miocardio
   Angina de pecho
   Insuficiencia cardiaca
   Hipertensión
   Muerte por enfermedad de las arterias coronarias

2- Enfermedad cerebrovascular y de las carótidas (accidentes cerebrovasculares)

3- Enfermedad vascular periférica

   Bloqueos de las arterias de las extremidades inferiores. Pueden causar dolor en los muslos y piernas al caminar (claudicación intermitente) o gangrena

   Aneurismas de la aorta torácica y abdominal

FACTORES DE RIESGO INEVITABLES

Existen factores de riesgo inevitables. No pueden excluirse de ninguna manera, no importa qué o cuánto usted intente.

- **Raza** (los afroamericanos tienen una incidencia mayor de enfermedad cardiovascular que los blancos)
- **Edad** (el almanaque sigue un curso inexorable)
- **Historia familiar** y la transmisión genética de la dolencia (no es posible borrar los códigos genéticos

Estos factores son tan inevitables como modificables.

Usted puede estar marcado genéticamente a sufrir de hipertensión, diabetes, y altos niveles de colesterol pero eso no significa que no pueda controlarlos con excelente tratamiento médico.

ALGUNAS SUGERENCIAS SOBRE EL ENFOQUE PARA CORREGIR CIERTOS FACTORES DE RIESGO

El tabaquismo es el factor de riesgo más corregible de enfermedad cardiovascular prematura. Gente que nunca ha fumado pero que ha estado expuesta por años al humo de sus parientes o en el ambiente de trabajo tienen también un riesgo considerable

EFECTOS NOCIVOS DEL TABAQUISMO

- Enfermedad cardiovascular: arterias coronarias, (angina de pecho, arritmias, infartos), arterias cerebrales y carótidas, aneurismas aórticos
- Cáncer de: pulmón, laringe, lengua, mucosa bucal, esófago, estómago, páncreas, vejiga urinaria, riñón, cuello uterino, leucemia mieloidea
- Enfermedad respiratoria: obstrucción de las vías respiratorias, (enfermedad obstructiva pulmonar), infecciones bronquiales (bronquitis crónica), destrucción del tejido pulmonar (enfisema), infecciones del pulmón (neumonía)
- Efectos adversos en la función reproductiva: disminuída fertilidad en las mujeres, complicaciones del embarazo (niños que nacen muertos, abortos espontáneos y otras anormalidades
- Impotencia o falla de erección por bloqueo de las arterias que abastecen la sangre a los genitales

INTERVENCIONES PARA LOGRAR EL ABANDONO DEL TABACO

1- **Terapia basada en la nicotina:** parches transdermales, gomas de mascar, inhaladores o tabletas

2- **Terapia no basada en la nicotina:** drogas como el butropion, vareniclina, nortriptilina, clonidina

Algunas veces se pueden lograr mejores resultados con la combinación de estos dos métodos.

Hipertensión. Comenzando con un registro de 115/75, el riesgo cardiovascular se duplica con cada elevación de la presión sistólica de 20 mm de mercurio y una elevación de la presión diastólica de 10 mm de mercurio.

El objetivo es lograr una presión sistólica de menos de 140 mm para la mayor parte de la gente, menos de 130 para los diabéticos y los que sufren de enfermedad coronaria, y menos de 120 mm para los que padecen de nefropatía.

Los pacientes con insuficiencia cardiaca se benefician con la presión más baja que sea bien tolerada.

Lípidos en la sangre. Las estatinas, el ácido nicotínico y los fibratos pueden ser utilizados en personas que tienen dislipidemia (anormalidades de las distintas fracciones lípidas (colesterol total, buen colesterol, mal colesterol y los triglicéridos).

Observaciones clínicas y experimentales demostraron que su control y reducción se traduce en menor incidencia de eventos cardiovasculares y en ciertos casos, a la reducción del bloqueo de arterias.

Los valores "normales" generalmente reportados son algo más altos de los que yo menciono a continuación.

Para los pacientes expuestos a un alto riesgo de enfermedad cardiovascular o que son conocidos a padecerla, hay autoridades que recomiendan estos niveles:

Colesterol total:	**Menos de 140 mg/dl**
Lipoproteína de alta densidad (buen colesterol)	

Hombres	**Más de 50 mg/dl**
Mujeres	**Más de 55 mg/dl**
Lipoproteína de baja densidad (mal colesterol)	**Menos de 70 mg/dl**
Triglicéridos	**Menos de 130 mg/dl**

Otros factores de riesgo cardiovascular cuyo control reduce o evita daños en las arterias de distintas partes del cuerpo tales como el corazón, cerebro, riñones, carótidas, distintas secciones de la aorta, arterias de las extremidades inferiores, el pene, incluyen el control de los niveles de la glucohemoglobina en diabéticos a menos del 7%, la reducción de los niveles sanguíneos de homocisteína por medio del acido fólico, la prevención y tratamiento de encías infectadas (periodontitis), otras infecciones crónicas (bronquitis y sinusitis).

Los factores de riesgo cardiovascular son responsables por la alta incidencia de las enfermedades cardiocirculatorias y muchísimos casos de muerte súbita o rápida.

Su médico puede instruirlo en el control de estos factores pero tenga bien presente que es de importancia fundamental que usted no sólo adquiera esos conocimientos sino que efectúe los cambios de conducta necesarios para implementarlos a largo plazo.

140- FALLA RESPIRATORIA

El intercambio de gases durante el proceso respiratorio ocurre en unos pequeños saquitos que existen en los pulmones llamados "alvéolos". La sangre transporta oxígeno. Éste atraviesa el alvéolo para dirigirse a la sangre, así se nutren todos los órganos y tejidos del cuerpo. Un producto de desecho, el dióxido de carbono (CO2) va en dirección opuesta. De la sangre pasa a los alvéolos y es eliminado con la respiración.

Cuando este intercambio de gases se trastorna, la cantidad de oxígeno que llega a la sangre es deficiente (hipoxemia), y hay también acumulación de CO2 en la sangre (hipercapnia), lo que conduce a un estado acídico de la sangre (acidosis). La acidosis causa daño en las células y afecta al corazón y al sistema nervioso.

CAUSAS DE FALLA RESPIRATORIA (FR)

Pueden ser de origen pulmonar o extra-pulmonar. Cuando la FR es severa es fatal a menos que se trate apropiadamente.

Ejemplos:

- Asma y enfermedad obstructiva pulmonar, enfisema
- Sobredosis de hipnóticos (píldoras para dormir) o de otras drogas, lícitas o ilícitas
- Un bebé prematuro que pesa menos de 3 libras
- Un infante con displasia broncopulmonar
- Enfermedad de la membrana hialina o el síndrome de estrés respiratorio. Es frecuente y afecta a infantes prematuros. La falta de surfactante causa el colapso de las vías respiratorias. El surfactante es una substancia que mantiene las vías respiratorias abiertas
- Neumonía de SIDA
- Otras neumonías
- Fibrosis quística
- Trauma múltiples
- Síndrome de Guillain-Barré (# 141)
- Quemaduras extensas
- Hemorragias severas
- Septicemia (abundantes gérmenes en la corriente sanguínea)
- Obesidad mórbida
- Exposición a gases tóxicos, vapor, o calor durante un incendio

DIAGNÓSTICO DE LA FALLA RESPIRATORIA

Falla respiratoria significa que en la sangre arterial, la concentración de oxígeno es menor de 60 mm de mercurio y la concentración de CO2 es mayor que 45 mm de mercurio.

TRATAMIENTO DE LA FALLA RESPIRATORIA

Debe ser provisto en una sala de cuidados intensivos. Ningún otro lugar es adecuado.

El oxígeno se administra por máscara, cánulas nasales, o la intubación endotraqueal. Esta última modalidad consiste en la inserción de un tubo en la tráquea. Permite la succión de las secreciones y la aplicación de un ventilador mecánico que suministra la concentración de oxígeno que el paciente necesita.

141- GUILLAIN-BARRÉ: UNA ENFERMEDAD NEUROLÓGICA AGUDA

El pronóstico de esta enfermedad mejoró considerablemente en las últimas décadas, pero cuando yo era parte del departamento de enfermedades infecciosas en la Universidad de Buenos Aires (Muñiz Hospital) ví morir a varios enfermos de manera vertiginosa debido a una falla respiratoria aguda.

Se trata de una polineuropatía aguda y comienza por la parálisis de los miembros inferiores. El proceso se extiende a las extremidades superiores y aparece la insuficiencia respiratoria aguda que necesita ventilador mecánico e intubación en el 30% de los casos.

En la actualidad esta dolencia puede controlarse exitosamente y la mortalidad es del 3-4%.

El origen de este trastorno se desconoce. Se piensa que un virus o un desorden de tipo inmunológico son las causas más probables.

142- HEMORRAGIA GASTROINTESTINAL

La hematemesis se define como el vómito de sangre y la melena como el pasaje por el ano de materias fecales negras, de olor pútrido y consistencia líquida debido a un sangramiento gastrointestinal, el cual puede ocurrir por enfermedades del esófago, estómago, del intestino delgado o del colon ascendente, la primera porción del intestino grueso.

La pérdida de 500 ml de sangre puede no significar un evento peligroso en un paciente joven, pero la persona de edad es particularmente vulnerable.

Las causas de un sangramiento del tracto digestivo superior incluyen la gastritis, úlcera del estómago o el duodeno, una complicación de una esofagoscopia o gastroscopia, lo cual es la introducción de un tubo en el esófago o estómago con propósitos diagnósticos, o varices esofágicas que resultan de enfermedad del hígado.

Las cicatrices en el tejido hepático dificultan la circulación venosa de este órgano y esto resulta en la formación de várices en el esófago, un fenómeno común en cirróticos por alcoholismo crónico o personas que han sufrido de una hepatitis que no se curó.

Los divertículos del colon son bolsitas localizadas, usualmente múltiples y comunes en el intestino grueso, que también pueden sangrar profusamente. Pero esta vez la sangre que pasa por el recto no es negra sino roja. La razón porque la sangre es negra al pasar por el recto es porque se transforma al estar estacionada en el tracto digestivo superior (estómago e intestino delgado).

La sangre por lesiones del intestino grueso es roja porque pasa inmediatamente al exterior y no se demora en su expulsión. O sea, no tiene tiempo suficiente para transformar su color al negro.

Todos los pacientes que tienen un sangramiento gastrointestinal deben admitirse inmediatamente a un hospital.

Muchas de estas hemorragias que primero aparecen en el hogar no se acompañan de síntomas importantes pero eso no significa que no sean potencialmente peligrosos o incluso fatales.

El paciente se siente mejor, **piensa que la hemorragia no volverá y no solicita ayuda médica urgente. ¡Es un grave error!**

Las hemorragias gastrointestinales son traicioneras, peligrosas, y pueden conducir a la muerte a menos que el paciente reciba inmediatamente las transfusiones de sangre que necesita y el gastroenterólogo o el cirujano actúen muy rápidamente para detener la hemorragia.

Aquellos que se presentan con hematemesis (vómitos de sangre) tienden a sangrar más profusamente que aquellos que se presentan con melena solamente. La mortalidad hospitalaria es de aproximadamente el 10% y las víctimas preferidas son los ancianos que sufren de enfermedad cardiovascular, cerebrovascular o respiratoria.

Las hemorragias de muchos pacientes se deben al uso de drogas antiinflamatorias.

143- HIPERCALCEMIA

Es la elevación de los niveles sanguíneos del calcio.

El calcio juega un papel importante en la contracción muscular, la conducción de la corriente eléctrica en los nervios, la coagulación de la sangre, regulación de los electrolitos, y la función hormonal. El calcio, por su parte, está estrictamente regulado por una serie de hormonas que afectan su movilización del hueso, el tracto gastrointestinal y su excreción por los riñones.

El nivel de calcio sanguíneo normal es de 8-10 mg/dl y una hipercalcemia existe cuando este nivel se eleva a 10.5 mg/dl. Los grados de hipercalcemia pueden ser:

- Leves 10.5-11.9 mg/dl
- Moderados 12.0-13.9 mg/dl
- Severos (crisis hipercalcemica) 14.0-16 mg/dl

El calcio es regulado por la hormona paratifoidea, la calcitonina y la vitamina D.

La hipercalcemia afecta primariamente al sistema nervioso y los riñones. Puede causar fatiga, depresión, cambios en la personalidad y confusión. Niveles muy elevados llevan a la somnolencia, el coma y la muerte.

El calcio en exceso en la sangre es eliminado por los riñones y eso conduce a la formación de piedras (nefrolitiasis). El calcio produce constricción de las arterias y esto se traduce en hipertensión. También invade el sistema de conducción o el sistema eléctrico del corazón, precipitando arritmias.

SIGNIFICADO DE LA HIPERCALCEMIA

La hipercalcemia debido a un exceso de hormona paratiroidea es generalmente crónica y leve.

La hipercalcemia debido a tumores malignos tiende a ser mucho más severa. Algunos tumores tienen la capacidad de producir una substancia similar a la hormona paratiroidea, lo que causa niveles sanguíneos elevados del calcio.

Los tumores malignos también producen hipercalcemia por la destrucción que originan en los huesos cuando estos son invadidos por metástasis. Cuando la invasión del cáncer en los huesos causa hipercalcemia muy severa, ésta puede ser fatal.

OTRAS CAUSAS DE HIPERCALCEMIA

- Inmovilización física
- Diuréticos como las tiazidas
- Hipertiroidismo
- Vitamina D
- Hiperparatiroidismo (aumentada secreción de hormona paratiroidea)
- El síndrome lácteo-alcalino debido a la consumación excesiva de carbonato de calcio para tratar la osteoporosis, dispepsia o altos niveles en la sangre de fósforo (hiperfosfatemia) vista en casos de insuficiencia renal avanzada

En una oportunidad entrevisté a una pareja en mi consulta. El tenía 64 años y ella 23. El hombre usaba cadenas de oro prominentes en su cuello y muñecas y vestía como un adolescente. Se quejó de gran debilidad, irritabilidad y somnolencia. Su novia relató síntomas similares. Les pregunté si estaban tomando vitaminas. La respuesta fue afirmativa. Ambos habían estado consumiendo 70 vitaminas por día. Los dos demostraron hipercalcemia. El diagnóstico fue intoxicación por vitamina D. (El exceso de vitamina D aumenta la absorción intestinal de calcio). Se les recomendó la supresión de las vitaminas y en unos días los niveles sanguíneos de calcio retornaron a lo normal y sus síntomas desaparecieron.

TRATAMIENTO

Tiene dos objetivos: **a-** normalizar los niveles sanguíneos del calcio y **b-** encontrar la causa de la hipercalcemia.

El tratamiento básico de la hipercalcemia comienza con la administración endovenosa de solución salina que produce la expansión del volumen sanguíneo lo cual facilita la excreción del calcio por los riñones. Luego hay que indagar y tratar el origen del disturbio.

144- HIPERKALEMIA

Es una elevada concentración de potasio en la sangre. Cuando es severa representa una emergencia médica ya que puede producir arritmias cardiacas fatales.

Uno de los problemas relacionados con la hiperkalemia es que es frecuentemente no detectada hasta que una complicación seria ocurre, tal como una arritmia alarmante o la muerte súbita.

Los síntomas de la hiperkalemia no son específicos. Pueden manifestarse debilidad, palpitaciones, y debilidad muscular.

CAUSAS

* Insuficiencia renal
* Medicinas que reducen la excreción de potasio por la orina
    Inhibidores de la anhidrasa carbónica
    Ciertos diuréticos (espironolactona, amiloride)
    Ibuprofeno, naproxeno, celecoxib (antiinflamatorios no derivados de los esteroides)
    Trimetoprin (antibiótico)
    Pentamidina (droga antiparasitaria)
    Ciclosporina y tacrolimus (drogas inmunosupresivas)
* Algunas deficiencias hormonales
    Enfermedad de Addison (insuficiencia de la glándula adrenal)
    Deficiencia de aldosterona
    Síndrome de Gordon (hipertensión familiar con hiperkalemia: es de origen genético y raro
* Destrucción celular
    Quemaduras que causan rápida destrucción muscular (rabdomiólisis)
    Transfusiones masivas de sangre o hemólisis masiva (destrucción de las células rojas de la sangre
    Potasio liberado en la sangre debido a un estado de acidosis, bajos niveles de insulina, beta bloqueadores, e intoxicación por la digital
* Ingestión excesiva de potasio por tabletas o por vía endovenosa
* Inyección letal

La hiperkalemia es utilizada como parte de la ejecución legal por inyección. El cloruro de potasio es la última de las tres drogas que se emplean para causar la muerte, después que el tiopental de sodio ha producido la pérdida del conocimiento. Luego se añade el bromuro de pancuronium para causar el colapso de la función respiratoria.

CUIDADO CON LA FALSA ELEVACIÓN DE LOS NIVELES SANGUÍNEOS DE POTASIO

Puede ocurrir cuando se obtiene sangre de una vena con una jeringa que tiene una aguja muy pequeña, o un torniquete alrededor del brazo está muy apretado, o se hace un puño durante la extracción de sangre, o se demora el examen de la sangre.

El electrocardiograma muestra cambios típicos de hiperkalemia e incluso indica su severidad.

TRATAMIENTO

Los niveles de potasio que exceden 6.5. Mmol/L deben considerarse una emergencia médica y deben ser reducidos tan pronto como sea posible. El gluconato de calcio al 10%, insulina más dextrosa al 50%, bicarbonato de sodio y otras medidas son efectivas.

Cuando los niveles de potasio son demasiado altos y no responden al tratamiento con drogas, la diálisis renal debe ser considerada.

145- HIPERTENSIÓN MALIGNA DEBIDA A LA ANESTESIA GENERAL

Hay pacientes que sufren una crisis hipertensiva cuando reaccionan a potentes gases anestésicos como el halotano, sevoflurano, desflurano y el relajante muscular succinilcolina.

La hipertensión maligna como respuesta a un anestésico está basada en un defecto genético y su frecuencia varía desde 1:5.000 a 1:50.000-100.000 anestesias. Sin embargo, la presencia del defecto genético es más prevalente y es de 1 en 3.000 individuos. Más de 90 mutaciones genéticas han sido identificadas.

Los signos clásicos de hipertensión maligna incluyen fiebre muy alta, taquicardia (pulso acelerado), acidosis, rigidez muscular y destrucción muscular (rabdomiólisis), todos ellos relacionados con un estado acelerado del metabolismo llamado "estado hipermetabólico".

La condición tiende a ser fatal a menos que reciba tratamiento inmediato efectivo. Es de importancia crucial diagnosticarla a tiempo. Un signo diagnóstico importante es la elevación del dióxido de carbono en muestras de sangre arterial.

El dantroleno sódico es un antagonista específico utilizado para la hipertensión maligna inducida por el anestésico y nunca debe faltar en una sala de operaciones cada vez que se emplea una anestesia general.

Hace varias décadas, la mortalidad de esta peligrosa entidad era del 80%. Gracias a un entendimiento mejor sobre los mecanismos envueltos en el desarrollo de la hipertensión maligna durante la anestesia, se ha reducido a menos del 5%.

146- HIPERTENSIÓN PULMONAR

Es el nombre otorgado a una presión elevada dentro de las arterias que suministran sangre a los pulmones (la arteria pulmonar y sus ramificaciones). La alta presión se debe a la obstrucción de estas arterias debida a coágulos que han viajado de las venas de las extremidades inferiores (embolismo pulmonar).

Ahora bien, en ocasiones las ramas de la arteria pulmonar se ocluyen no debido a coágulos viajeros sino a un proceso constrictivo de ellas de causa desconocida. Este tipo de hipertensión pulmonar es conocida como hipertensión pulmonar primaria, una enfermedad progresiva que puede conducir a un paro cardiaco.

Hay enfermedades valvulares cardiacas y cardiopatías congénitas que causan hipertensión pulmonar. Su severidad y respuesta al tratamiento dependen de factores complejos que no discutiremos aquí.

147- HIPERTERMIA

Una alta temperatura corporal aparece bruscamente cuando el cuerpo produce o absorbe más calor del que puede disipar. Usualmente se debe a la exposición excesiva al calor. Los mecanismos del cuerpo humano que normalmente regulan el calor son vencidos y la temperatura galopa como un caballo desenfrenado. Se trata de una emergencia médica.

La temperatura normal del cuerpo humano es de 36 a 37 grados centígrados (97-98 F). Temperaturas más elevadas de 40 grados C (104 F) crean una situación de emergencia. A los 41 grados C (106 F) la muerte celular en el cerebro comienza y a los 45 grados C (113 F) la muerte es inminente. Arriba de los 50 grados C (122 F) el deceso ocurre inmediatamente.

El estado de postración por el calor se presenta con nauseas y vómitos, confusión mental, calambres musculares, y sudoración profusa. Cuando la temperatura se eleva a 39-40 grados C (103-104 F) la condición progresa al estado de "heat stroke" o golpe de calor.

La sudoración provee cierta mejoría inicial al contribuir a la disipación del calor. El problema es que cuando se ha perspirado mucho y se alcanza el estado de deshidratación, el cuerpo ya no cuenta con más líquido para el proceso de sudoración y la temperatura trepa a pasos agigantados.

La víctima está confundida, se queja de dolor de cabeza, y la presión arterial desciende por la deshidratación. Se producen mareos o el desmayo. El corazón late rápidamente y la respiración se agita. Los temblores y escalofríos hacen su aparición. Los niños pueden sufrir de convulsiones.

Cuando el agotamiento por calor ("heat stroke") avanza aún más, hay ceguera temporaria, las funciones vitales del cuerpo colapsan y aparece el coma.

AYUDA INMEDIATA

- El golpe de calor es una emergencia y requiere urgente hospitalización
- La temperatura debe ser reducida rápidamente y la víctima transportada a una habitación o ambiente más fresco, como la sombra de un árbol o un corredor, si se está adentro de un edificio
- Las ropas deben ser removidas y hundidas en agua helada o fresca o una toalla con agua fresca envuelve al paciente
- Un ventilador, hielo o agua fría son muy útiles
- Hay que observar cuidadosamente a la víctima para estar seguro que no se la haya enfriado demasiado
- Si la persona afectada es introducida en una bañadera con agua fría se necesitan 4 a 5 personas y la cabeza siempre debe mantenerse arriba del nivel del agua
- La hidratación es esencial. Agua y líquidos usados por los deportistas son de mucha utilidad
- Alcohol y cafeína deber ser evitados. Ambos actúan como diuréticos y agravan la deshidratación

- Las frotaciones del cuerpo con alcohol son también contraproducentes: aumentan el grado de deshidratación
- Ubique al afectado en posición de recuperación (vea el Índice) para mantener las vías respiratorias abiertas

PREVENCIÓN

Nunca deje a niños en espacios cerrados como los autos. En climas muy cálidos la gente, sobre todos los ancianos, deben beber más líquidos para evitar la deshidratación.

¿QUIÉNES SON LAS VÍCTIMAS DE UN GOLPE DE CALOR?

- El pobre
- El anciano
- Niños
- Pacientes con enfermedades físicas y mentales
- Los que usan y abusan de drogas y diversas substancias
- Los que practican intensa actividad física durante un día de muy alta temperatura

148- HIPOCALCEMIA

La hipocalcemia significa un nivel del calcio sanguíneo debajo de lo normal y fue una de mis primeras experiencias médicas.

Yo era un estudiante del último año de mi carrera médica y trabajaba como practicante en el Policlínico de Lanús, cerca de la ciudad de Buenos Aires. Súbitamente se abrió la puerta de la sala de emergencia y entró un padre desesperado con su niño de 8 años en brazos gritando que su hijo se estaba muriendo. Evidentemente el niño parecía más muerto que vivo. Estaba pálido y no respondía. Al intentar obtener su presión arterial y su brazo quedó apretado por el cinturón del aparato de presión, mostró un espasmo de la mano típicamente visto en los estados de hipocalcemia. Es la llamada tetania. Yo estaba solo en ese momento en la sala de emergencia y no podía solicitar ayuda instantánea. Ordené a la enfermera que le inyectaran al niño una ampolla de gluconato de calcio. El pequeño abrió sus ojos y le preguntó al padre: "¿Papá, en donde estoy?". El padre lloraba de alegría al ver a su hijo a salvo y me abrazaba con gratitud. El niño fue referido a un especialista para estudiar la causa de su hipocalcemia.

CONCEPTOS GENERALES SOBRE EL CALCIO

El calcio es críticamente importante para la función normal de las células, transmisión nerviosa, estructura de los huesos, coagulación de la sangre, y otras funciones. Si la hipocalcemia severa no es diagnosticada y tratada a tiempo, puede ser fatal.

¿QUÉ SUCEDE EN LA HIPOCALCEMIA GRAVE?

- Puede causar colapso cardiovascular e hipotensión (presión arterial baja) que no responde fácilmente a la infusión de fluidos endovenosos u otras drogas para elevarla
- A veces, la causa de la hipocalcemia puede ser mas peligrosa que la hipocalcemia resultante
- Arritmias amenazantes pueden aparecer así también como espasmo de los bronquios con dificultad respiratoria, hormigueos de las extremidades, desvanecimiento, insuficiencia cardiaca, angina de pecho y convulsiones.
- La muerte es rara, pero ha ocurrido

CAUSAS

Hay numerosas causas de hipocalcemia. Sólo mencionaré aquí aquellas que se observan sobre todo en condiciones emergentes.

Un bajo nivel de albúmina en la sangre es la causa más frecuente de hipocalcemia. La disminución de la albúmina sanguínea sucede en estados de cirrosis, nefrosis, quemaduras, malnutrición, enfermedades crónicas, septicemia.

El nivel de calcio en la sangre y en presencia de albúmina reducida necesita ser ajustado con fórmulas especiales para determinar las cifras correctas de la concentración del calcio en la sangre.

- Pancreatitis aguda
- Rabdomiólisis o daño muscular extenso
- Shock tóxico
- Sepsis
- Cánceres de distinto tipo pueden producir hipercalcemia y otros causan hipocalcemia
- Insuficiencia renal o hepática
- Envenenamiento con acido hidrofluórico

- Estados con citratos excesivos en el cuerpo como ocurren con administración masiva de transfusiones de sangre
- Deficiencia severa de vitamina D

MEDICAMENTOS QUE PUEDEN CAUSAR HIPOCALCEMIA

- Los inhibidores de los protones utilizados para reducir la producción de acido gástrico lo que resulta en la disminución de la absorción de calcio
- Fenitoína
- Fenobarbital
- Fluoruros
- Estrógenos
- Alcohol
- Otros

DIAGNÓSTICO

Un nivel de calcio en la sangre de menos de 8.5 mg/dl se considera hipocalcemia. Deben obtenerse niveles de hormona paratiroidea, magnesio, fósforo, otros electrolitos y evaluar la función del hígado y los riñones.

Una hipocalcemia leve no es una emergencia. Una hipocalcemia severa requiere la observación y tratamiento en una sala de cuidados intensivos. Se administra oxígeno, fluidos intravenosos, el tratamiento de arritmias y convulsiones.

La droga mágica es el gluconato de calcio endovenoso administrados en 5 a 10 minutos.

La hipocalcemia puede ser un desorden complejo y requerir consultas e intervención del médico internista, endocrinólogo, nefrólogo, intensivista, cirujano y toxicólogo.

149- HIPOGLUCEMIA

Ocurre cuando la glucosa sanguínea desciende a valores anormalmente bajos. El problema es frecuente en diabéticos medicados con drogas hipoglucemiantes y generalmente se soluciona consumiendo azúcar o algo que la contenga.

Cuando la hipoglucemia es severa, el desenlace puede ser fatal.

Nunca olvidaré el caso de un abogado de 45 años que sufría de un insulinoma. Éste es un tumor pancreático que segrega altas cantidades de insulina y la glucemia desciende precipitosamente. Los ataques hipoglucémicos del paciente consistían en demostraciones de violencia y lenguaje profano. Con la inyección endovenosa de una solución de glucosa concentrada, rápidamente cambiaba su actitud y se transformaba en lo que realmente era, un hombre cortés y educado. Me preguntaba: "¿Qué me ha ocurrido? ¡No tengo la menor idea!."

La hipoglucemia puede resultar del uso de medicamentos para tratar la diabetes, deficiencias hormonales, exceso de insulina por tumor pancreático.

LOS ENFERMOS DIABÉTICOS ENTRAN EN ESTADO DE COMA MÁS FRECUENTEMENTE PORQUE TIENEN UN EPISODIO DE HIPOGLUCEMIA QUE POR TENER NIVELES ALTOS DE GLUCOSA.

La glucosa es una forma de azúcar y es un combustible muy importante para nuestros cuerpos. Los hidratos de carbono son la fuente principal de glucosa. Las papas, el arroz, panes, tortillas, helado, cereal, leche, fruta y todos los dulces contienen mucha glucosa.

SÍNTOMAS DE HIPOGLUCEMIA

- Ansiedad aguda
- Debilidad
- Somnolencia
- Confusión
- Balbuceo
- Sudoración excesiva
- Temblor
- Mareo

Todos los mencionados son notados cuando el paciente está despierto, pero la hipoglucemia puede ocurrir durante el sueño y expresarse por

- Pesadillas
- Las sábanas y los pijamas están húmedos por tanta sudoración
- Al despertarse, se experimenta carácter irritable, confusión o debilidad

GENTE QUE TOMA MEDICINAS PARA LA DIABETES PUEDEN EXPERIMENTAR LA HIPOGLUCEMIA SI

- Consumen una dosis excesiva de insulina o un agente hipoglucemiante oral
- Las porciones entre comidas son demasiado pequeñas, se evitaron, o están demoradas
- Practican excesivos ejercicios o esfuerzos físicos
- Han bebido alcohol en exceso

PREVENCIÓN

- Tenga cuidado con el tiempo indicado para tomar la medicina para la diabetes. Hágalo en el momento que corresponde
- Tenga un plan de comida preparado por un nutricionista o endocrinólogo, el cual usted encuentra adecuado para su gusto personal
- Solicite consejo médico sobre las entre comidas
- Cuídese mucho del alcohol; puede causar hipoglucemia, sobre todo cuando se consume con el estómago vacío. Si bebe alcohol, coma algo al mismo tiempo. Los excesos del alcohol tienen consecuencias graves. La hipoglucemia que resulta se debe al efecto tóxico de esta substancia sobre el hígado el cual se altera y reduce su capacidad para liberar una cantidad de glucosa adecuada
- Mantenga los niveles de la glucosa sanguínea bajo control. Así se evitan complicaciones innecesarias
- Si usted tiene una reacción hipoglucemia leve a moderada, beba cualquiera de los siguientes:

  4 oz. de cualquier jugo de fruta o una soda regular (no dietética)
  8 oz de leche (4oz = ½ taza; 8oz = 1 taza)
  1-2 cucharaditas de azúcar o miel
  6 caramelos duros

  Controle el nivel sanguíneo de su glucosa en 15 minutos. Si el nivel es menor de 70 mg/dl, repita las sugerencias anteriores

- El ejercicio baja los niveles de glucosa

- La hipoglucemia severa puede conducir a la pérdida del conocimiento. Pregúntele a su doctor si usted califica para administrarse inyecciones de glucagón. Esta droga eleva los niveles de glucosa rápidamente y puede ser administrada por un pariente si usted está inconsciente
- Use un brazalete de identificación
- Si usted tiene reacciones de hipoglucemia frecuentes, es posible que requiera un cambio o ajuste de sus medicamentos

NIVELES NORMALES DE LA GLUCOSA SANGUINEA EN mg/dl

Los que no tienen diabetes	
En ayunas	70-110
Después de las comidas	70-140
Para diabéticos	
Antes de las comidas	90-130
Una a dos horas después del comienzo de una comida, menos de	180
Hipoglucemia	70 o menos

TUMORES

Un tumor pancreático llamado insulinoma puede causar hipoglucemia severa debido a su gran secreción de insulina. Este tumor es raro y generalmente no se extiende a otros órganos. Hay tratamientos médicos y quirúrgicos para esta condición.

SUICIDIO

Una de mis pacientes, una señora de 70 años, diabética, tratada con drogas orales, intentó dos veces suicidarse con sedativos pero tratamientos de emergencia le salvaron la vida. Se adoptaron todo tipo de precauciones para que no tuviera ningún tipo de acceso a tranquilizantes, barbitúricos y drogas por el estilo. Sus intentos suicidas continuaron y su tercer intento logró su propósito. Tomó un frasco lleno de tabletas antidiabéticas.

EN GENERAL: LA MUERTE POR HIPOGLUCEMIA ES RARA

Para más información puede contactar las siguientes organizaciones:

American Diabetes Association
National Service Center

1701 North Beauregard Street, Alexandria, VA 22311 Phone 800-232-3472
E mail: customerservice@diabetes.org Internet: diabetes.org
Juvenile Diabetes Research Foundation International
120 Wall Street—19th Floor, New York, N.Y. 10005-4001 Phone 800-533-2873
E mail info@jdrf.org Internet: www.jdrf.org

150- HIPOKALEMIA

Hipokalemia significa niveles de potasio reducidos en la sangre.

El potasio es esencial para la conducción nerviosa y la contractilidad de los músculos del cuerpo y también del músculo cardiaco. Su concentración normal varia de 3.5 a 5.0 mEq/L (miliequivalentes por litro). La hipokalemia se diagnostica cuando el nivel de potasio en la sangre desciende debajo de 3.5 mEq/L.

La hipokalemia está comúnmente asociada con el uso de diuréticos, drogas que se utilizan para tratar la hipertensión, insuficiencia cardiaca, enfermedades del hígado y del riñón y edemas (excesiva acumulación de líquido en el cuerpo)

Dos de los diuréticos más recetados, las tiazidas y la furosemida, pueden causar hipokalemia pero otros diuréticos, la espironolactona y el triamterene, no conducen a la hipokalemia y en ocasiones producen el efecto opuesto (niveles altos de potasio en la sangre o hiperkalemia), al retener potasio en lugar de desecharlo por los riñones.

Los vómitos y la diarrea causada por agentes infecciosos causan hipokalemia.

Alrededor de 2.5 millones de infantes mueren el mundo por año, la mayor parte en países pobres del Asia y África. En EE.UU. la deshidratación es una causa importante de depleción de potasio la cual produce debilidad muscular y el riesgo de un arresto cardiaco.

Los infantes son particularmente susceptibles al paro cardiaco, especialmente cuando una diarrea continúa por dos semanas o más.

Las anemias y laxativos son frecuentemente utilizados por pacientes que sufren de anorexia. La hipokalemia que resulta puede ser fatal.

Los vómitos pueden causar hipokalemia pero no tanto por el contenido de potasio existente en el material vomitado sino porque el ácido del jugo gástrico, al ser eliminado, transforma a la sangre en más alcalina, lo que hace que los riñones eliminen más potasio.

Los alcohólicos sufren de hipokalemia con frecuencia debido a vómitos, diarrea, y pobre nutrición.

El ayuno prolongado y la inanición provocan hipokalemia pero puede transcurrir un cierto tiempo para que esto ocurra. Hay personas que han registrado un nivel de potasio de 3.0 mEq/L después de estar en ayunas durante 100 días.

Hay ciertos disturbios hormonales que se acompañan de hipokalemia. Excesiva consumición de licorice tiene ese efecto también.

SÍNTOMAS

Hipokalemia de grado moderado causa calambres musculares con el ejercicio, molestias musculares durante el reposo, debilidad, confusión, desorientación. Hipokalemia severa conduce a una debilidad extrema y parálisis. La muerte puede ocurrir cuando se paralizan los músculos respiratorios o cuando el corazón deja de latir.

Una hipokalemia severa existe cuando los niveles sanguíneos son menores de 2.5 mE/L.

TRATAMIENTO

Una hipokalemia severa es considerada una emergencia médica que requiere manejo en una sala de cuidados intensivos. Es esencial seguir de cerca la función cardiaca y respiratoria. Se administra cloruro de potasio por vía endovenosa. En casos moderados, el reemplazo de potasio puede hacerse por vía oral.

Los pacientes que toman diuréticos regularmente deben controlar periódicamente las posibles deficiencias de potasio. No todos los pacientes medicados con diuréticos desarrollan hipokalemia ni todos los pacientes que toman diuréticos deben ser tratados con suplementos de potasio.

Los enfermos que sufren de insuficiencia renal a veces retienen potasio y su administración puede ser peligrosa.

Aquellos que son tratados con la digital y desarrollan hipokalemia tienen riesgo más alto de la intoxicarse con esta droga, y requieren supervisión especial, a veces en un hospital.

Alimentos ricos en potasio son la banana, tomates, higos, pasas de uvas, porotos, papas, y la leche.

151- HIPOMAGNESEMIA

Significa un nivel sanguíneo bajo de magnesio, usualmente menor de .7mol/L.

Lo notable de esta condición es que la determinación del magnesio sanguíneo no es rutinariamente ordenada como lo son otros tests de rutina, como el recuento de glóbulos rojos y blancos, la glucosa, calcio, fósforo, tests de la función hepática y renal, de tal manera que su diagnóstico es omitido. Lo preocupante es que una deficiencia de magnesio puede ser mortal.

El cuerpo humano contiene 21-28 g de magnesio. Cincuenta por ciento está localizado en el hueso, 19% en el tejido no muscular, y el 1% en el fluido extracelular como la sangre.

Parte del magnesio es libre y otra esta adherida a proteínas, fosfato y bicarbonato.

El magnesio puede ser encontrado en vegetales verdes, nueces, trigo, pescados y mariscos, y la carne. Es absorbido en el intestino delgado aunque el colon sigmoideo y el recto también lo absorben pero en grado menor. Esta es la razón porque a veces se han reportado altos niveles sanguíneos de magnesio después de la aplicación de enemas que contienen magnesio.

Cuando por variadas razones, los niveles de magnesio en la sangre disminuyen, la reserva que existe en los huesos va al rescate y libera magnesio para compensar la situación.

La falta de magnesio inhibe la secreción de hormona paratiroidea, lo cual conduce a la hipocalcemia (bajo niveles sanguíneos de calcio).

CAUSAS DE HIPOMAGNESEMIA

Diez a veinte por ciento de todos los pacientes hospitalizados y el 60-65% de los enfermos tratados en las salas de cuidados intensivos tienen hipomagnesemia. Esto resulta de la consumición inadecuada de magnesio, su defectuosa absorción en el intestino, o su excesiva eliminación por los riñones.

Situaciones asociadas con hipomagnesemia incluyen las siguientes:

- Alcoholismo
- Antibióticos
- Deficiencia de selenio
- Deshidratación
- Diabetes
- Diarrea
- Digital
- Envenenamiento por fluoruro hidrogenado
- Estrés severo
- Exceso de café o té
- Exceso de calcio
- Excesiva consumición de azúcar
- Infarto agudo de miocardio
- Insuficiencia de vitaminas B6 y D
- Insuficiente exposición a la luz solar
- Pancreatitis aguda

El 40% de los casos de hipomagnesia también tienen hipocalcemia (reducidos niveles de calcio en la sangre). El 60% tienen hipokalemia (disminución del potasio sanguíneo).

TRATAMIENTO

Depende de la severidad y los efectos clínicos causados por la hipomagnesemia. La administración de magnesio por vía bucal es adecuada para casos leves. Aquellos que sufren síntomas severos requieren sulfato de magnesio por vía endovenosa.

Los trastornos que pueden necesitar la vía intravenosa son:

- Arritmias, incluyendo taquicardias malignas. El magnesio contribuye a la estabilización de arritmias que no han respondido a otras drogas
- Pre-eclampsia, enfermedad del embarazo que puede causar convulsiones debidos a espasmos de las arterias cerebrales. El sulfato de magnesio reduce estos espasmos
- Ataque agudo de asma: El magnesio dilata los bronquios

La muerte por deficiencia de magnesio es particularmente trágica si se considera que puede evitarse descubriendo su presencia con un simple examen de sangre y la administración de magnesio por vía endovenosa.

152- HIPOTERMIA

Dos mujeres fallecen una misma noche y se presentan en el paraíso delante de sus grandes puertas para ser evaluadas para su admisión. Comienzan una conversación sobre sus respectivas mortales experiencias.

María: Rosa, nosotros hemos pasado al otro mundo hace pocas horas. ¿Has experimentado dolores o molestias? ¿Fue la transición fácil o difícil?

Rosa: Oh, no fue tan traumática, realmente. Recuerdo haberme sentido congelada. ¡Que fría estaba! Perdí la conciencia gradualmente, pero no sufrí dolor alguno . . . . Y tú María, cuéntame . . .

María: Te diré. Mi experiencia fue terrible. Era la media noche y yo sabía que mi marido me estaba metiendo los cuernos con una mujer adentro de mi propia casa. Yo estaba segura que la mujer estaba escondida allí y el bandido de mi marido se hacía el dormido pretendiendo que nada ocurría. Busqué asiduamente por todos los rincones: adentro de los roperos, el altillo, los baños, debajo de las camas. En fin, todos los lugares imaginables. Pero no la encontré. Tan grande fue mi frustración y disgusto, que sentí un fuerte dolor de pecho, tuve un infarto, y aquí estoy . . .

Rosa: María, es una pena que no se te ocurrió buscar a la amante de tu esposo adentro del refrigerador. ¡Si lo hubieras hecho, es muy probable que nosotras dos estaríamos aún vivas! . . . .

Los organismos necesitan cierta temperatura para su subsistencia. Normalmente, los humanos y otros animales de sangre tibia mantienen la temperatura corporal alrededor de un nivel constante y a través de un proceso biológico llamado mecanismo de homeostasis.

Cuando la temperatura del cuerpo cae debajo del nivel necesario para mantener un metabolismo y la función de los órganos de manera normal, éstos se afectan. Si los cambios son persistentes y no se revierten, el proceso puede terminar en la muerte.

La temperatura normal de los humanos es 37.C (98.6F).

Se estima que 800 personas que usan botes por motivos recreacionales, pescadores comerciales y marineros mercantes mueren anualmente en Estados Unidos por su inmersión en agua fría. Las estadísticas de mortalidad incluyen, sin embargo, muchas muertes por ahogo.

La diabetes, el alcohol, edad avanzada, y la intoxicación por drogas predisponen a un mayor grado de hipotermia. El suicidio, trastornos psiquiátricos, y accidentes de vehículos motorizados son factores que contribuyen a la hipotermia.

LOS ESTADÍOS DE LA HIPOTERMIA

Fase I—La temperatura corporal desciende de 1 a 2 grados C (1.8-3.6F) debajo de la temperatura normal. Ocurren escalofríos, las manos se adormecen y pierden la capacidad de moverse con cierta agilidad. La respiración se torna rápida y superficial. Se ve la "piel de gallina".

La entrada en la fase siguiente o fase 2 se nota por la incapacidad de la persona para tocar su dedo pulgar con su dedo menique (los músculos dejaron de operar). Un estado de pánico y shock contribuyen a un estrés de gran envergadura y puede ocurrir un paro o arresto cardiaco.

Fase II—La temperatura desciende de 2 a 4 grados C (3.6-7-2F). Los escalofríos son más intensos y hay mayor incoordinación muscular. Los movimientos son lentos, las manos tiemblan. El cuerpo está pálido, los labios, lóbulos de las orejas, dedos de la mano y los pies están azulados. La víctima está confusa.

Fase III—La temperatura corporal cae debajo de los 32 grados C (90F). Los escalofríos se detienen, el pensamiento es muy lento, se presenta la amnesia, y se pierde la habilidad para mover las manos. Debajo de los 30 grados C (86F) el caminar es de difícil a imposible, la conducta es incoherente e irracional, arritmias ocurren (ritmos lentos o rápidos). Muchos órganos esenciales funcionan mal. La muerte clínica (ningún pulso, presión arterial y respiración) ocurre. Sin embargo, debido a la disminuida actividad celular durante la fase III de la hipotermia, el cerebro dura más.

TRATAMIENTO

Hipotermia leve (hay ciertos escalofríos pero la víctima puede sostener una conversación racional) solamente requiere la remoción de las ropas húmedas y su reemplaza por ropas secas o una manta.

Las víctimas de hipotermia severa tienen muy buenas probabilidades de sobrevivir si son tratados a tiempo y apropiadamente.

Si una persona hipotérmica muere durante el proceso de "calentamiento" y no hay ninguna otra evidencia de trauma o enfermedad, es posible que el individuo pudiera haber muerto por haber sido tratado incorrectamente.

El afectado debe ser evacuado del agua fría y se le debe proveer un ambiente tibio. La ropa se remueve sólo si puede hacerse con un mínimo de movimientos de su cuerpo. Se trata de evitar al máximo la perdida adicional del calor corporal. Por la misma razón, los masajes del cuerpo deben ser evitados.

La persona semiconsciente es acostada con su cara mirando hacia arriba, con la cabeza ligeramente inclinada hacia un lado para evitar la aspiración del vómito en caso que ocurra.

La cabeza doblada hacia abajo aumenta el flujo cerebral.

Los primeros treinta minutos en el tratamiento de la hipotermia son de importancia crítica. El objetivo primordial es estabilizar a la víctima y evitar un descenso aún mayor de su temperatura corporal. Es imperativo comenzar el procedimiento de entibiamiento en el mismo lugar en donde está la víctima. En algunos casos no está en condiciones de movilizarse o ser movilizada.

Si está disponible, ubique a la persona en una bañadera con agua caliente que tenga una temperatura de 105-110 grados F.

Es muy importante mantener los brazos y piernas fuera del agua caliente para prevenir un desastre. Éste ocurre cuando la sangre fría de las extremidades superiores e inferiores es forzada a entrar en el resto del cuerpo lo cual resulta en un nuevo enfriamiento que uno está tratando de evitar por todos los medios. El error puede ser fatal.

Si una bañadera no se encuentra disponible, aplique toallas o frazadas a la cabeza de la víctima, su cuello, pecho, abdomen, y áreas de las caderas.

No caliente los brazos y las piernas

Si nada de lo mencionado esta disponible, la persona encargada del rescate puede usar su propio cuerpo para entibiar el de la hipotérmica víctima.

En resumen: seque, cubra, y gradualmente entibie y caliente a la víctima. Las frazadas ofrecen ayuda limitada. El contacto con otra persona y el beber líquidos dulces calentados representan una mejor opción.

Casos de hipotermia severa requieren hospitalización inmediata. La estabilización de la temperatura se efectúa a través de la inhalación de aire húmedo tibio u oxígeno. El sistema RES-Q-AIR permite este tipo de operación de rescate. La maniobra es crítica durante los primeros 30 minutos de la terapia para la hipotermia.

El recalentamiento por inhalación es el único método, no invasivo, para el aumento de la temperatura adentro del cuerpo. Es utilizado en hospitales y otras situaciones especiales tales como rescates en cuevas, montanas, zonas de nieve y de deportes de invierno y los guardas costas para rescates en el mar.

Las técnicas de recalentamiento interno incluyen el lavado gástrico, torácico y peritoneal. Consiste en la circulación de soluciones calentadas en las cavidades del cuerpo. También se utilizan soluciones endovenosas con aumentada temperatura, diatermia (uso de ultrasonido y micro-onda), circulación extracorporal (el recalentamiento de la sangre fuera del cuerpo).

Las arritmias cardiacas del enfermo hipotérmico son más resistentes y difíciles de tratar.

Y ahora, cuidado con la siguiente advertencia:

HAN HABIDO CASOS DE RECUPERACIONES IMPRESIONANTES DESPUES DE ARRESTOS O PAROS CARDIACOS PROLONGADOS EN CASOS DE HIPOTERMIA SEVERA.

Esto probablemente se debe al hecho que bajas temperaturas previenen los daños celulares cuando el abastecimiento de sangre y oxígeno han cesado por un cierto período de tiempo.

Una víctima no debe ser considerada muerta hasta después que demuestre estar recalentada y muerta.

Estudios de investigación y experiencias de la vida real indican que hay gente que sobrevive la inmersión en aguas frías mucho más tiempo de lo que la gente comúnmente cree. Muchos niños han sido rescatados de aguas heladas después de 30 minutos y han sobrevivido.

PREVENCIÓN

- El agua fría roba calor del cuerpo mucho más rápidamente de lo que lo hace un aire frío. Salir del agua fría lo antes posible es de importancia fundamental
- Personas que usan botes durante los meses de invierno deberían estar entrenadas en técnicas para salvarse a uno mismo y salvar a otros. La mayor parte de los accidentes envuelven botes pequeños. Su mayor parte, aún cuando están llenos de agua, aguantan el peso de sus ocupantes.
- Si el bote se ha dado vuelta y no se puede colocar en la posición correcta, súbase arriba de él
- El esfuerzo físico como el nadar, causa pérdida de calor del cuerpo a una velocidad mucho más rápida que la estadía en agua fría
- Si usted está sumergido, evite el pánico. Tiene que decidir si es mejor nadar—lo cual aumenta la pérdida de calor de su cuerpo—o permanecer inmóvil—lo cual aumenta la preservación de calor adentro de su cuerpo
- Es una decisión difícil que ninguno quisiera enfrenta
- Siempre asegúrese que su bote y su equipo funcionan bien
- Infórmese sobre las condiciones del tiempo antes de navegar y siempre dígale a otra persona a donde se dirige y cuando piensa volver

- Después del traje protector para bucear, la lana es el material que ofrece mejor protección
- No se olvide de usar un salvavidas o equipo flotador cuando navega
- La ropa apropiada ayuda a evitar la hipotermia. Esta es la ropa que no retiene mucho el agua de la sudoración. ¿Por qué? Porque el agua rápidamente conduce el calor afuera del cuerpo. El algodón no es bueno para protección porque retiene agua. Los materiales sintéticos y tejidos de lana ofrecen más protección porque se secan más rápidamente
- Curiosamente, la cabeza es la parte del cuerpo que pierde más calor (un tercio del calor del cuerpo). Por lo tanto, es importante cubrir y calentar la cabeza
- Los niños son particularmente sensibles a la hipotermia. En un par de horas en aguas tan tibias como de 16 grados C (61 grados F) ellos pueden morir en agua de mar

La hipotermia y el alcohol representan un poderoso y explosivo coctel.

El alcohol causa vasodilatación generalizada y aflujo sanguíneo a la piel. Esto facilita una pérdida de calor por "disipación" a través de la piel. El individuo que bebe alcohol se siente ligeramente acalorado por el aumento de sangre que circula por la superficie de su cuerpo. Pero este es un fenómeno temporario que desaparece cuando el calor se ha transmitido hacia el exterior.

La hipotermia inducida por el alcohol facilita la neumonía.

Nunca administre alcohol a un paciente hipotérmico.

LA PARADOJA DEL DESVESTIRSE

Las personas que sufren de hipotermia están desorientadas, agitadas y confundidas. Este estado mental lleva a algunos de ellos a desvestirse. Víctimas han sido encontradas muertas en estas condiciones. La policía ha sospechado en ocasiones que estas personas pudieran haber sido sexualmente atacadas.

La hipotermia puede ser fatal. Sin embargo, aquellos que están informados sobre la forma de prevenirla y tratarla son los que tienen las mejores chances de sobrevivir si alguna vez se encuentran en esta escalofriante situación.

153- HIPOTERMIA DEBIDA A LA INMERSIÓN EN AGUA

La tolerancia al agua fría varia de persona a persona. La condición física tiene gran importancia en el cuadro total de lo que sucede en una inmersión de agua fría.

La primera reacción de una persona que se cae en agua fría es de pánico y shock. Este estado emocional de por sí puede causar un paro cardiaco. Pero mucho más a menudo la víctima sufre de desorientación y las extremidades no pueden moverse. A menos que una asistencia llegue a tiempo, lo que significa rápidamente, la persona pierde el conocimiento y no puede evitar la muerte.

La temperatura normal del cuerpo es de 97-98.6 grados F. Una temperatura de 96.5 grados F causa escalofríos. A los 94 grados F, amnesia; a los 86 grados F, pérdida de la consciencia y a los 79 grados F, la muerte.

QUÉ HACER

Aquellos que usan el bote durante los meses de invierno deben estar entrenados en técnicas de auto rescate y el rescate de otras personas. Muchos accidentes ocurren en botes de pequeño tamaño. Usualmente, botes que se llenan de agua toleran el peso de sus ocupantes. Si el bote se ha volcado, trate de lograr su posición normal. Si esto no es posible, súbase al bote. Trépelo.

El nadar aumenta significantemente la pérdida de calor del cuerpo y reduce el tiempo de sobrevida aproximadamente un 50%. Por otra parte usted pudiera tener que adoptar una medida decisiva y tratar de nadar para salir del agua.

La decisión es muy difícil: o usted conserva calor al no nadar y esperar por el equipo de rescate o nada sabiendo que perderá un calor corporal del cual depende su vida.

PRECAUCIONES

- Su bote y equipos deben estar en perfectas condiciones
- Infórmese sobre las condiciones del tiempo antes de navegar
- Siempre dígale a alguna persona a donde va y cuando piensa regresar

- Use varias capas de ropa liviana
- El mejor traje es el traje especial para buceo. La segunda mejor opción es la lana
- Use un flotador personal

PRIMEROS AUXILIOS

- Saque a la persona del agua fría y ubíquela en un ambiente tibio
- Si es posible remueva las ropas de la víctima sin moverlo demasiado. Esto evita más pérdida de calor
- No dé masajes en las extremidades
- Ubique la persona semiinconsciente con la cara para arriba
- Use oxígeno tibio humidificado por máscara si usted sabe hacerlo
- Caliente la víctima inmediatamente en una bañadera que contenga agua con una temperatura de105 grados F, **pero**

  NO INCORPORE LOS BRAZOS Y PIERNAS DE LA VÍCTIMA EN AGUA CALIENTE: PUEDE SER FATAL, porque la sangre fría de las extremidades es forzada en el resto del cuerpo reduciendo aún más la temperatura corporal a niveles que pueden ser letales

- Si una bañadera no está disponible, aplique toallas o frazadas calientes en la cabeza, cuello, cintura y el abdomen
- **NO CALIENTE LOS BRAZOS O LAS PIERNAS**
- Si no hay nada disponible para calentar al paciente, la persona que lo ayuda puede usar el contacto de su cuerpo
- Nunca permita que la víctima beba alcohol. La vasodilatación que resulta disipa el calor del cuerpo y eso es exactamente lo opuesto de lo que uno desea hacer

Y AHORA, RECUERDE LO SIGUIENTE

Muchas personas que se ha retirado del agua y quienes parecían "casi ahogados" pueden parecer muertos ya que no aparecen pálidos y sin pulso, presión arterial y respiración. Están azulados y con pupilas dilatadas.

Algunas veces estas personas no están muertas. Existe el reflejo de la inmersión que desvía la sangre de los brazos y las piernas hacia los órganos vitales como el cerebro, corazón y pulmones. A veces, la víctima solo produce 6 a 8 latidos por minuto. La resucitación cardiopulmonar debe iniciarse inmediatamente. Es importante que la persona que procede con la técnica de resucitación sepa cómo hacerla ya que de lo contrario la condición de la victima puede pasar de crítica a algo aún peor.

Prepárese en las técnicas de resucitación cardiopulmonar si usted tiene actividad con los botes. Asegure un buen entrenamiento.

También recuerde que hay un número de niños que han sido exitosamente resucitados después de haber estado inmersos en temperaturas de congelación durante 20 minutos.

154- INSUFICIENCIA AGUDA Y FULMINANTE DE LA GLÁNDULA ADRENAL

Las glándulas adrenales están localizadas cerca del polo superior de los dos riñones y producen hormonas esenciales para la vida. Cada glándula posee dos secciones: la central llamada medular y la zona más externa o periférica conocida como la capa cortical. La primera produce catecolaminas, epinefrina (adrenalina) y norepinefrina. La segunda o cortical manufactura los esteroides. Cuando los niveles de las hormonas en la sangre circulante están disminuidos el paciente sufre de insuficiencia adrenal.

TIPOS DE INSUFICIENCIA ADRENAL

Hay tres:

- Insuficiencia adrenal primaria. Es causada por la destrucción anatómica de las glándulas adrenales. Hace varias décadas la tuberculosis era la causa más frecuente. Corrientemente, en Estados Unidos, una reacción de tipo inmunológico es responsable por la destrucción de las adrenales en la mayoría de los casos. Se le llama enfermedad de Addison.
- Insuficiencia adrenal secundaria. La glándula pituitaria enferma no produce una hormona llamada adrenocorticotropina. Esta hormona normalmente estimula a las glándulas adrenales a segregar esteroides.
- Otra causa de insuficiencia adrenal secundaria ocurre cuando el paciente ha estado medicado con esteroides (derivados de la

cortisona) por cierto tiempo. En esos casos, las adrenales sufren de pereza y cuando las hormonas esteroides son requeridas en casos de trauma, operaciones o situaciones de gran estrés, no producen la cantidad de cortisona necesaria y esto puede llevar a una "crisis adrenal"

- Insuficiencia adrenal aguda. Es una exacerbación de una insuficiencia adrenal crónica causada por una cirugía, anestesia, deshidratación, trauma, asma, estrés, hipotermia, alcohol, infarto de miocardio, fiebre, septicemia, dolor, hipoglucemia, psicosis, depresión, el retiro de esteroides usados como medicinas.

Una crisis de insuficiencia adrenal aguda puede ser fatal

SÍNTOMAS DE INSUFICIENCIA ADRENAL

Debilidad, pigmentación de la piel, y pérdida de peso, son los más frecuentes. Otros síntomas son el dolor abdominal, deseo de comer sal, diarrea, constipación, desmayo.

TRATAMIENTO DE LA CRISIS POR INSUFICIENCIA ADRENAL

- Hospitalización inmediata en una sala de cuidados intensivos
- Cuidado de las funciones respiratorias, cardiacas y de la circulación
- Corrección de hipoglucemia, niveles sanguíneos bajos en sodio y altos niveles de potasio y calcio
- Administración de hidrocortisona y fludrocortisona
- Tratamiento de la causa que origino la crisis
- Consulta con un endocrinólogo

EL PRESIDENTE KENNEDY Y SU ENFERMEDAD DE ADDISON

Sufría de esta enfermedad pero la mantuvo en secreto. Información médica hecha pública en el año 2000 reveló que el Presidente Kennedy fue diagnosticado la enfermedad de Addison en 1947. Fue un hombre enfermo por el resto de su vida. Durante su presidencia consumía de 10 a 12 diferentes medicamentos: antiespasmódicos y elixir paregórico para su diarrea, relajantes musculares, fenobarbital, librium, meprobamate, codeína, demerol, metadona, cortisona oral, cortisona inyectable, testosterona y nembutal.

Como si todo esto no fuera suficiente, padecía de un severo dolor de la espalda baja (lumbar) a pesar de haberse sometido a varias operaciones de discos lumbares. El médico de la Casa Blanca con frecuencia le inyectaba novocaína en el área lumbar seis veces al día. También tenía fracturas de la columna vertebral debido a osteoporosis. Muchas veces caminaba con muletas.

155- INSUFICIENCIA HEPÁTICA AGUDA Y FULMINANTE

La insuficiencia aguda y masiva del hígado no es una condición común aunque es gravísima: El hígado está tan afectado que el sobrevivirlo no es siempre posible.

El proceso es un deterioro rápido, usualmente en una persona joven y previamente saludable.

El hígado normalmente manufactura, entre otras cosas, substancias que controlan la coagulación de la sangre. Cuando existe insuficiencia masiva del hígado esta función no puede cumplirse y el paciente tiene complicaciones hemorrágicas serias. También hay alteraciones mentales (encefalopatía). El paciente nunca ha tenido enfermedad hepática como una cirrosis u otra dolencia. La mortalidad es alta.

Los virus de la hepatitis o hepatitis por mecanismo auto-inmunitario y una hipersensibilidad a distintas drogas pueden causar una insuficiencia hepática aguda y fulminante. Ejemplos de sus causas: antibióticos como la ampicilina, ciprofloxacino, eritromicina, tetraciclina, y otros. Antiepilépticos (fenitoína), agentes anestésicos (halotano), salicilatos (síndrome de Reyes), drogas ilícitas (éxtasis, cocaína), agentes inflamatorios no derivados de la cortisona, antidepresivos, (amitriptilina, nortriptilina) y otras drogas pueden originar esta temible complicación.

La causa más frecuente de insuficiencia hepática aguda y fulminante en Estados Unidos e Inglaterra es la toxicidad producida por la droga acetominofen. El medicamento es útil y benigno cuando se emplea para calmar dolores y en dosis correctas. Hay personas que la abusan su uso. 4 gramos por día de la droga causa más decesos que fallas hepáticas fulminantes provocadas por otras razones.

El acetominofen también se emplea con intenciones suicidas. Los episodios están ligados a estados depresivos, adicción a drogas, dolores crónicos, abuso de alcohol o de narcóticos.

En Estados Unidos ocurren 2.000 casos de insuficiencia hepática aguda por año y drogas son responsables por más del 50% de ellos. La toxicidad por acetominofen representa el 42% de los casos y otras drogas por 12%. Aproximadamente el 15% de los casos son de origen no identificado.

Otros agentes responsables son la Hepatitis B, la hepatitis autoinmune, la enfermedad de Wilson, el hígado graso del embarazo y el HELLP (por favor vea el capítulo 8).

La hepatitis por el virus E está asociada con una alta incidencia de insuficiencia aguda del hígado en mujeres embarazadas, lo que representa un motivo de preocupación para aquellos que viajan a o viven en zonas endémicas.

La evolución de un paciente con insuficiencia aguda del hígado depende de su causa y la severidad de sus complicaciones. El edema cerebral, la falla respiratoria y renal, hemorragias y la septicemia son difíciles de sobrevivir, particularmente cuando ocurren simultáneamente. Los de peor augurio son los niños menores de 10 años y los adultos mayores de 40. Es importante seleccionar los candidatos al trasplante del hígado.

156- INTERRUPCIÓN DE LA DROGA CLOPIDOGREL DESPUÉS DE UN EVENTO CORONARIO AGUDO

La droga clopidogrel, comercialmente conocida con el nombre de Plavix, es una medicina extraordinariamente útil y se usa para la prevención de coágulos (trombos) en las arterias carótidas y las coronarias.

En la actualidad, el clopidogrel se prescribe para los episodios de insuficiencia coronaria aguda y por variados períodos después y por lo menos por un año para aquellos que han sido tratados con un stent coronario.

Un artículo reciente en Cardiology Review (Octubre 2008, vol 25, Número 10, por el Dr. P. Michael y colaboradores reportó la formación de coágulos en las arterias coronarias (trombosis) poco después de haber interrumpido Plavix.

En un estudio nacional de pacientes tratados médicamente y otros con balón coronario con stents, los autores encontraron una incidencia alta de muerte e infartos de miocardios durante el inicial

periodo de 90 días después de suprimir el clopidogrel. El fenómeno parece estar relacionado con un efecto de rebote en la activación de las plaquetas.

Algunas veces sólo toma unos días o semanas después que la droga fue discontinuada para la aparición de síntomas cardiacos inestables.

NO DEJE DE TOMAR PLAVIX A MENOS QUE SU DOCTOR LO INDIQUE.

157- INEFECTIVO TRATAMIENTO DE UNA EMERGENCIA DEBIDO A UN ACCESO DEFICIENTE A UNA EXCELENTE FACILIDAD MÉDICA

Para salvar una vida en caso de emergencia médica es importante tener acceso rápido a una buena facilidad médica, contar con personal entrenado, y, en ocasiones, disponer de tecnología avanzada. Varios factores y disciplinas intervienen en este proceso: la policía, servicios de rescate, personal de ambulancia y hospital, infraestructura hospitalaria y tecnología.

En los países desarrollados, los servicios de emergencia son efectivos pero aún así, existen situaciones especiales que terminan en tragedia.

Considere el caso de pequeñas comunidades o aquellas localizadas en lugares remotos, aislados. El transporte por ambulancia u otros medios de transporte hacia un centro médico capaz de tratar todo tipo de emergencia no es fácil. Los pacientes típicamente son llevados al hospital por ambulancias de la policía y servicios de rescate.

En países en desarrollo la coordinación para transportar y tratar las emergencias médico-quirúrgicas es aún más difícil. No se trata solamente de que el paciente llegue a un hospital por cualquier tipo de transporte sino lo que el hospital tiene, tecnológica y científicamente, para solucionar la crisis. La situación es más grave cuando se presenta un segmento de la población con decenas o cientos de personas que por una razón u otra corren el peligro de perder la vida.

Las emergencias ocurren en zonas urbanas y rurales. Los servicios de emergencia están sobre todo concentrados en las primeras. Cualquiera sea el lugar en donde usted vive, asegúrese cuando todavía disfruta de buena salud, de asegurarse que, en caso de gran necesidad, usted podrá ser transportado a un centro médico que tenga profesionales y tecnología de calidad superior.

El lapso de tiempo para suministrar un tratamiento de emergencia es un punto crucial que impacta negativamente en las probabilidades de sobrevida del afectado. La calidad profesional es de enorme importancia también. La condición de un enfermo puede deteriorarse drásticamente en minutos, y a veces, en segundos.

El personal paramédico y de rescate es de enorme utilidad y salva muchas vidas.

Las medidas básicas de primeros auxilios son, asimismo, de gran importancia y deberían ser implementadas por policías, bomberos, maestros de escuela, voluntarios en la comunidad, conductores de buses, trabajadores de la industria y miembros de familia.

Le aconsejo que estudie la disponibilidad de los equipos de rescate en su comunidad, así también como la calidad de los profesionales y los hospitales a los que usted pudiera atenderse en caso de experimentar un infarto agudo de miocardio, embolismo pulmonar, peritonitis, hemorragia, un ataque severo de asma, convulsiones, arritmias cardiacas amenazantes o cualquier otra condición médica que tenga el potencial de convertir un rozagante día de sol en una nebulosa catástrofe.

158- MENINGOCOCCEMIA

Cuando era un recién graduado atendía la sección de enfermedades infecciosas de la Universidad de Buenos Aires, en el hospital Muñiz. El lugar en sí era una especie de museo de enfermedades infecciosas en donde todos los días se admitían pacientes con todas las infecciones imaginables. Y una de ellas era una enfermedad brutal y agresiva: la meningococcemia.

El germen responsable es la Neisseria Meningitidis. Epidemias con esta pesadilla de bacteria existieron en la Primera y Segunda Guerra Mundial, y los conflictos de Corea y Vietnam. Miles fueron afectados. La mortalidad era altísima.

Algunos de estos pacientes desarrollan meningitis. Otros tienen septicemia sin meningitis. Septicemia o sepsis es un número enorme de bacterias que se multiplican incesantemente en el sistema circulatorio.

Los síntomas son alta fiebre, escalofríos, dolores musculares, nauseas, postración y extrema debilidad, y una erupción que se extiende por los párpados, el tronco y las extremidades. Luego aparece la lesión típica llamada petequia, la cual es una manchita hemorrágica de la piel pero se ven cientos de ellas diseminadas por todo el cuerpo. El paciente tiene problemas con su coagulación y aparecen distintas zonas de sangramientos, un ejemplo es la hemorragia gastrointestinal.

La enfermedad es muy seria y a menudo termina en catástrofe. El paciente tiende a colapsar con una presión arterial muy baja y entra en estado profundo de shock del cual no es fácil recuperarse.

TRATAMIENTO

Altas dosis de Penicilina

PROFILAXIS (PREVENCIÓN)

El Rifampin es la droga de elección, 600 mg cada12 horas por dos días. Para niños, 10mg/Kg. cada 12 horas por dos días. Para embarazadas: ceftriaxone 125 mg inyección intramuscular una sola vez.

El valor de la prevención en escuelas o instituciones militares no es tan cierto

Hay vacunas disponibles para las bacterias de los grupos A, C, Y, y W-135.

159- MUERTE SÚBITA EN ATLETAS

Era el año 490 antes de Cristo. Los persas y los griegos (atenienses) estaban en guerra. El imperio persa era muy poderoso y se extendía desde Asia a Egipto y lo que es hoy Turquía. Los griegos dominaban regiones y ciudades no siempre conectadas geográficamente y el número de soldados persas era, con respecto al de los soldados griegos, cuatro veces más numeroso. Pero los griegos tomaron una decisión atrevida: decidieron atacar por sorpresa y algunas horas más tarde más de 6.000 soldados Persas yacían muertos mientras que sólo 192 atenienses habían perdido la vida.

Phidippides fue un guerrero griego que había tenido entrenamiento especial para correr largas distancias. Se le ordenó que fuera a Atenas a notificar la noticia del triunfo después que él mismo había luchado durante varias horas. Obviamente, estaba haciendo más de lo debido. Corrió 26 millas en más o menos 3 horas, entregó su mensaje, dijo: "¡Vencimos!" e inmediatamente se desplomó muerto.

No se sabe con certeza si éste fue el primer atleta que murió súbitamente después de un intenso esfuerzo físico, pero sin duda, es el más memorable. Pero, ¿por qué Phidippides no usó un caballo? Se ha dicho que tenía que cruzar montanas y ríos, o sea, aparentemente, le resultó más fácil correr.

Fue la batalla de Maratón. Las maratones modernas conmemoran su hazaña. Y hay una película que relata su historia, El Gigante de Maratón, con Steeve Reeves.

En la actualidad, atletas excelentemente entrenados en las escuelas secundarias y universidades infrecuentemente caen muertos a causa de un paro cardiaco. El Dr. Van Cam y asociados han descripto en 1995 160 casos de muerte no traumática en estudiantes de la escuela secundaria entre 1983 y 1993. El sexo masculino fue el más afectado, la proporción con el femenino fue de 10:1. Otros estudios confirmaron la misma proporción. El arresto cardiaco en mujeres atletas es muy raro.

La muerte súbita ocurre más comúnmente en hombres y en Estados Unidos, el fútbol americano y el baloncesto son responsables por las 2/3 partes de las muertes de los atletas. En otras partes del mundo, el fútbol es el deporte número 1 en causar muertes súbitas.

Antonio Puerta, un jugador de fútbol internacionalmente conocido, estaba jugando para el Sevilla FC y el 28 de agosto de 2007 murió tres días después de haber tenido varios arrestos cardiacos durante un juego de la Liga de España contra el Getafe. El paro cardiaco le produjo serios daños a varios órganos, incluyendo el cerebro, el cual sufrió consecuencias irreversibles como resultado de la falta de sangre y el oxígeno que caracteriza los arrestos cardiacos repetitivos prolongados.

La causa de estos episodios de paro cardiaco en el caso de Antonio Puerta fue una condición rara conocida como la **displasia arritmogénica del ventrículo derecho.** (Por favor vea la sección 100).

Su novia estaba esperando su primer hijo. Él falleció el 28 de agosto de 2007, y su hijo nació un par de meses después. El Sevilla FC retiró el número 16 que Puerta usaba en su camiseta, con la provisión de que algún día, si su hijo jugara al fútbol en ese club, él tendría la exclusiva opción de usar la camiseta con el número de su padre.

Después de la muerte del jugador, la FIFA ordenó la instalación de equipos de resucitación en especiales habitaciones en cada estadio que ocuparon las selecciones de la Copa Sud Americana para la clasificación del Mundial.

Este tipo de tragedia no es única. Hace unos años, yo estaba mirando un juego de fútbol por televisión entre un equipo de África y otro cuyo país de origen no recuerdo. Un jugador colapsó en la cancha. Ninguno se acercó para resucitarlo. Ninguno supo cómo actuar. Nadie lo tocó. Fue una vista triste y muy frustrante.

La causa que más contribuye a la muerte súbita de los atletas es la cardiomiopatía hipertrófica obstructiva (vea sección 88).

La segunda más frecuente causa de muerte súbita es alguna anomalía congénita de una arteria coronaria (vea sección 55).

Otras causas incluyen enfermedades cardiacas congénitas no diagnosticadas o reconocidas y las cardiomiopatías. Un virus que se presenta como una gripe puede invadir al corazón y no siempre el médico puede diagnosticar la situación fácilmente.

Cualquier gripe que no tiene fiebre pero el paciente tiene un pulso acelerado debe ser sospechado a tener una miocarditis viral aguda y el reposo por varios días está indicado.

Los esfuerzos físicos durante una miocarditis pueden conducir a un paro cardiaco.

Algunos atletas han muerto súbitamente debido a una deficiencia de selenio.

El número estimado de muertes no traumáticas en estudiantes secundarios y universitarios es de 7.5 por millón de atletas por año en el sexo masculino y de 1.3 por millón en el sexo femenino.

Infortunadamente, el examen médico de rutina de los atletas no es práctico y el costo de los tests es excesivo sin dar resultados beneficiosos.

Es importante indagar a los atletas sobre síntomas como desmayos, mareos, palpitaciones, dolor de pecho, o dificultad respiratoria o la detección de un soplo y entonces proceder más específicamente con ese grupo de atletas con ciertos exámenes que pudieran proveer información útil.

160- MUERTE SÚBITA EN PERSONAL MILITAR

La información provista a continuación fue obtenida de un artículo publicado el 7 de diciembre de 2004 en los Annals of Internal Medicine (vol 141, 829-834) por R.E. Eckart, S.L. Scoville y colaboradores).

La muerte súbita ocurrió abruptamente e inesperadamente sin ningún tipo de trauma u otra causa obvia. Entre 6.3 millones de reclutas, 126 muertes no traumáticas ocurrieron en personal cuyas edades variaron entre los 18 y 36 años desde 1977 hasta 2001.

Los investigadores revisaron su historial médico y practicaron la autopsia en todos los 126 reclutas que murieron súbitamente.

CONCLUSIONES

La muerte entre los reclutas militares es rara. Ocurrió en 126 de 6.3 millones de reclutas quienes comenzaron el entrenamiento básico. El estudio abarcó un periodo de 25 años. De estas 126 muertes, 108 ocurrieron durante ejercicios físicos. El 50% de los reclutas fallecidos (64 de 126) tuvo una anormalidad cardiaca: El origen anormal de una arteria coronaria (61%), miocarditis (20%), y cardiomiopatía hipertrófica (13%).

Más de una tercera parte de las muertes súbitas permanecieron inexplicables después de haber sido completada una investigación médica detallada.

La duración del entrenamiento militar básico y los requerimientos para la graduación varían de acuerdo a los servicios militares utilizados.

En general, el entrenamiento básico exige prácticas de tiro, granadas de mano, bayoneta, combate de enfrentamiento directo, y prácticas de combate sin armas, ejercicios físicos para fortalecer los músculos, prácticas de incendios, lucha contra obstáculos, marchas de hasta 15 Km y otros ejercicios.

En los atletas la causa más frecuente de muerte súbita es la cardiomiopatía hipertrófica. En este estudio de reclutas militares, la causa más frecuente fue una anomalía del origen de una arteria coronaria (la coronaria izquierda surgiendo del seno de Valsalva derecho).

La miocarditis o inflamación del músculo cardiaco debido a virus diferentes (ecovirus, adenovirus, Coxakie virus) fue la segunda causa más frecuente de muerte súbita. La tercera fue la cardiomiopatía hipertrófica. En todas las entidades mencionadas el mecanismo del deceso fue probablemente una arritmia cardiaca.

La población de los reclutas es diversa: incluye mujeres y grupos raciales y socio-económicos diferentes. Antes de ser aceptados se los interroga y examina cuidadosamente sobre síntomas previos sospechosos y sus historias familiares para descubrir cualquier tipo de enfermedad cardiovascular que pudiera ser hereditaria o tener una inclinación genética desfavorable.

Es importante tener en cuenta que las anomalías congénitas de las arterias coronarias generalmente no dan síntoma alguno y que el examen físico, el electrocardiograma, el test de esfuerzo e incluso el test de esfuerzo nuclear pueden ser negativos. La tomografía computarizada o la resonancia magnética puede dar la respuesta, pero estos tests no son exámenes de rutina.

El Dr. R Eckart y sus asociados (Harvard Medical School and Brigham and Women's Hospital (Am J Cardiol, 2006 June 15, 97 (12):1756-8 estudiaron las causas de muerte súbita en jóvenes mujeres atletas, todas reclutas militares.

Desde 1977 a 2001, aproximadamente 852.000 mujeres se incorporaron al entrenamiento militar. Durante este período, sucedieron 15 muertes súbitas, la edad promedio fue de 19 años. El 73% eran afroamericanas y todos los inesperados decesos ocurrieron durante los primeros 25 días de entrenamiento.

La causa de muerte súbita sin comprobación de enfermedad estructural cardiaca fue la más frecuente (8 reclutas o el 53%), y el origen anormal de una arteria coronaria fue la segunda causa más frecuente (2 reclutas o el 13% de los casos).

161- LA MUERTE VOODOO EN LAS CULTURAS PRIMITIVAS

Antropólogos y otras personas que han vivido con culturas primitivas en diferentes partes del mundo han sido testigos de actos de "brujería" que culminan en la muerte de la persona designada a tener ese triste fin. El fenómeno ha sido observado entre los nativos de Sud América, África, Australia, Nueva Zelandia, las islas del Pacífico, y Haití.

La gente de la civilización occidental encuentra muy difícil comprender esta extraña y peculiar experiencia.

La muerte por voodoo es una forma de ejecución. Un método "popular" es el inducido por el llamado "hombre de la medicina" que entre la población indígena tiene la reputación de poseer poderes sobrenaturales. Cuando él condena a una persona a morir, el grado de intimidación que le transmite es tan extremo que el intenso miedo culmina en la muerte del afectado. Algunas veces, la muerte sucede en menos de 24 horas. En otras ocasiones, la parca se toma un día o dos para llevar a su víctima o aún más tiempo.

En Australia, científicos han observado algo que no les ha dejado ningún rastro de duda. Nativos han muerto después de ser señalados con un hueso que apuntó directamente hacia ellos.

En el ambiente de la tribu, el cumplimiento de las leyes locales se cumple inexorablemente y los nativos firmemente creen que una vez que han sido marcados para la muerte, ésta es inevitable.

La gran pregunta ha sido si el extremo temor de la víctima es razón suficiente como para que su corazón deje de latir.

Está científicamente aceptado que la percepción de un enorme temor lleva al cerebro a reaccionar estimulando la secreción de adrenalina por las glándulas adrenales. Un exceso de esta hormona produce un aumento de la presión arterial, constricción de las arterias coronarias y arritmias que pueden ser fatales.

162- NEUMONÍA

La neumonía (o pulmonía) es una seria infección del pulmón. Puede afectar el área de un lóbulo pulmonar (neumonía) o producir áreas inflamatorias en los dos pulmones (bronconeumonia).

Los sacos alveolares, los cuales son las unidades básicas del pulmón por donde se efectúa el intercambio de gases para la respiración (oxígeno y dióxido de carbono), contienen un líquido con pus. Esto dificulta la absorción de oxígeno cuya concentración en la sangre disminuye. Cuando este fenómeno se extiende a una gran parte del pulmón o envuelve ambos pulmones, la neumonía puede ser mortal. En realidad, hasta 1936, la neumonía fue la causa número 1 de muerte en Estados Unidos. La introducción de los antibióticos fue una gran bendición que cambió el destino de millones de personas.

La neumonía es una enfermedad que debe ser tratada con respeto. Los casos fatales muestran un curso rápido, drástico, con fiebre, confusión, desorientación y dificultad respiratoria. Incluso el tratamiento con intubación endotraqueal, antibióticos, terapia intensiva respiratoria y otras medidas pertinentes no puede a veces cambiar el curso fatal de la enfermedad. El paciente entra en un estado de shock y todos los esfuerzos médicos resultan fútiles. Sin embargo, cuando la neumonía es diagnosticada y tratada a tiempo, su pronóstico es ciertamente más benigno.

No todas las neumonías responden a los antibióticos. Los virus son un ejemplo. En el año 2003, la combinación de neumonía y la influenza llegó ser en Estados Unidos la séptima causa de muerte más frecuente.

La neumonía tiene múltiples causas. Estas son las más importantes:

- Bacterias
- Virus
- Micoplasma
- Otros agentes infecciosos como los hongos
- Agentes químicos

NEUMONÍA BACTERIANA

El Streptococcus Pneumoniae es la causa más común de neumonía bacteriana. Ataca a cualquiera, ya sea infante o persona de edad. Hay una vacuna disponible. Los alcohólicos, los pacientes durante un pos-operatorio, los individuos debilitados, los que sufren de enfermedad pulmonar crónica o una afección respiratoria viral, son especiales candidatos a sufrirla. La fiebre puede ser tal alta como de 105 grados F, acompañada de confusión mental y labios y lechos úngeles (debajo de las unas) están cianotipos (violáceos y azulados) debido a la pobre concentración de oxígeno en la sangre.

NEUMONÍA VIRAL

La mitad de todas las neumonías están causadas por virus. Muchos de ellos no son tan peligrosos pero ocasionalmente sí lo son. La tos y la dificultad para respirar pueden ser muy severas. En casos extremos el paciente desesperadamente lucha con su respiración. Cuando a una infección viral se agrega otra bacteriana, la situación se agrava.

NEUMONÍA POR MICOPLASMA

Los organismos micoplasma fueron descubiertos durante la segunda guerra mundial. Tienen características que las asemejan a las bacterias y otras a los virus. También se la conoce como neumonía atípica primaria. Su síntoma característico es una tos violenta. La enfermedad es raramente fatal.

OTROS TIPOS DE NEUMONÍA

El pneumocistis carinii es un organismo con características de hongo. Esta neumonía es con frecuencia el primer indicio de la presencia de SIDA.

La neumonía tuberculosa es muy peligrosa y el tratamiento urgente es esencial.

La Rickettsia es un organismo clasificado entre los virus y las bacterias y causa la Fiebre de las Montanas Rocosas. Y hay muchas otras bacterias, virus y hongos capaces de causar neumonías.

TRATAMIENTO

Debe ser administrado urgentemente. El antibiótico debe ser el más específico posible para el tipo de neumonía en juego y debe administrarse por un período de tiempo adecuado sin interrupciones o demoras.

El tratamiento de una neumonía nunca debe terminarse antes de lo indicado. Las recaídas pueden ser mucho más serias que el ataque primario.

Hay pacientes que pueden ser tratados en el hogar. Otros requieren un hospital. Y algunos deben ser cuidadosamente observados en la sala de cuidados intensivos. Es importante mantener un nivel de oxígeno adecuado en la sangre. También se requieren reposo adecuado y buena nutrición.

PREVENCIÓN

La neumonía es una complicación frecuente de la influenza (la gripe común). Vacúnese cada otoño.

Existe también una vacuna para luchar la neumonía neumocócica. Pregúntele a su médico si usted o sus parientes inmediatos califican para este tipo de vacunación. Se administra usualmente a personas que tienen alto riesgo de neumonía cuyas complicaciones pudieran ser fatales. Ej., enfermos con enfermedad obstructiva pulmonar (enfisema y bronquitis crónica) o con enfermedad cardiaca, anemia de la hoz (sickle cell), insuficiencia renal crónica o aquellos que están recuperándose de una enfermedad seria, o tienen 65 años o más o están en un asilo u otra facilidad por el estilo.

Esta vacuna no es recomendada para las mujeres embarazadas o niños menores de dos años.

Si usted piensa que tiene síntomas que pudieran ser la expresión de una neumonía (tos, fiebre, debilidad marcada, dificultad respiratoria) llame a su médico rápidamente.

NUNCA DEMORE EL TRATAMIENTO DE UNA NEUMONÍA.

163- OBESIDAD MÓRBIDA

He expuesto esta condición en detalle en mi libro publicado recientemente en inglés. La edición en español estará disponible muy pronto: ***LA OBESIDAD MÓRBIDA: ¿Permitirá Usted que le Quite la Vida?***

Lo obesidad mórbida se define como un exceso de peso corporal de 100 libras (45 kilogramos) o más. Es una enfermedad y se complica a menudo con infarto de miocardio, insuficiencia cardiaca, arritmias peligrosas, accidentes cerebrovasculares, falla respiratoria, cáncer y muerte súbita. Hay otra larga lista de complicaciones que arrastra esta dolencia. Algunas pueden ser fatales, como el embolismo pulmonar (un coágulo que se desprende de una vena de la pierna o el muslo y llega al pulmón).

La corrección de la obesidad mórbida es esencial para prevenir sus serias complicaciones. Dietas especiales y ejercicios pueden ser efectivos pero ciertos pacientes requieren cirugía bariátrica, procedimientos que reducen el tamaño del estómago para evitar la absorción de excesivos alimentos.

Recientemente se ha observado que la diabetes tipo II dramáticamente mejora en el 80% de las personas en pocas semanas después de haberse sometido a cirugía de obesidad y antes de haber logrado una pérdida significante de peso corporal. La razón que explica este fenómeno aún no se conoce.

La cirugía bariátrica ha desarrollado técnicas que incrementaron su seguridad. Por un número de razones medicas y psicológicas, este tipo de tratamiento se aplica selectivamente, pero los que corren el peligro de tener un fin catastrófico por la enfermedad y reúnen todos los requisitos necesarios, la intervención debe ser seriamente considerada.

164- PERITONITIS

Es la infección de la membrana que rodea parte de la cavidad abdominal y sus órganos.

El proceso es generalmente agudo y resulta de la perforación de una víscera hueca, característicamente el estómago o el duodeno (úlcera péptica), apendicitis, infección aguda de la vesícula, enfermedad inflamatoria del intestino, infarto intestinal (oclusión de una arteria intestinal que impide la llegada de sangre a una porción del intestino), divertículos intestinales, cáncer del estómago, estrangulación intestinal, cáncer del recto-colon, o una perforación del colon durante una colonoscopia, un procedimiento muy frecuente que consiste en la introducción de un tubo en el colon a través del recto ejecutado con fines diagnósticos.

Hay ciertamente más causas de peritonitis no causadas por la perforación de una víscera abdominal hueca. Se trata de contaminaciones quirúrgicas cuando se lleva a cabo una operación, un trauma abdominal, la diálisis peritoneal ambulatoria, la quimioterapia intra-abdominal, la pancreatitis.

Los gérmenes contaminantes representan una combinación de bacterias: Escherichia coli, Bacteroides fragilis, Staphylococcus aureus, y hongos, como la Cándida.

SÍNTOMAS

Los síntomas de peritonitis son el dolor abdominal agudo. Cuando el médico palpa el abdomen con su mano y presiona en profundidad y la suelta bruscamente, el dolor se agrava. El abdomen muestra rigidez en lugar de estar blando como ocurre normalmente. El pulso se acelera y hay fiebre, naúseas, vómitos y distensión abdominal debido a la parálisis del intestino.

TRATAMIENTO

La cirugía es mandatoria y debe ser practicada por incisión abdominal para exponer ampliamente la cavidad abdominal y proceder con una exploración adecuada, así también como el lavado de esa cavidad y el reparo de la causa que provocó la peritonitis. Fluidos endovenosos y antibióticos son parte esencial del tratamiento.

La peritonitis no puede ser tratada con cirugía laparoscópica, la cual se efectúa a través de un agujerito practicado en el abdomen. La infección peritoneal necesita ser ampliamente expuesta y eso sólo puede lograrse con una incisión más grande del abdomen.

PRONÓSTICO

Cuando la peritonitis es tratada rápida y efectivamente en un paciente previamente saludable, la mortalidad es del 10%. Esta aumenta al 40% en las personas de edad avanzada o aquellos que padecen de otras enfermedades concomitantes.

165- PICADURA DE ABEJA Y AVISPA

Las personas sensibles al veneno inyectado con la picadura de una abeja o avispa pueden tener una reacción muy seria, y a veces, fatal. Esto también aplica a los avispones, abejorros, y hormigas.

En Estados Unidos aproximadamente 100 personas mueren cada año por picaduras de este tipo. Los insectos mencionados causan más muertes que las arañas o picaduras de víboras. De las 100 personas picadas, una de ellas no sobrevive.

La reacción local muestra una lesión roja en la piel. Es dolorosa y está hinchada. A veces, pica. Dura por varias horas y cuando desaparece es una buena noticia. En ocasiones, la lesión dura por varios días y es más severa. Esto en sí no es un gran problema tampoco. El problema—o el drama—es la aparición de una reacción alérgica generalizada en la cual la presión arterial colapsa y los tubos bronquiales se contraen (por favor vea # 113 Anafilaxis). El paciente siente dolores de abdomen y diarrea, picazón alrededor de sus ojos, dificultad respiratoria, silbidos con la respiración, perdida de la consciencia, y colapso con la caída drástica de la presión arterial. Estas reacciones ocurren en 5-30 minutos.

LA SENSIBILIDAD DE LA VÍCTIMA

Cuanto más rápidamente la reacción a la picadura de abeja o avispa comienza, más serias son las consecuencias. A veces, cuando una persona es picada una vez no tiene ninguna reacción pero los anticuerpos son producidos y una segunda picadura puede causar una reacción crítica.

PICADURAS

Cuando el insecto pica, lleva de 2-3 minutos para que el veneno contenido en un saco sea totalmente inyectado. Si el aguijón es removido inmediatamente la reacción será menos severa. Las abejas de miel poseen un aguijón con barba. Sólo este insecto deja el aguijón con el saco de su veneno implantado en la piel de la víctima.

Nunca use los dedos pulgar y el índice para remover el aguijón. La maniobra empuja más veneno del saco adentro de la herida.

PREVENCIÓN

- Llame a un operador especializado en rociar el patio, áreas de picnic, zonas de basuras y nidos. Usted podría hacer este trabajo usted mismo comprando insecticidas en aerosoles, pero estará más seguro con un exterminador profesional
- Si usted está en un área exterior, cubra el alimento hasta el momento de comerlo, especialmente las frutas maduras. Las

abejas y avispas disfrutan el aroma de la carne al asador tanto como usted

- Si una abeja o avispa entra en el auto que usted está conduciendo, no muestre ningún signo de emoción o estrés. El insecto mucho quiere salir de ahí. No trate de aplastarlo. Simplemente abra la ventanilla y déjelo partir
- Evite perfumes, laca (spray) para el cabello, lociones para el sol, lociones para después de afeitarse, jabones, shampoo. Use zapatos cerrados y un sombrero. Evite vestidos de brillantes colores: atraen los insectos
- Estará más seguro con un velo que le cubra la cara, mangas largas y pantalones que se introduzcan en botas
- Las personas hipersensibles nunca deben estar solas en los caminos, cuando nadan, van en bote, juegan al golf, pescan o durante cualquier otro tipo de actividad al aire libre
- Si usted es una persona sensible a las picaduras es aconsejable usar un brazalete (Medic Alert) que puede ordenarse a la Medic Alert Foundation, 2323 Colorado Ave, Turlock, California 95380 Teléfono # 1-800-922-3320
- Personas altamente sensibles deben usar dos cajas de emergencia prescriptas por el médico y tenerlas accesibles para uso en cualquier momento. Una debe ser llevada permanentemente y la otra deber ser guardada en el auto de la familia. La caja debe contener una jeringa estéril de adrenalina, un antihistamínico, un torniquete, y esponjas de alcohol. Estas cajas o "kits" son vendidos en farmacias con receta
- Aquellos que experimentan una reacción a una picadura de insecto deben consultar a un alergista. Se los somete a un test de la piel y son desensibilizados con una series de inyecciones

166- POLIFARMACIA PSIQUIÁTRICA

La Protección & Advocacy Inc (PAI) es una agencia independiente, privada que protege los derechos de las personas con incapacidades, incluyendo enfermedades psiquiátricas. Bajo protección legal, esta entidad tiene la autoridad para investigar incidentes de abuso y negligencia de personas con incapacidades.

La organización ha conducido investigaciones de muertes relacionadas con el uso combinado de medicinas psiquiátricas múltiples, y ha emitido opiniones críticas sobre las drogas prescriptas, la falta de revisión de listas complejas de medicinas en uso, niveles de las drogas en la sangre que no fueron ordenados y exámenes clínicos no conducidos.

La razón primordial para utilizar varias drogas en el tratamiento de una enfermedad mental es que una sola medicina (monoterapia) es inefectiva.

Expertos e investigadores están de acuerdo en lo siguiente: El uso concomitante de múltiples drogas psiquiátricas aumenta la posibilidad de efectos adversos, incluyendo la muerte.

Si la polifarmacia es necesaria, debe observarse al enfermo muy de cerca para detectar efectos adversos, tolerancia a los medicamentos, su posible interacción y obtener niveles en la sangre de algunos de ellos.

Dosis altas de medicinas psicotrópicas pueden causar confusión y delirio. Estos son precisamente los mismos síntomas que padecen muchos enfermos mentales. A veces es difícil estar seguro si es la enfermedad o su tratamiento lo que causa estos disturbios.

Uno de los casos reportados por la Protección & Advocacy Inc. fue el de un paciente medicado con un número de drogas psicotrópicas y murió. La autopsia reportó que el deceso muy probablemente había resultado de la combinación de las medicinas. Estaba demasiado sedado, era obeso y las múltiples drogas contribuyeron a una falla respiratoria. Se trataba de un hombre joven quien había sido admitido al hospital dos semanas antes.

La posibilidad de muerte es directamente proporcional al número de medicamentos empleados para el tratamiento del disturbio mental. Un estudio encontró aumentado riesgo de mortalidad en pacientes esquizofrénicos tratados simultáneamente con varias drogas.

Los investigadores atribuyen la aumentada mortalidad a los efectos cardiovasculares de muchas drogas psicotrópicas y su interacción mutua y con otras condiciones de origen cardiaco o respiratorio. El autor del estudio concluyó: "Cuanto mayor es el número de drogas psicotrópicas empleadas en un paciente, menores son sus probabilidades de sobrevivirlas."

167- RABIA

Recién me había graduado en la Universidad de Buenos Aires y trabajaba en el Hospital Muñiz en donde solamente tratábamos enfermedades infecciosas. En esos días, todos los casos de rabia declarada fallecían rápidamente. Tener esa enfermedad era una sentencia de muerte sin apelación. La mortalidad era del 100%. En la actualidad, esta dolencia continúa siendo un serio problema pero el pronóstico ha mejorado, esto es, si se le administra al paciente excelente cuidado médico.

MANIFESTACIONES CLÍNICAS

La rabia comienza como una gripe: dolores musculares, dolor de garganta, naúseas y vómitos, fatiga, jaqueca. Luego, la víctima se agita y aparece confundida y agresiva, combativa, despliega una conducta irracional y alucinaciones. Típicamente, la mente se altera pero con períodos de lucidez intermitente aunque estos son cada vez más breves. La hidrofobia (repulsión al agua) es extrema. Una vez vi a un paciente con crisis violentas y extrema agitación que así actuaba luego de oír el sonido del agua vertiéndose en un lavatorio.

También está aumentada la sensibilidad a la luz (fotofobia), salivación, sudoración y lagrimación (gran producción de lágrimas). Los nervios del cráneo se paralizan y se observa la parálisis facial, visión doble e inhabilidad para deglutir (tragar).

La evolución entonces era invariablemente maligna: el coma aparecía y el paciente sobrevivía un promedio de cuatro días. Corrientemente, con terapia intensiva, algunos pacientes se salvan.

Recuerdo haber visto enfermos quienes se presentaban directamente en estado comatoso, sin los síntomas precedentes descriptos en los párrafos anteriores. No podían distinguirse de cualquier otro tipo de encefalitis. Lo que nos hacía sospechar el diagnóstico era el hecho de que el enfermo había sido mordido por un animal.

PREVENCIÓN

Más de 1 millón de norteamericanos son mordidos por animales cada año. ¿Cuándo deben administrarse medidas profilácticas?

Lo siguiente debe ser considerado:

* "¿Estuvo le persona en contacto con una saliva sospechosa de contener el virus?
* ¿Qué tipo de animal produjo la mordida? En Estados Unidos, la mordida de un vampiro al que no se pudo atrapar para examinar, es una indicación para proceder con medidas profilácticas
* ¿Cuáles son las circunstancias que rodean a la mordida? Cualquier animal que muestra una conducta anormal o ha mordido sin provocación debe ser capturado si es posible
* Un animal no vacunado que vive en un bosque u otro ambiente natural (no casero) que muerde sin provocación y muestra conducta anormal o se sospecha que tiene rabia debe ser humanamente sacrificado y su cabeza enviada a un laboratorio especial para exámenes de rabia (el test de anticuerpos fluorescentes). Si el examen del cerebro es negativo por este método, puede asumirse que la saliva del animal no contiene el virus de la rabia y la persona expuesta no debe recibir el tratamiento específico para la enfermedad.
* Cuando un animal salvaje se escapa (zorros, mapaches, murciélagos, mofetas, coyotes, etc.) en una zona que se sospecha o conoce a tener casos de rabia, la víctima debe recibir ambas inmunizaciones contra la rabia, activa y pasiva.
* Si un perro o gato muerde a una persona, el animal debe ser capturado y observado durante diez días. Si muestra conducta anormal o una enfermedad se observa durante ese período de tiempo, debe ser sacrificado para obtener el método diagnóstico de los anticuerpos fluorescentes.
* Se asume generalmente que si el animal sobrevivió sin ningún problema durante 10 días, no ha transmitido la rabia en el momento de la mordida.

LA DECISIÓN DE PROCEDER CON LA PROFILAXIS

QUÉ HACER

- Tratar la herida. Limpiarla muy bien con agua y jabón. Eso lavará el virus.
- Limpiar la herida con 1-4% de cloruro de benzalkonium o 1% de bromuro de cetrimonium. Estas substancias inactivan el virus de la rabia
- Inyectar inmunoglobulina humana (inmunización pasiva)
- Proceder con la inmunización activa con la vacuna contra la rabia

MEDIDAS PREVENTIVAS PARA EVITAR LAS MORDIDAS

Los individuos que tienen alto riesgo de adquirir la enfermedad con el virus de la rabia tales como los veterinarios, trabajadores en los laboratorios, gente que está siempre en contacto con animales, exploradores de cuevas, deberían estar protegidos con la vacuna contra la rabia.

Y ahora, para despedir este capítulo, le relataré una experiencia personal que me ocurrió cuando muy joven y trabajando en enfermedades infecciosas en la Escuela de Medicina de la Universidad de Buenos Aires.

Atravesábamos por una epidemia de rabia. Un muchacho de 20 años fue transportado a nuestro hospital con agitación extrema. Amenazaba morder a cualquiera que pudiera alcanzar. La saliva que expulsaba por la boca era excesiva y típicamente vista en los casos de rabia. Diagnosticamos esa enfermedad. Le suministramos sedativos, chalecos de fuerza, y el cuidado de una herida en la pierna la cual había resultado de la mordida de un perro.

Transcurrió una semana y el paciente seguía con vida. Eso significaba que con toda probabilidad no sufría de rabia. Nadie sobrevivía tanto tiempo. Resultó ser un enfermo mental (esquizofrenia paranoide). Lo había en verdad, mordido un perro, pero al enterarse de la epidemia existente de rabia, sintió que había contraído la enfermedad (lo que no ocurrió) e incorporó todos sus síntomas en su disturbada mente creyendo que estaba rabioso.

Al parecer, y siguiendo la famosa frase del Presidente Abraham Lincoln: "Uno puede engañar a alguna gente por algún tiempo, pero no se puede engañar a toda la gente todo el tiempo."

168- REACCIONES EMOCIONALES Y TRANSTORNOS PSICOLÓGICOS

Se han descripto anécdotas y también médicamente casos documentados de personas quienes murieron súbitamente después de experimentar una intensa reacción emocional.

La expresión "morirse de miedo" es más que una mera expresión y traduce una realidad. Miedo muy pronunciado como también explosiones de disgusto extremo son conocidos a provocar arritmias cardiacas fatales.

Enfermos que padecen de depresión y no sienten la esperanza de una vida mejor tienen una incidencia mayor de ataques cardiacos y muerte súbita y más predisposición a sufrir de factores de riesgo cardiovascular, incluyendo la falta de actividad física, obesidad, diabetes e hipertensión.

Un impacto emocional, tal como el fallecimiento de un esposo/a, desórdenes pos-traumáticos (estados crónicos de depresión, ansiedad, muchos ellos que conducen a la discapacidad permanente, una pérdida financiera, aumentan el riesgo de un deceso brusco.

Hace años admití al hospital a un paciente con dolor de pecho el cual ocurrió un par de horas después que fue notificado que había perdido 300.000 dólares en la Bolsa de Valores. Unas horas más tarde tuvo un paro cardiaco y no pudo ser resucitado.

El miedo agudo puede también terminar en desastre. A las 4.31 de la mañana de enero 17 de 1994, un violento terremoto cerca de Northridge, California, súbitamente despertó a millones de personas en Los Ángeles. El sismo causó muchas muertes por daños físicos, pero muchas personas fallecieron por enfermedad cardiovascular, reactivada por el miedo intenso de esa experiencia.

Factores socioeconómicos, grandes conflictos maritales, la disrupción de una relación intima, una experiencia de gran desilusión, o de tipo humillante, el descubrimiento de una enfermedad terminal, o que amenaza la vida o puede conducir a la incapacidad, la pérdida de un empleo y el estado desesperante de no poder contar con ingresos para mantener a la familia, o un ruido inesperado fuerte, todas estas condiciones pueden precipitar un arresto o paro cardiaco.

La muerte por estrés emocional resulta de los efectos del exceso de adrenalina sobre el corazón produciendo la constricción de las arterias coronarias, infarto de miocardio y arritmias fatales.

169- ROTURA DEL BAZO

Fue un accidente trivial. La niña de 10 años jugaba con su hermano quien la empujó. Ella retrocedió y se golpeó contra una de las puntas de la tapa de una mesa. Horas más tarde sintió un dolor abdominal y súbitamente palideció. En la sala de emergencia, pronto detectamos la rotura del bazo, y yo mismo empujé la camilla corriendo hacia la sala de operaciones. Adentro de su abdomen había gran cantidad de sangre que provenía de un bazo roto. El bazo fue extirpado y se le suministraron varias transfusiones de sangre. Apenas sobrevivió.

Otro caso afectó a una niña que se cayó de la bicicleta y el manubrio le golpeó el abdomen. Eso fue suficiente para romperle el bazo.

Lo que me llamó la atención en estos casos y en otros con rotura del bazo fue la naturaleza relativamente leve del trauma abdominal que la causó.

El bazo está localizado en la parte superior izquierda del abdomen. Filtra la sangre removiendo células dañadas o viejas células sanguíneas y plaquetas. Este órgano también asiste al sistema inmunitario con la destrucción de bacterias. Sirve una función útil en el cuerpo humano pero no es imprescindible. Uno puede vivir sin bazo una larga vida.

En ciertas enfermedades tales como algunos tipos de anemia hemolítica (las células rojas de la sangre se rompen), el bazo a veces debe ser removido. Existe una disminución de las defensas inmunitarias con su extirpación quirúrgica, de manera que las inmunizaciones en estos pacientes son importantes.

170- SEPTICEMIA

Sepsis o septicemia significa una presencia abrumadora de gérmenes en el torrente sanguíneo. Se calcula que en Estados Unidos ocurren de 300.000 a 500.000 casos anualmente. Más de 100.000 son fatales. El 75% de ellos ocurren en pacientes hospitalizados.

Un accidente que no pareciera ser de tanta importancia no sólo puede causar una septicemia sino una fatalidad. Cuando yo era un estudiante de Medicina atendía a la morgue y fui asignado a un grupo que ejecutaba autopsias. Uno de mis compañeros se pinchó un dedo a través de su guante con una aguja con la que trataba de suturar un tejido. El cadáver con el que estaba trabajando había muerto de sepsis. El estudiante murió en 36 horas de septicemia fulminante. Tenía 20 años de edad.

FACTORES QUE PREDISPONEN A LA SEPTICEMIA

- Catéteres introducidos en venas o arterias
- Catéteres urinarios

- Cirrosis hepática
- Diabetes
- Drogas administradas por vía endovenosa
- Linfoma
- Medicamentos inmunosupresivos
- Neutropenia severa (reducción de células blancas de la sangre llamadas neutrófilos)
- Pacientes que son tratados con esteroides (derivados de la cortisona)
- Procedimientos invasivos
- Quemaduras
- SIDA
- Úlceras de decúbito
- Ventiladores mecánicos

EL RECONOCIMIENTO DE LA SEPTICEMIA

Fiebre alta, escalofríos, pulso rápido, respiración acelerada, estado mental alterado, descenso de la presión arterial son aspectos característicos. Sin embargo, en algunos casos la temperatura puede ser normal o incluso, más baja de lo normal. La ausencia de fiebre en más común en los infantes, las personas de edad, los que sufren de insuficiencia renal o son alcohólicos.

COMPLICACIONES

Son múltiples pero la más letal es el shock séptico, falla cardiaca y respiratoria, insuficiencia renal, disturbios en la coagulación de la sangre y el llamado síndrome de la coagulación intravascular diseminada (por favor vea # 125).

DIAGNÓSTICO DEFINITIVO

Se establece por cultivos de sangre los que identifican el tipo de germen provocador y los antibióticos a los que responde.

TRATAMIENTO

El o los antibióticos adecuados son administrados por varias semanas. Debe removerse la causa de la infección: úlcera de la piel, absceso renal, sinusitis purulenta, una piedra que bloquea el sistema urinario, la infección causada por un aborto, absceso peri anal, una herida infectada, y otras condiciones.

CUIDADO CON LAS SEPTICEMIAS. SON COMUNES EN LOS HOSPITALES. MUCHAS DE ELLAS PUDIERAN SER EVITADAS. EL PERSONAL MÉDICO DEBE SER COMPULSIVO EN LA HIGIENE REQUERIDA PARA COMENZAR FLUIDOS INTRAVENOSOS O INTRODUCIR UN CATÉTER EN LA VEJIGA.

SI NO SE CUMPLEN LOS PASOS DE ESTERILIDAD REQUERIDOS PARA ESTOS SIMPLES PROCEDIMIENTOS, UNA CONDICIÓN BENIGNA PUEDE TRANSFORMARSE EN TRAGEDIA.

171- SEXO

El Framingham Heart Study indicó que una persona que no padece de diabetes y no fuma en la población general tiene una chance en un millón de tener un ataque cardiaco durante la actividad sexual y la hora que la sigue.

Los pacientes con enfermedad cardiovascular que han tenido un test de esfuerzo negativo tienen 10 chances en 1 millón de sufrir el infarto durante la actividad sexual. Los que padecen de angina tienen un riesgo más alto: 21 chances en 1 millón de tener el infarto durante la actividad sexual y durante las dos horas que la siguen.

Esto se refiere al infarto de miocardio no fatal. El riesgo de un accidente cerebrovascular o de muerte súbita no se conoce con certeza pero se piensa que es menor que el que tiene el infarto de miocardio no fatal.

En 1963, M. Ueno, un hepatólogo Japonés, publicó un artículo titulado "La muerte coital". El estudio las autopsias de 34 víctimas de muerte súbita durante un período de 4 años. Notablemente, 25 de las muertes ocurrieron en habitaciones de hoteles, otras 5 fuera del hogar y en la mayor parte de los casos, los decesos sucedieron con relaciones extramatrimoniales. Más aún, todas las víctimas tenían niveles sanguíneos de alcohol cerca del límite de intoxicación o estaban definitivamente intoxicados y la pareja era un promedio de 18 años más joven.

En mi libro *ANSWERING YOUR QUESTIONS ABOUT HEART DISEASE AND SEX* (Hatherleigh, 2007), que estoy traduciendo al español con el título

CONTESTANDO SUS PREGUNTAS SOBRE PADECIMIENTOS CARDIACOS Y EL SEXO relato el caso de un hombre de 65 años que sufrió un infarto de miocardio agudo y masivo. Decidió irse del hospital después de pocos días de tratamiento en la sala de cuidados intensivos para tener sexo con una mujer de 20 años. ¿Fue este señor lo suficientemente irracional como para hacer lo que hizo? ¡Sí, lo fue! Su funeral tuvo lugar ese mismo día.

Generalmente hablando, el sexo para el paciente cardiaco es una proposición bastante segura, pero es importante seleccionar a los enfermos que tienen alto riesgo. Estas personas deben evitar la actividad sexual hasta que su condición médica mejore y se estabilice y sean aconsejados por su doctor sobre cómo y cuándo pueden reanudarla.

CONDICIONES MÉDICAS DE ALTO RIESGO PARA LA ACTIVIDAD SEXUAL

- Accidente cerebrovascular reciente
- Aneurismas de la aorta, torácicos y abdominales grandes
- Angina de pecho inestable
- Arritmias cardiacas serias no tratadas
- Cardiomiopatías severas descompensadas
- Enfermedad coronaria severa no tratada
- Enfermedad severa de algunas válvulas cardiacas
- Falla o insuficiencia cardiaca reciente
- Hipertensión arterial no controlada
- Hipertensión pulmonar severa
- Isquemia cerebral temporaria reciente
- Tomar Viagra, Levitra o Cialis cuando la presión arterial es muy baja
- Tomar Viagra, Levitra o Cialis cuando el paciente está también medicado con nitroglicerina o derivados de los nitritos

El momento apropiado para la reanudación de la actividad sexual debe ser recomendado por el médico de cabecera y en ciertos casos por el cardiólogo.

En general, después de un infarto de miocardio es aceptable resumirla en 6-8 semanas y para los que han sido sometidos a cirugía cardíaca, sea un bypass coronario o el reparo o reemplazo de una válvula, en 4-6 semanas. Lo mencionado es aplicable a la mayoría de los casos que evolucionan bien. Sin embargo, cada individuo requiere instrucciones especiales.

172- SIDA

El síndrome de inmunodeficiencia adquirida (SIDA) usualmente es prolongado y contiene síntomas no específicos tal como fiebre, sudores, pérdida de peso, y fatiga. Ocasionalmente, se torna brutal y agresivo y en pocas horas o días el paciente cesa de existir.

Los que sufren un paro cardiaco pueden tener una cardiomiopatía característica del síndrome o desarrollan una falla respiratoria acelerada debido a una pulmonía fulminante típicamente causada por el Pneumocystis carinii.

Estaba yo bajo la ducha a las 6 de la mañana cuando recibí un llamado requiriendo una cita inmediata para un paciente al que nunca había visto. Ofrecí la primera visita lo más temprano que pude en mi consulta. Se trataba de una mujer de 45 años de edad que había sido un hombre transformado al sexo opuesto por una cirugía transexual. Su marido de edad similar la acompañaba. Su vagina había sido artificialmente construída con un segmento de intestino que no permitía la penetración del pene. La pareja practicaba regularmente el sexo anal. Ella aparecía agudamente enferma, febril y con dificultad respiratoria. Fue hospitalizada inmediatamente. Tenía el SIDA y una neumonía extensa por Pneumocystis carinii. Falleció en 48 horas. Su marido murió de la misma enfermedad seis meses más tarde.

Otro caso: Carlos, un enfermero jefe de la sala de cuidados intensivos tenía 30 años, era homosexual y experimento tos, fiebre, agotamiento y dificultad respiratoria. Era muy buen profesional y pronto supo que no iba a vivir por mucho tiempo. Respiraba con gran dificultad debido a una neumonía causada por el Pneumocystis carinii. La insuficiencia respiratoria acabo con su vida. Permaneció alerta hasta el último momento. Un día antes de fallecer, instruyó a su hermana sobre el traje, la camisa, corbata y zapatos con los que debían vestirlo en su funeral.

¿Quién puede olvidarse de estos casos?

173- TÉTANOS

Era un médico de barrio y vivía con su madre de 94 años a pocos pasos de mi casa. Yo era un niño y a menudo lo veía con su maletín visitando pacientes en el vecindario. Un día su madre apareció "rígida como una tabla", la gente comentó. Dos días después estaba muerta. La causa del deceso fue sorprendente, sobre todo por tratarse de la madre de un médico: la anciana murió de tétanos.

El tétanos es una contracción prolongada de los músculos esqueléticos. Resulta de los efectos de una toxina producida por una bacteria llamada Clostridium tetani la cual penetra el cuerpo a través de la contaminación de una herida, un corte en la piel, o un pinchazo en profundidad. La mandíbula se contrae, el paciente no puede tragar y muchos músculos se contraen con espasmos. Esto le otorga al enfermo un aspecto de rigidez.

Hace tres a cuatro décadas la mortalidad del tétanos era alta. El pronóstico ha mejorado. Pero aún no es una enfermedad para descuidarse. La mortalidad actual es de 10%.

Las personas de edad, los que no han sido vacunados y los que experimentan los síntomas después de un período muy corto de incubación son los que tienen el índice de mortalidad más alto (el período de incubación es el tiempo que transcurre desde el momento de la contaminación por un germen y el comienzo de los síntomas de enfermedad).

En el tétanos, el periodo de incubación varía de 3 a 21 días.

La presentación más común del tétanos es contracciones musculares generalizadas que van de la cabeza hacia abajo. Primero, el paciente tiene trismo (contrae la quijada). Luego se afectan los músculos del cuello, la espalda y las extremidades. Las contracciones son dolorosas. El abdomen es rígido. El paciente no puede tragar y también se contraen los músculos respiratorios y de la laringe, lo que amenaza la función respiratoria.

Los espasmos musculares son frecuentes y duran varios minutos. Cuando el paciente sobrevive, continúan durante más o menos 4 semanas. La recuperación completa lleva varios meses.

El tétanos neonatal ocurre en infantes recién nacidos que sufren la enfermedad porque sus madres no han sido nunca vacunadas. La infección ocurre a través de un muñón del cordón umbilical contaminado. Es un problema común en los países subdesarrollados.

TRATAMIENTO

- El tejido muerto de una herida y el infectado deben ser eliminados por cirugía
- Penicilina debe ser administrada
- Las personas alérgicas a la penicilina son tratadas con cleomicina o metronidazol
- La inmunización pasiva debe ser provista inmediatamente con inmunoglobulina antitetanospasmina humana. Si ésta no está disponible, use la inmunoglobulina humana normal
- Todas las víctimas deben ser vacunadas o recibir una dosis de la vacuna como refuerzo
- Para tétanos leve, se provee lo siguiente:
  - a- Inmunoglobulina intramuscular o endovenosa
  - b- Metronidazol por vena durante 10 días
  - c- Diazepam
- Para tétanos severo, se provee lo siguiente:
  - a- Inmunoglobulina titánica humana intratecal (una inyección intratecal es dada en el canal espinal, en el espacio subaracnoideo)
  - b- Traqueotomía y ventilación mecánica por un mes
  - c- Magnesio intravenoso para los espasmos musculares
  - d- Diazepam
  - e- Alimentación de altas calorías por vía gástrica o endovenosa. Deben administrarse de 3.500 a 4.000 calorías diarias para compensar por el desgaste de calorías ocasionado por los espasmos musculares
  - f- Tratamientos adicionales para fiebre, hipertensión o hipotensión

PREVENCIÓN = VACUNACIÓN

Inyecciones de refuerzo son dadas a adultos cada 10 años o a cualquier persona que ha tenido un pinchazo o una herida sucia. Estos refuerzos no son suficientes para prevenir un desenlace potencialmente fatal desde que pueden ejercer sus efectos beneficiosos no antes de dos semanas, lo cual es el tiempo que el cuerpo toma para formar anticuerpos.

Los niños menores de 7 años usualmente obtienen la vacuna DPT (difteria, pertusis, tétanos).

En Estados Unidos, el tétanos afecta aproximadamente 90 personas al año, de los cuales 5 mueren. En el resto del mundo, la enfermedad continúa haciendo estragos. Pierden la vida de 300.000 a 500.000 personas anualmente.

174- TEST DE ESFUERZO

El test de esfuerzo se ejecuta regularmente en la práctica médica usando la máquina caminadora con el propósito de desenmascarar la enfermedad de las arterias coronarias, así también como evaluar la tolerancia de una persona a un esfuerzo físico, estimar su posible grado de incapacidad, y el pronóstico de su dolencia. También se utiliza para supervisar a pacientes con enfermedad pulmonar crónica (bronquitis crónica y enfisema) y apreciar el grado de progreso en el proceso de rehabilitación.

Este test no tiene generalmente riesgo significante aunque se estima que aproximadamente, de cada 10.000 casos 1 persona muere y 5 sufren eventos cardiacos no fatales.

La maniobra debe ser ejecutada con un equipo de emergencia en caso que se complique. Éste debe ofrecer seguridad y precisión.

No siempre el test puede llevarse a cabo y existen contraindicaciones. Es de gran importancia tenerlas en cuenta.

CONTRAINDICACIONES

- Angina inestable
- Aneurisma aórtico torácico o abdominal grande
- Anormalidades significantes de los electrolitos
- Bloqueo avanzado del latido cardiaco
- Cardiomiopatía obstructiva severa
- Disección aguda de la aorta
- Enfermedad mental que no permita al paciente expresar sus malestares de manera creíble
- Estenosis aórtica severa
- Hipertensión severa
- Infarto de miocardio agudo (en los primeros dos días)
- Insuficiencia cardiaca congestiva
- Miocarditis aguda
- Pericarditis aguda

- Taquicardia o bradicardia severa

INDICACIONES PARA INTERRUMPIR Y TERMINAR EL TEST DE ESFUERZO

- Una caída de la presión arterial durante el ejercicio
- Dolor de pecho o molestia, dificultad respiratoria o fatiga excesiva
- Aparición de palidez, piel fría y azulada
- El paciente requiere la terminación del test
- Ocurrencia de arritmias severas
- Dificultades técnicas que no permiten la supervisión adecuada del test
- Desarrollo de marcadas anormalidades en el electrocardiograma

175- TORMENTA ELÉCTRICA

Estaba en el jardín de mi casa. Era un día nublado y había comenzado a llover. Escuché una voz que dijo: "Entra a la casa. Hay muchos relámpagos . . .". Seguí el consejo. Segundos más tarde, y desde la ventana del cuarto de baño, vi caer un rayo sobre el árbol en donde yo había estado cortando ramas un par de minutos antes. Produjo un corte profundo y dejó también la cicatriz de una gran quemadura. Si hubiera permanecido en el mismo lugar, con seguridad no hubiera podido escribir este capítulo. Posiblemente, hubiera muerto electrocutado.

El relámpago es una descarga eléctrica que ocurre entre la tierra y las nubes o entre las nubes. La parte inferior de las nubes están cargadas negativamente y los objetos sobre la tierra como los árboles y la tierra en sí misma se cargan positivamente creando un desequilibrio. La mayor parte de los relámpagos viajan de nube a nube pero algunos son descargados y alcanzan la tierra.

Los rayos relámpagos son extremadamente calientes y provocan una temperatura de 50.000 grados F (unos 28.000 grados C), o sea tres veces la temperatura del sol. Este calor hace que el aire que rodea al rayo relámpago se expanda rápidamente y vibre lo cual genera el trueno que podemos oír instantes después de haber visto el rayo.

A través del mundo hay 50-100 rayos relámpagos por segundo y cada uno contiene millones de voltios.

El África Central y América del Sur poseen la concentración más alta de rayos relámpagos. Provocan la muerte anual en Estados Unidos de 60 a 100 personas y otras 300 personas sufren lesiones físicas por este fenómeno. Muchas de ellas deben lidiar con incapacidades por el resto de sus vidas.

En todo el mundo, 2.000 personas mueren cada año por el impacto de relámpagos.

En un año, en EE.UU. las chances de ser alcanzado por un rayo relámpago son de 1 en 700.000 y las chances de ser muerto son menores de 1 en 6 millones. Las chances son menores en lugares donde las tormentas eléctricas son menos frecuentes (San Francisco), y mucho más probables donde éstas son frecuentes (la parte central de la Florida).

En Estados Unidos, los rayos relámpagos causan más muertes que otros fenómenos naturales tales como los huracanes y tornados. Los relámpagos han aparecido y causado daño desde una distancia de diez millas (16.9 kilómetros) de la zona de lluvia tormentosa.

En este país ocurren treinta millones de tormentas eléctricas cada año. La mayor parte afectan la Florida y la zona sudeste del Golfo de México.

Las injurias neurológicas y cardiopulmonares asociadas con los rayos relámpagos son peligrosas y amenazan la vida. Pueden detener el latido cardiaco completamente o producir una fibrilación ventricular o dañar el centro respiratorio localizado en el sistema nervioso central. El músculo cardíaco puede sufrir una disfunción aguda y masiva, y también puede acumularse fluido en la cavidad del pericardio y producir un taponamiento pericardio fatal a menos que se trate muy rápidamente. La resucitación de pacientes que ha sufrido un paro cardiaco por rayo relámpago debe ser inmediatamente ejecutada y sin demora.

PRECAUCIONES PARA EVITAR EL SER CONTACTADO POR UN RAYO RELÁMPAGO

Durante una tormenta eléctrica actúe de la siguiente manera:

ADENTRO DE LA CASA

- No use el teléfono a menos que tenga una emergencia. Los rayos pueden atacar las líneas eléctricas y telefónicas

- No encienda ningún instrumento o equipo eléctrico, aparatos de televisión o computadores. Desconéctelos
- Permanezca adentro de la casa hasta que la tormenta termine
- Aléjese de puertas, ventanas, chimeneas, tubos de metal y lavatorios
- No use agua durante la tormenta
- No nade en un piscina interior
- Asegúrese que los juegos de video de los niños no tengan cuerdas

FUERA DE LA CASA

- Entre a una casa, un gran edificio, o un automóviles que tiene una cubierta o techo duro
- Ningún lugar fuera de la casa ofrece seguridad
- Una vez que entró en la casa, manténgase lejos de cualquier objeto que conduce electricidad. (Ej., cordones eléctricos y tubos de plomería)
- Manténgase lejos de cordones telefónicos. Desconecte los computadores y los aparatos de televisión
- Manténgase lejos de antenas, bordes de alambre, cables eléctricos, vías de tren que pueden transmitir electricidad a cierta distancia
- No se duche o tome un baño
- Cuando usted escuche un trueno, vaya a un lugar seguro y permanezca ahí durante 30 minutos después del último estruendo. Los vehículos que ofrecen seguridad son los que tienen techos de metal sólido tales como los buses, la mayor parte de los automóviles y camiones
- Si usted está adentro de un auto, quédese ahí
- Evite lugares elevados, áreas abiertas, y actividades relacionadas con agua (natación, uso de botes, pesca)
- Nunca se ubique debajo de un árbol alto y aislado
- Si usted está pescando o jugando al golf deje la cana de pescar o los palos de golf inmediatamente
- Primeros auxilios: comience la resucitación cardiaca y pídale a otra persona que llame al 911

Tenga cuidado y preste atención a estas instrucciones. Si lo hace, es probable que pueda evitar un desenlace catastrófico de una de las fuerzas más poderosas de la naturaleza. Y no se olvide de compartirlas con sus amigos y familiares.

176- TRAUMA ABDOMINAL

Estaba trabajando en la sala de emergencia de un hospital cuando un hombre en sus cuarenta años empujó la puerta de un consultorio y solicitó ayuda. Había tenido un encuentro "personal" con otro individuo y ambos usaron cuchillos, no de los que se usan para cortar budines sino los que sirven para dar puñaladas. Tenía una herida abdominal amplia por la que habían salido sus intestinos, los que el mismo sostenía con sus propias manos. El hombre estaba relajado, ebrio y humoroso. Se sostenía en sus pies. Un minuto más tarde hizo su aparición el individuo con el que había sostenido el "duelo". Mostraba heridas en un lugar diferente. La suya también de puñal, comenzaba en el cuero cabelludo, seguía sin interrupción por la frente, la nariz partida en dos, continuaba hacia abajo por el labio superior y el paladar. Los dos hombres estaban alcoholizados y riéndose a más no poder. Ambos se recuperaron.

TIPOS DE TRAUMA ABDOMINAL

1- TRAUMA PENETRANTE
- Herida de bala
- Herida de arma blanca (puñalada)

2- TRAUMA NO PENETRANTE
- Compresión
- Aplastamiento
- Cinturón de seguridad
- Aceleración y desaceleración

TRAUMA PENETRANTE

Las heridas de bala han reemplazado a las de puñal como la causa más frecuente de trauma abdominal penetrante. Es importante tener en cuenta que una herida en la parte superior del abdomen pudo haberse extendido a la cavidad torácica y una herida que originalmente penetró en la sección inferior del tórax debajo de un pezón o la punta del omoplato en la espalda (la paleta o zona escapular) tiene más probabilidades de causar una injuria intra-abdominal antes de causar una lesión intra-torácica.

Si el paciente aparece en estado de shock probablemente se ha perforado una vena o una arteria.

Las heridas de bala con frecuencia recorren itinerarios que envuelven múltiple órganos.

Las de arma blanca pueden causar hemorragia, shock o irritación peritoneal.

TODAS LAS HERIDAS PENETRANTES EN EL ABDOMEN DEBEN SER QUIRÚRGICAMENTE EXPLORADAS.

El hígado es el órgano del abdomen más frecuentemente afectado (37%). Lo sigue el intestino delgado (26%), el estómago (19%), el colon (14%), el bazo (7%), riñón, páncreas, duodeno, diafragma (3-5% cada uno)

TRAUMA NO PENETRANTE

El trauma tipo golpe puede ser difícil de evaluar, particularmente si el paciente está inconsciente. En este tipo de trauma, el bazo está lesionado el 36% de las veces, los riñones el 24%, intestino delgado 16%, hígado 15%, páncreas, mesenterio, pared abdominal y diafragma 1-3% cada uno.

El tratamiento de traumas abdominales penetrantes y no penetrantes requiere la intervención de un excelente cirujano con gran experiencia. Cuidadosa atención es requerida para cada detalle antes, durante, y después de la operación. La función respiratoria y cardiovascular y la prevención y el tratamiento de infecciones son de enorme importancia.

177- TRAUMA DEL TÓRAX NO PENETRANTE

El trauma de tórax no penetrante es una causa significante de mortalidad en Estados Unidos. Este tipo de injuria afecta cualquiera o todos los componentes de la pared torácica o el esqueleto del tórax (costillas, esternón, clavícula, escápulas) o los órganos del tórax (pulmones, pleura, tráquea, tubos bronquiales, esófago, aorta, corazón, pericardio, vasos pulmonares, y el diafragma, el músculo que separa la cavidad abdominal de la torácica).

El trauma es la causa número 1 de muerte, hospitalizaciones e incapacidad en EE.UU. en personas entre las edades de 1 a 55 años. Mata

100.000 por año. Las heridas de tórax no penetrantes son directamente responsables por el 20-25% de todas las muertes por trauma.

Por lejos, la causa de muerte por trauma no penetrante del tórax es el accidente automovilístico el cual representa el 70-80% de este tipo de deceso. Otros tipos de injurias prevalente son los peatones que cruzan las intersecciones, actos violentos y caídas.

INJURIAS QUE RESULTAN DE TRAUMAS TORÁCICOS NO PENETRANTES

El dolor asociado con las fracturas de costillas dificulta la respiración. La perforación de un pulmón con neumotórax (el colapso pulmonar debido a la entrada de aire en el espacio pleural) y la presencia de sangre en este espacio (hemotórax) causa deficiencias en el proceso de oxigenación.

La perforación de la pared de una cavidad cardiaca, o trauma severo a la aorta o la arteria pulmonar con frecuencia termina en muerte antes que el paciente pueda ser tratado en un hospital. Esto sucede por la pérdida de sangre, la cual es tan grande que lleva a un profundo e irreversible estado de shock.

178- TRAUMA DEL TÓRAX PENETRANTE

Aproximadamente 16.000 muertes ocurren cada año en Estados Unidos solamente debido a heridas penetrantes del tórax, las que representan el 20-25% de todas las muertes traumáticas. Las guerras entre traficantes de drogas mucho contribuyen a estas estadísticas.

Las contiendas entre países otorgaron enorme experiencia en este campo y sobre todo en lo que se refiere a su tratamiento. Hasta la segunda guerra mundial no había guías establecidas para tratar las heridas del tórax. Pero después de este conflicto y la experiencia obtenida en los conflictos de Corea, Vietnam, la intervención de Estados Unidos en Granada, Panamá, los países Balcanes, Somalia, Las Malvinas, y la Guerra de Iraq.

Las grandes metrópolis en Estados Unidos tienen sus hospitales muy ocupados por el gran número de víctimas de todo tipo de armas. También hay muchas injurias torácicas por caídas accidentales o trabajadores de la construcción.

EL IMPACTO DE UN DISPARO

Cualquier bala que penetra debajo del pezón o la porción inferior de la escápula (en la espalda) ha invadido también el abdomen hasta que se demuestre lo contrario.

Los balazos de pistola pueden penetrar todas las regiones del cuerpo sin considerar su punto de entrada. Una vez que el proyectil penetra el tórax muchas cosas terribles pueden suceder. Pero milagros a veces ocurren también.

Una vez examiné a un veterano de la segunda guerra mundial quien estaba en buen estado físico. Su radiografía de tórax mostró una bala grande estacionada adentro de un pulmón, muy cerca del corazón aunque sin tocarlo. El proyectil penetró en su tórax durante un combate pero tuvo tanta fortuna que la bala encontró refugio en uno de sus pulmones sin causar ningún trastorno.

MECANISMO DEL TRAUMA

La velocidad del objeto penetrante en el tórax es importante. Puede ser baja, de grado medio o de alta velocidad. Un ejemplo de baja velocidad es la herida por cuchillo. Los tejidos dañados son los que el arma afectó directamente.

Las heridas causadas por agentes de mediana velocidad incluyen aquellas causadas por balas de revólver y escopetas de aire comprimido. Causan menos destrucción que las de alta velocidad con proyectiles disparados por rifles y armamentos militares.

Penetraciones de fragmentos balísticos y explosivos tienen extremadamente altas velocidades y pueden ser muy destructivos. Las minas y granadas pueden generar fragmentos cuya velocidad puede ser de hasta 4.500 pies por segundo. Ésta es una velocidad aun más alta de la de la mayor parte de los rifles. La penetración en sí causa mucho daño pero existe una destrucción adicional de tejidos y órganos de tipo térmico.

Cada órgano intratorácico puede estar afectado: La acumulación de líquido en el tórax (hemotórax), la contusión de un pulmón o su perforación (neumotórax), la rotura del músculo diafragma, los desgarramientos del esófago, la tráquea y los bronquios, la acumulación de sangre en la cavidad pericárdica (taponamiento pericardio), laceraciones del músculo cardiaco, daño a las válvulas del corazón, las arterias coronarias, fracturas del esternón o las costillas, injuria de la aorta o la arteria pulmonar, la creación de una fístula entre la tráquea y el esófago, la laceración de la vena cava superior o inferior y sus venas tributarias, las venas pulmonares, las arterias carótidas y subclavia, y complicaciones infecciosas.

Los traumas torácicos están a menudo acompañados por heridas del cuello y el abdomen.

TRAUMA CARDIACO

Los traumas penetrantes cardiacos son altamente letales. La muerte ocurre en el 70-80% de los casos. Las heridas de los ventrículos son más comunes que las heridas de las aurículas, y el ventrículo derecho es el más frecuentemente afectado.

DIAGNÓSTICO

Se emplean la radiografía del tórax, electrocardiograma, ecocardiograma incluyendo el ecocardiograma transesofágico, tomografía computarizada, angiografía computarizada. A veces es necesario proceder con una angiografía convencional, broncoscopia y esofagoscopia.

MANEJO

Es complejo y el lugar ideal para tratar el trauma torácico es la unidad especializada en TRAUMA. La intubación endotraqueal es requerida para aquellos que no respiran o lo hacen con dificultad o están en un estado de shock.

El aire que causa un neumotórax de tensión por un colapso del pulmón debe ser inmediatamente extraído mediante la inserción de una aguja de agujero grande que descomprime la alta tensión a la que esta sujetada el pulmón. Inmediatamente después de la descompresión se inserta un tubo torácico.

El volumen sanguíneo debe ser restituído con transfusiones de sangre para combatir el estado de shock.

El tratamiento quirúrgico de los traumas torácicos requiere gran destreza, conocimientos y dedicación.

179- VARIACIONES DE LOS RITMOS CIRCADIANOS

Los ritmos circadianos representan actividades cíclicas de 24 horas que ocurren en el cuerpo humano y han llamado la atención de los científicos, sobre todo en los últimos anos. El sueño ha sido una materia de especial interés.

Artículos en la literatura médica han reportado el impacto de las variaciones circadianas en los niveles de la presión arterial (más elevada en las horas tempranas de la mañana y su declinación después de la media noche), así también como su influencia sobre otros eventos cardiovasculares: la angina de pecho, el infarto de miocardio, accidentes cerebrovasculares y la muerte súbita tienden a manifestarse durante ciertos horarios.

La observación de los ritmos circadianos y su influencia en el sistema cardiovascular ha sugerido la necesidad de considerar la prescripción de ciertas drogas cardiacas a horas especiales con el fin de prevenir síntomas molestos y a veces, peligrosos.

Estudios han demostrado que el comienzo de los dolores o molestias coronarias y los infartos agudos de miocardio ocurren más entre las 6 de la mañana y el mediodía. Un estudio sobre certificados de muerte del Estado de Massachusetts analizó 2.203 casos de individuos que sufrieron un paro cardiaco y muerte súbita fuera de los hospitales. Los resultados revelaron una fuerte tendencia a la muerte súbita entre las 7 y las 11 de la mañana. Aun más, el riesgo de arresto cardiaco fue de aproximadamente el 70% entre las 7 y las 9 horas de la mañana.

CÓMO LOS RITMOS CIRCADIANOS PUEDEN CONTRIBUIR A LOS EVENTOS CARDIOVASCULARES

Cuando las personas se despiertan cada mañana tienen un aumento de la actividad del sistema simpático que se traduce en un aumento de las catecolamina circulantes (norepinefrina y epinefrina (adrenalina): aumenta la presión arterial, se acelera el latido cardiaco y las arterias coronarias tienden a contraerse.

Al mismo tiempo, durante las horas de la mañana, las plaquetas se aglutinan más (se adhieren unas a las otras), la viscosidad de la sangre (su consistencia espesa) aumenta, y la actividad fibrinolítica, la cual es la habilidad natural del cuerpo para disolver coágulos indeseables, sufre de pereza. Todo lo mencionado incrementa el peligro de formación de coágulos dentro de los vasos sanguíneos.

Si usted sufre de hipertensión, converse con su médico sobre la posibilidad de tomar sus drogas antihipertensivas de manera que rindan mejores resultados durante las horas de la mañana, cuando usted se despierta.

Los mismos principios aplican a otras medicinas cardiacas tales como la nitroglicerina de acción prolongada, los derivados nitratos, los bloqueadores de calcio y los beta-bloqueadores.

180- VENENO DE ESCORPIÓN

En muchos países en desarrollo y que tienen clima tropical las heridas de escorpión representan un problema mayor de salud pública. Por cada persona que muere por el veneno de víbora, diez acaban su vida por mordidas de peligrosos escorpiones. En Estados Unidos, cuatro muertes por picadura de escorpión fueron registradas en un período de once años, pero en otros países, Ej., México, el número de víctimas es mucho más grande.

Existen 1.500 especies de escorpión. Cincuenta son peligrosos para los humanos. Viven en los países Mediterráneos, el oeste y el sur de África, Asia, América del Sur y Central, los países del Caribe y Estados Unidos.

Los escorpiones usualmente se ocultan en grietas y miden de 1 a 20 cm de longitud. Su ambiente natural es el desierto y la jungla de los climas templados y tropicales pero a veces son forzados a cambiar de ambiente como sucede cuando penetran las valijas de un viajero, sus cajas, zapatos y ropa interior.

Cuando usted visite un país en donde pululan los escorpiones revise muy bien sus calzoncillos antes de ponérselos para asegurarse que un escorpión no esté durmiendo una siesta en uno de ellos y le juegue una mala pasada. Una picadura de escorpión en sus genitales le hará bailar la milonga sin música y con pasos agigantados.

Contrariamente a lo que mucha gente cree, los escorpiones no son agresivos. Les gusta estar despiertos durante la noche y no buscan una víctima. Su estrategia es esperar por una oportunidad para atacar.

El contacto humano accidental ocurre cuando los escorpiones son tocados en su lugar de escondite. Muchas picaduras suceden en los pies y manos. Inyectan veneno usualmente de .1 a .6 mg. Algunas veces dan varias mordidas.

La toxicidad de los venenos depende de la especie. Puede ser leve o mortífera en el corto período de una hora.

La mayor parte de las muertes ocurren durante las primeras veinticuatro horas después de la picadura y se debe a una falla aguda respiratoria-cardiaca o una reacción alérgica (anafiláctica) aguda.

Los niños tienen riesgo más alto debido a su pequeño tamaño corporal y reducido peso.

La persona que ha sido picada por un escorpión generalmente experimenta los siguientes signos: Pupilas grandes, nistagmo (movimientos rápidos de los globos oculares), excesiva producción de saliva, marcada inquietud y nerviosidad, y dificultad para tragar.

PRIMEROS AUXILIOS

- Use una bolsa de hielo para reducir el dolor y demorar la absorción del veneno (el frío produce vasoconstricción)
- Aplique una compresa en la herida pero que no esté excesivamente apretada
- Transporte al paciente a una facilidad médica lo antes posible. Aquí se le administrará profilaxis contra el tétanos, antibióticos, y fluidos intravenosos para combatir los vómitos y la deshidratación. Oxígeno, y la intubación endotraqueal son a veces requeridos.
- El mejor tratamiento con drogas es provisto con el uso de beta-bloqueadores en combinación con un alfa bloqueador.
- El tratamiento con el antiveneno es el preferido después que se han implementado las medidas emergentes mencionadas

Para consultar sobre picaduras de escorpión llame al Arizona Poison Control 602-253-3334. Las listas de antivenenos y otros detalles pertinentes están disponibles por una publicación conjunta de la American Association of Poison Control Center y la American Zoo and Aquarium Association.

181- VENENO DE VÍBORA

Cada año hay 45.000 picaduras de serpientes en América del Norte. Hay muchas especies y están ampliamente distribuídas en varias regiones de Estados Unidos y el resto del mundo. Algunas de las especies venenosas de EE.UU. incluyen las viper, cobra, rattlesnake, mocasín de agua, coral, y cabeza de cobre (copperhead).

Las serpientes suelen clasificarse según su dentadura ya que las mismas difieren de una especie a otra. Cada clase particular de víbora tiene sus propios colores, conducta, grado de agresividad, y toxicidad de su veneno. Hay muchas variedades de serpientes y es conveniente conocer su hábitat. No es lo mismo estar expuestos a las víboras en España, la selva del Amazonas en Brasil, o las de América del Norte.

Solamente las víboras cascabel cuentan con 24 tipos diferentes. No podemos introducirnos en los detalles de las características de las víboras en este trabajo. Pero sí puedo sugerirle que si usted vive en una zona en donde hay víboras o piensa viajar o pasar unas vacaciones en un lugar conocido a tener víboras e intenta jugar con sus mascotas y niños, disfrutar picnics y cosas por el estilo, se preocupe de obtener información previa sobre el tipo de víboras que viven en el lugar así también como implementar medidas preventivas y de primeros auxilios en caso de haber sido mordido por una de ellas.

Algunos de estos reptiles son venenosos, otros sumamente venenosos y muchos de ellos son inocuos. Sin embargo, si usted no sabe exactamente el tipo de víbora responsable por la mordida, trate esa situación como si fuera una auténtica emergencia y diríjase a una sala de emergencia inmediatamente.

Las picaduras de víboras pueden ser mortales a menos que se traten rápidamente. Los niños son más susceptibles a causa de su bajo peso corporal.

El antiveneno preciso puede salvar la vida. Si es posible, llame a la sala de emergencia con anticipación para que el personal médico tenga listo el antiveneno para el momento que usted u otra víctima llegue.

SÍNTOMAS.

Dependen en parte del tipo de víbora. La rattlenake produce sangramientos, dificultad respiratoria, visión borrosa, nauseas y vómitos, parálisis, cambios en el color de la piel, daño de tejido en la zona de la mordida, hinchazón, debilidad, pulso rápido.

Las víboras cottonmouth y las copperhead causan síntomas similares. La mordida es dolorosa y los síntomas aparecen rápidamente.

Las víboras corales no son dolorosas al comienzo y síntomas significantes pueden demorarse por varias horas. No crea por un momento que la ausencia de dolor y el buen aspecto de la herida son buenos signos. Si no son tratadas éstas mordidas pueden ser fatales. Algunos síntomas son la visión borrosa, dificultad para respirar, dolor de cabeza, convulsiones, salivación profusa, molesta deglución (tragar), dolor abdominal, parálisis, habla entorpecida y shock.

Si el área de la mordedura comienza a hincharse y cambia de color, la víbora es probablemente venenosa.

PRIMEROS AUXILIOS

- Calme a la víctima y asegúrele que su lesión será tratada
- Restrinja movimientos
- Busque por asistencia médica lo más rápidamente posible. Usted puede llama el National Poison Control Center (1-800-222-1222). Este centro puede ser contactado desde cualquier lugar en Estados Unidos. Expertos contestarán sus preguntas y le ofrecerán instrucciones. Es un servicio sin cargos y confidencial
- Mantenga el área afectada debajo del nivel del corazón para reducir el flujo del veneno
- Remueva cualquier banda constrictiva cerca de la mordedura porque el área puede hincharse
- Inmovilice el área sin apretarla con una revista, un trozo de madera, u otro material de soporte que sostenga la extremidad. No apriete el área. Si lo hace reducirá el flujo de sangre a la zona afectada. Eso es exactamente lo que usted no debe hacer.
- Nunca trate de succionar el veneno con la boca. Si usted tiene una bombita para aspirar tal como las manufacturada por Sawyer, aplíquela de a acuerdo a las escritas instrucciones
- No use un torniquete. Si lo hace reducirá el aflujo de sangre y el miembro pudiera ser perdido
- No corte la zona de la mordida de víbora con un cuchillo u otro objeto filoso
- No le dé a la víctima nada por boca

- No le dé a la victima estimulantes o medicinas para el dolor a menos que sean prescriptas por el médico
- Evite las víboras. Si usted ve una no trate de acercarse a ella, tocarla o aprenderla
- **Si la víbora fue matada y su cabeza está siendo transportada, tenga mucho cuidado ya que la cabeza decapitada de una víbora puede aún morder por más o menos una hora después de haber sido ejecutada (acción refleja)**
- Sea cuidadoso con sus manos y pies. No los acerque a zonas que usted no puede ver bien tales como áreas con pasto alto o entre las rocas. Las rattlesnakes disfrutan sus descansos en estas áreas

PREVENCIÓN

- Evite lugares en donde las víboras suelen esconderse (debajo de las rocas)
- No toque, levante o juegue con una víbora
- Si usted frecuenta zonas con víboras, lleve consigo siempre una cajita especial que se vende para protección contra víboras
- Nunca provoque a una víbora. Muchas mordeduras resultan por esta conducta
- Use un palo o bastón delante suyo para verificar que no haya una víbora que pudiera pisar y sobre todo cuando usted no puede ver sus propios pies. Si la víbora nota que usted se está acercando, tratará de evitarlo. Otorgue al reptil tiempo suficiente de advertencia
- Cuando camina en áreas conocidas por su gran numero de víboras, use pantalones largos y botas
- Hay métodos para repeler las víboras tales como el repelente Snake-A-Way, naftaleno, un producto volátil que vaporiza y crea una interferencia inmediata que neutraliza el sistema sensorial de la víbora, la atemoriza, y provoca su retirada

Hay también un repelente electrónico llamado Sentinel que emite pulsaciones vibratorias que la víbora percibe a través de su sistema sensorial distribuído por su cuerpo. La víbora percibe una zona de peligro y evacúa el lugar. Se carga con energía solar y cuenta con carga suficiente para actuar durante el día y la noche. Cada unidad protege 6.000 pies cuadrados (aproximadamente 500 metros cuadrados). El uso de dos unidades ofrece mayor protección. Para proteger área más grandes, se utilizan varios equipos similares ubicados entre ellos a una distancia de aproximadamente 25 yardas (22.86 metros).

Estos métodos han sido reportados a ser efectivas la mayoría de las veces aunque no ofrecen una garantía total de protección.

La eficacia de los repelentes electrónicos varía del 17 al 100%.

De 15 especies diferentes de víboras venenosas, el producto Sake-A-Wai fue reportado a ser efectivo en el 91-100% de los casos. Este es un producto granular que debe ser distribuido en áreas separadas por una distancia de 10-30 centímetros.

PART 7

LA MUERTE SÚBITA DEL INFANTE

182- ARTERIA SUBCLAVIA DERECHA ABERRANTE

Es una anomalía vascular congénita. La arteria subclavia derecha nace en la aorta y normalmente alcanza la parte superior derecha del tórax. Cuando esta arteria nace del lugar equivocado su curso para alcanzar la parte superior derecha del tórax la posiciona delante de la tráquea y el esófago, lo que puede producir ningún síntoma o molestias al tragar y respirar. En infantes, raramente, ha causado la muerte por la compresión de la tráquea lo que equivale a una forma de sofocación.

El diagnóstico es simplemente logrado con un esofagrama con substancia de contraste (bario) el cual muestra una indentación característica del esófago por la constricción causada por la arteria con curso aberrante. Se confirma por medio de una angiografía con resonancia magnética. Su tratamiento es quirúrgico.

Una vez tuve un adulto con esta enfermedad cuyos síntomas dramáticos de dificultad para respirar y deglutir habían permanecido sin diagnóstico desde su infancia (*Eduardo Chapunoff, MD.FACP, FACC, and Irwin Boruchow, MD, "Aberrant Right Subclavian Argery as a Cause of Respiratory Distress and Disphagia in an Adult". The Journal of the Florida Medical Association 72:840-842 (Oct) 1985).*

183- DESÓRDENES DE LOS ÁCIDOS GRASOS

Hay infantes que heredan desórdenes de la oxidación de los ácidos grasos asociados con defectos enzimáticos. Pueden presentarse como una cardiomiopatía aislada, muerte súbita, debilidad progresiva de los músculos, o insuficiencia hepática. Una arritmia puede ser su primer síntoma. Los trastornos son la expresión de la acumulación de metabolitos intermediarios en la producción de ácidos grasos en las largas cadenas de acilcarnitina.

Los errores del metabolismo de la oxidación de los ácidos grasos deben ser considerados en infantes que tienen episodios intermitentes de taquicardia ventricular o muerte súbita inexplicada. El diagnóstico puede ser establecido por el perfil de acilcarnitina en manchas de sangre examinadas en papel de filtro.

184- EL SÍNDROME DE LA MUERTE SÚBITA DEL INFANTE

Es la causa de muerte más frecuente en los infantes de un mes a un año de edad. Dos mil quinientos infantes pierden la vida anualmente en Estados Unidos. La mayor parte de los decesos ocurren entre los dos y cuatro meses de edad.

El prospecto de perder un infante por esta condición es aterrorizante. Y la muerte aparece brusca e inesperadamente. Usted puede imaginarse qué significa para los padres del niño despertarse una mañana y verlo fallecido cuando hasta pocas horas con anterioridad estaba en perfecta salud.

Lo que parece un síndrome de muerte súbita en el infante probablemente lo sea pero deben descartarse otras causas que los padres y a veces el pediatra no pensaron que pudieron haber ocurrido tales como abuso físico, un accidente, una enfermedad del metabolismo o cardiaca.

La incidencia del síndrome de muerte súbita del infante aumenta durante el tiempo frío.

Los infantes indios norteamericanos sufren tres veces más de fatalidades de este trastorno que los niños de origen caucásico. Los infantes afroamericanos sufren dos veces más que los blancos de esta condición. Mueren más niños que niñas. Se han notado factores asociados tales como:

- Madres que han fumado, bebido alcohol o usado drogas durante el embarazo
- Cuidado prenatal deficiente

- Prematuridad
- Peso corporal reducido al nacimiento
- Madres más jóvenes de 20 años
- Exposición al humo del cigarrillo después del nacimiento
- Abrigos de la cama o rapa excesivos
- El dormir sobre el estómago

EL DORMIR SOBRE EL ABDOMEN

Lo primero que debe evitarse es la colocación de un infante con la boca y el abdomen hacia abajo para que duerma en esa posición. Se aplica una presión sobre la mandíbula, se angostan las vías respiratorias y se dificulta la respiración.

Otro mecanismo que puede causar la muerte súbita del infante durmiendo en la posición descripta es el fenómeno de volver a respirar su propio aire exhalado cuando su boca y las vías nasales han estado obstruídas por un juguete o almohada. Este aire contiene menor cantidad de oxígeno y mayor cantidad de dióxido de carbono. Es la falla respiratoria y la causa del deceso.

Desde que la American Academy of Pediatrics recomendó en el año1992 que todos los infantes saludables más jóvenes de un año de edad sean puestos a dormir sobre sus espaldas, el número de muertes por el síndrome de muerte súbita del infante se redujo un 50%. A pesar de esta mejoría, aún existen muchos casos de origen inexplicable.

RECUERDE: ¡PONGA A SU BEBÉ A DORMIR SOBRE SU ESPALDA!

La colocación de un bebé para dormir de costado no es recomendable. ¿Por qué? Porque existe el riesgo que el infante rodará sobre su abdomen mientras duerme. Una vez que el infante aprendió a rodar consistentemente (usualmente entre los 4 y 7 meses de edad) es correcto dejar que el niño elija la postura que le resulte más cómoda.

Los infantes que mueren del síndrome de la muerte súbita pueden tener una anormalidad en una zona del cerebro conocida como el núcleo arcuado que ayuda a controlar la respiración y el despertar del sueño. Esta área hace que el bebé despierte y llore. Cuando el núcleo arcuado actúa deficientemente, la respiración es insuficiente y el riesgo del síndrome de muerte súbita es más alto.

LAS ARRITMIAS PELIGROSAS DEL INFANTE

Casi el 10% de los infantes que mueren del síndrome de muerte súbita tienen mutaciones o variaciones genéticas asociadas con arritmias potencialmente fatales. Drogas y la implantación de desfibriladores intracardíacos se han utilizado para tratarlas.

Cómo determinar precisamente o identificar este riesgo para prevenir muertes arrítmicas durante la infancia no ha sido determinado aún.

SUGERENCIAS ADICIONALES PARA REDUCIR EL RIESGO DEL SÍNDROME DE MUERTE SÚBITA DEL INFANTE

- Siempre coloque al infante a dormir sobre un colchón firme. Evite almohadas, camas de agua o cualquier superficie suave
- Prevenga el proceso de re-respiración descripto anteriormente y no ubique almohadas o cubiertas cerca del bebé
- Asegure una temperatura adecuada en la habitación y que ésta no sea muy calurosa
- Nunca exponga a su infante al humo de ningún cigarrillo
- Nunca fume durante el embarazo. Los infantes de madres que han fumado durante la gestación tienen tres veces más alta la incidencia de muerte súbita que los nacidos de madres que no han fumado
- Tenga cuidado prenatal
- Su infante debe tener exámenes regulares
- Alimente a su infante con leche materna si es posible. Existe una sugestiva evidencia que los infantes alimentados de esa manera tienen menor incidencia de muerte súbita
- Si su bebé tiene reflujo estomacal, consulte al médico
- Si el infante no rechaza el chupete, úselo durante el primer año de vida. Aparentemente, eso disminuye la incidencia de muerte súbita
- No duerma toda la noche con el bebé. Después de disfrutar su contacto a la noche, ubíquelo en su cuna. Ha ocurrido un número de veces que uno de los padres durmió sobre el infante (sin haberse percatado del trágico evento durante su propio sueño) e indujo su sofocación

Los padres y familias que atravesaron por este tipo de crisis pueden consultar al Sudden Infant Death Syndrome Alliance que les proveerá consejos y apoyo.

185- ENFERMEDAD CARDIACA CONGÉNITA

Los defectos congénitos son problemas estructurales que se observan en el corazón desde el nacimiento. Resultan de un trastorno en el desarrollo del feto que comienzan poco después de la gestación y generalmente antes que la madre se entere de su embarazo.

Algunos de estos defectos son simples, tales como los "agujeros" que comunican las cavidades de las aurículas o de los ventrículos. Otros son malformaciones severas tales como el ventrículo de una sola cámara, o válvulas ausentes, entre muchas otras.

Si usted ya ha tenido un niño con un defecto cardíaco congénito o tiene un pariente cercano con este problema, sus chances de tener otro niño con enfermedad cardíaca congénita son mayores.

De cada 1.000 nacimientos, ocho recién nacidos tendrán algún tipo de defecto cardiaco congénito. En Estados Unidos, más o menos un millón de personas lo padecen. Aproximadamente nacen 35.000 niños con defectos cardiacos congénitos cada año.

Muchos niños con deformaciones "simples" sobreviven hasta la edad adulta. Pero algunos padecen de condiciones serias y fatales. Éstas se manifiestan y causan problemas más comúnmente durante el primer año de vida.

Las buenas noticias son que el manejo quirúrgico de estas anomalías ha mejorado tanto que en la actualidad la mortalidad de los infantes es mucho menor. En las décadas de 1960 y 1970 era de 30%. En la actualidad, la mortalidad quirúrgica promedio ha caído a 5%.

186- HEMORRAGIA NEONATAL

Es una hemorragia masiva en el cerebro, incontrolable y una de las complicaciones potenciales de un parto prematuro.

187- HIPERTERMIA Y LA MUERTE SÚBITA DEL INFANTE

La hipertermia (la temperatura del cuerpo elevada) puede resultar de una infección, a menudo de origen respiratorio, aunque a veces se observa en infantes saludables quienes aparecen sobrecalentados cuando son cubiertos excesivamente con mantas y ropas. Las envolturas gruesas y una alta temperatura ambiental aumentan el riesgo de muerte súbita en el infante.

El sistema nervioso central posee centros termo-regulatorios pero a veces estos no han madurado lo suficiente.

Los infantes pierden mucho de su calor a través de la cabeza y la cara, particularmente cuando el resto del cuerpo está cubierto. La posición en pronación, o sea el bebé con su cara mirando y apoyada hacia abajo, reduce la capacidad del cuerpo de perder calor.

La muerte del infante o del niño menor causada por calor del ambiente típicamente ocurre cuando se deja al niño en vehículos o camas con las condiciones mencionadas en el párrafo anterior. La forma de muerte puede ser accidental u homicida.

El ataque de calor ocurre cuando la temperatura de una persona excede los 104 grados F (40 grados C) y sus mecanismos termo-reguladores son avasallados. Una temperatura de 107 grados F (41.5 C) se considera fatal.

En pacientes menores de dos años de edad que atraviesan una cirugía cardiaca y requieren bypass cardio-circulatorio, a veces aumentan su temperatura de cuatro a seis horas después de la intervención. El control de la temperatura durante la operación puede controlar o evitar la "hipertermia cerebral".

La trágica muerte de un infante expuesto a las altas temperaturas dentro de un automóvil cerrado en un día de calor intenso es una muestra clara de refinada estupidez humana. Estas muertes son totalmente prevenibles.

Más de 300 infantes y recién nacidos han muerto adentro de autos calientes en Estados Unidos en la última década. Padres, abuelos, mucamas, amigos de la familia, miembros de la familia, todos han sido culpables.

NUNCA DEJE UN NIÑO SIN ATENCIÓN ADENTRO DE UN AUTOMÓVIL, NI SIQUIERA POR UN MINUTO.

SIEMPRE CIERRE CON CERRADURA LA PUERTA DE SU VEHÍCULO Y ASEGÚRESE QUE LOS NIÑOS NO TENGAN ACCESO A LA LLAVE O

DISPOSITIVOS DE CONTROL REMOTO QUE PERMITAN ABRIR LAS PUERTAS.

CÓMO TRATAR LA HIPERTERMIA INMEDIATAMENTE

- Obtenga ayuda médica inmediatamente
- Elimine la causa del calor
- Remueva la ropa excesiva
- Vuelque agua sobre la víctima con una esponja
- Acetominofen 5-10 mg/Kg. oralmente o por vía rectal cada 4 horas

188- HIPOTERMIA

Esta condición es la temperatura baja del cuerpo cuando la axila muestra menos de 35 grados C.

Los infantes que tienen alto riesgo de hipotermia son los siguientes:

- Los que no son bien secados después del nacimiento
- Aquellos que permanecen en una habitación fría o un frío incubador
- Infantes con un peso de nacimiento bajo
- Los que no están bien alimentados
- Los que están acostados cerca de ventanas frías

¿QUÉ ASPECTO TIENE UN INFANTE HIPOTÉRMICO?

- Está frío al tacto
- Aparece letárgico, fláccido, muestra un llanto débil, se alimenta pobremente
- Tiene las manos y los brazos fríos, pálidos o azulados, pero la lengua y las mejillas están usualmente rosadas. Cuidado con esto: las mejillas rosadas pueden dar la falsa impresión de un infante saludable
- Tiene movimientos respiratorios superficiales y lentos
- Sangra por la boca, la nariz o los lugares donde se han efectuado punciones venosas

LA CAUSA MÁS FRECUENTE DE MUERTE DEL INFANTE HIPOTÉRMICO ES LA HIPOGLUCEMIA

Los infantes fríos utilizan gran cantidad de energía tratando de entibiarse. En el proceso usan todas sus reservas de energía. El resultado es hipoglucemia.

¿CÓMO DEBE TRATARSE EL INFANTE HIPOTÉRMICO?

- Debe ser entibiado en un incubador cerrado o habitación con temperatura tibia
- La temperatura del incubador debe ser de 37 grados C hasta que la temperatura de la piel vuelve a lo normal. Si no hay incubador disponible, el infante debe ser colocado contra la piel de la madre y envuelto con una frazada
- La hipoglucemia puede ocurrir durante el proceso de calentamiento. La energía debe ser provista por vía oral, leche por tubo nasogástrico o por vía endovenosa (dextrosa al 10%)
- Se provee oxígeno al 30% con una máscara que cubra la cabeza
- Solicite ayuda para transportar al infante a un hospital
- Mantenga al infante calentito durante el transporte

189- MIOCARDITIS AGUDA FATAL

En esta condición, el músculo cardiaco es atacado por un agente infeccioso, usualmente un virus. Los tipos más comunes de virus son el de la influenza, los adenovirus y los Coxakie aunque los virus de la rubeola, sarampión y SIDA pueden también ser responsables. La mayor parte del daño se piensa que resulta de una reacción inmunológica más que a la acción directa del virus.

No se conocen factores que predisponen a este tipo de infección. Los casos leves se recuperan y los síntomas son tan suaves que no se reconocen. Otros no son tan afortunados y experimentan debilidad, pulso acelerado asociado con temperatura normal, dificultad respiratoria, palpitaciones o edema de las extremidades, todo lo descripto reflejando una insuficiencia cardiaca.

Algunos infantes son afectados por un curso fulminante y mueren inmediatamente.

190- SÍNDROME DE REYE

Es una dolencia que afecta niños y adultos de manera aguda y característicamente su curso es fatal en pocos días. Su causa es desconocida pero se ha observado una conexión entre la aspirina y otros agentes que contienen salicilatos.

La enfermedad afecta todos los órganos pero el hígado y el cerebro son los más castigados. Se observa más frecuentemente durante los meses de enero, febrero y marzo cuando la influenza es más común, pero también ocurre durante los otros meses del año.

Cuando se desarrolla una epidemia de virus gripal o de varicela, más casos del síndrome de Reye son vistos.

La enfermedad en sí no es contagiosa. Comienza generalmente cuando una persona se está recuperando de una enfermedad viral tipo gripe. El hígado rápidamente se infiltra con grasa y la presión dentro del cerebro aumenta.

Es muy importante diagnosticar y tratar al síndrome de Reye lo antes posible. Cuando el tratamiento se atrasa, la muerte es común en pocos días.

El tratamiento consiste en múltiple medidas de apoyo a las funciones esenciales del cuerpo humano pero no existe ninguna droga específica para eliminarlo.

SÍNTOMAS

- Tos persistente
- Fatiga intensa
- Mareos, confusión, desorientación
- Cambios en la personalidad
- Conducta agresiva e irracional
- Delirio, convulsiones, coma

MUCHO CUIDADO EN DIAGNOSTICAR LA ENFERMEDAD A TIEMPO

Los profesionales de la salud que no han visto casos del síndrome de Reye anteriormente pueden no sospechar el diagnóstico cuando el paciente llega a la sala de emergencia. Los vómitos, tan característicos de la enfermedad, pueden ser reemplazados en el infante por diarrea.

La condición puede aparentar ser una encefalitis, meningitis, sobredosis de droga, envenenamiento, diabetes, o una enfermedad psiquiátrica.

Aunque el Síndrome de Reye ha sido asociado con la aspirina y los salicilatos, se ve también en casos que no tienen ninguna relación con esos compuestos.

La National Reye's Syndrome Foundation (fundada en 1974), el U.S. Surgeon General, la Food and Drug Administracion y los Centers for Disease Control and Prevention recomiendan que la aspirina sola o en combinación con otros productos no sean dadas a niños o adolescentes que sufren de una enfermedad viral de tipo gripal o la varicela.

National Reye's Syndrome Foundation Inc.
E-mail: nrs@reyessyndrome. Org
Telephone: 1-419-924-9000

191- SÍNDROME DE ESTRÉS RESPIRATORIO. CONTROL INMADURO DE LA FUNCIÓN RESPIRATORIA

Los científicos han identificado un gene crítico que logra la maduración de los pulmones en los recién nacidos y la producción de surfactante, una substancia alineada en el tejido pulmonar que previene el colapso de las vías respiratorias. Cuando este mecanismo no funciona se consolida el Síndrome de Estrés Respiratorio (SER) el cual es una causa común de muerte en los infantes prematuros.

El Cincinnati Children's Hospital Medical Center es uno de las tres instituciones más destacadas para la Pediatría General en Estados Unidos y está reconocido como una autoridad en el tratamiento de enfermedades respiratorias, cáncer y trastornos digestivos.

Esta institución ha sido pionera en el uso clínico de surfactantes para mejorar la función pulmonar de los infantes prematuros.

Información adicional puede obtenerse visitando el www. cincinnatichildrens.org

192- SOFOCACIÓN Y ESTRANGULAMIENTO DE INFANTES Y NIÑOS

Naturalmente, no debería suceder pero la dura realidad no hay más remedio que enfrentarla: cada año muchos infantes y niños mueren estrangulados y sofocados.

Muchos de estos incidentes pueden ser evitados. Los padres y los cuidadores de niños deben observar concentradamente a los niños y adoptar medidas de seguridad en el hogar. Una zona particularmente peligrosa es el área para dormir.

La American Academy of Pediatrics, Centers for Disease Control and Prevention (CDC) and U.S. Consumer Product Safety Commission han ofrecido consejos que reducen las probabilidades de sofocación y estrangulamiento de los pequeños.

A LA HORA DE DORMIR

- Posicione el bebé para dormir sobre su espalda y con un colchón o superficie firme y plano
- No use almohadas u almohadones adentro de la cuna
- Asegure que el tamaño del colchoncito es lo suficientemente grande para la cuna en uso
- El espacio entre las barras de la cuna y el colchón debe ser más pequeño que el ancho de dos dedos de adultos
- Nunca duerma con su infante. Algunos infantes pierden la vida porque su respiración se suprime con almohadas, sábanas o sus propios padres
- Nunca permita que un infante duerma en una cama de agua. Fatalidades han ocurrido cuando el bebé quedó atrapado entre el marco de la cama y el colchón

EN EL AMBIENTE HOGAREÑO

- Guarde los plásticos que trajo del mercado, las bolsas de basura y todo tipo de bolsa de tal manera que sean inalcanzables para los niños. Nunca use ninguno de estos elementos o cualquier otro de material plástico como cubierta de colchón
- Evite juguetes que tengan agujeros. El niño tiende a ubicar su nariz en ellos y si estos no tienen orificios en la pared opuesta por donde puede entrar el aire, puede asfixiarse
- Cierre su auto con cerradura incluyendo el baúl cuando no lo usa. Guarde las llaves lejos de los niños. Ellos se han subido al baúl y han perdido la vida después de quedar atrapados
- SIEMPRE SUPERVISE A LOS NINOS

PARA REDUCIR LAS CHANCES DE ESTRANGULAMIENTO

EN LA CUNA

- Siga las instrucciones de seguridad provistas por el U.S. Consumer Product Safety Commission antes de comprar una cuna nueva o usada para asegurarse que esa marca en particular no ha sido cancelada por razones de seguridad (o de inseguridad, mejor dicho)
- Asegúrese que el espacio entre las barras de la cuna no midan más de 2 3/8 pulgadas. Esto es particularmente importante para cunas de segunda mano que se han usado durante varios años. Si el espacio entre las barras es mayor que el indicado, la cabecita del infante puede quedar atrapada y causar su estrangulación

EN EL HOGAR

- Ubique cortinas y sus cordones lejos del alcance de los niños. Ate algunos de los cordones para aislarlos y que no se envuelvan alrededor del cuello del niño
- Observe los juguetes. Que no tengan partes que puedan engancharse alrededor del cuello del pequeño, tales como los cordones y cuerdas.
- Nunca use un cordón para atar un chupete

En EE.UU. aproximadamente 50 infantes se sofocan o estrangulan cada año cuando atrapan sus cabecitas entre las partes rotas de la cuna o entre partes de cunas viejas que tienen diseños mal elaborados e inseguros.

La ropa y todo lo que sea cordones son también peligrosos para los niños. Niños han muerto estrangulados con las barras de la cuna, muebles y juguetes de variados tipos.

RECURSOS

- American Academy of Pediatrics
  Ofrece información y guía para los padres
  www.medem.com

- U.S. Consumer Product Safety Commission
  Brinda información sobre la seguridad de los juguetes, cunas y variados riesgos de sofocación y estrangulamiento
  www.cpsc.gov

- Juvenile Products Manufacturers Association
  Tiene una publicación que instruye a los padres sobre la seguridad de los productos que los niños frecuentan
  www.jpma.org/public/safe-sound.html

- National Safety Council
  Menciona los riesgos de los niños quienes andan por toda la casa
  www.nsc.org/library/facts/babyprf.htm

PARTE 8

LA MUERTE SÚBITA DURANTE EL EMBARAZO Y EL PERÍODO POS-PARTO

193- EL SÍNDROME HELLP

Es raro pero serio. Puede comenzar bruscamente, más comúnmente durante los últimos tres meses de embarazo o poco después del parto. HELLP es abreviación por hemólisis (destrucción de células rojas de la sangre), elevación de las enzimas hepáticas y reducido número de plaquetas.

Su causa es un misterio y no hay forma de predecir qué mujer tiene predisposición a sufrirlo. Es prevalente en mujeres de la raza blanca, mayores de veinticinco años, y aquellas que han tenido hijos.

Los síntomas de HELLP incluyen debilidad, dolor abdominal, jaqueca, naúseas y vómitos, hinchazón de la cara y las manos, sangramiento de las encías y otros lugares. Algunas veces hay hipertensión. Cuando la enfermedad es agresiva, puede ser fatal. Este desenlace es raro.

194- EMBOLISMO PULMONAR POS-PARTO

El tromboembolismo venoso es la liberación de uno o más coágulos de las extremidades de los miembros inferiores (piernas y muslos) que se dirigen hacia el norte por la vena cava inferior para desembocar en la aurícula derecha, inmediatamente al ventrículo derecho y de aquí, por la arteria pulmonar es o son arrojados en los pulmones.

Uno o más coágulos pequeños traen molestias pero un coágulo grande que bloquea la arteria pulmonar es suficiente para causar una muerte instantánea.

El tromboembolismo venoso pulmonar es una causa prevalente de mortalidad materna y se ha reportado a existir en .5-3.0 de 1.000 embarazos.

El embarazo de por sí aumenta el riesgo de coágulos venosos por un factor de 5 comparado con el riesgo de esta enfermedad en mujeres no embarazadas de la misma edad.

Los factores que predisponen a la formación de coágulos en las piernas son el descanso prolongado en un lecho, el aumento de la coagulabilidad de la sangre que existe durante la gestación, la disminuída capacidad de los sistemas fibrinolíticos del cuerpo, también presentes durante el embarazo (fibrinólisis significa substancias naturales del cuerpo humano que disuelven coágulos), y también una predisposición familiar.

El test generalmente utilizado para diagnosticar el embolismo pulmonar es la tomografía computarizada hélica que además de ser segura durante el embarazo, es también precisa.

La precisión diagnóstica del embolismo pulmonar es de importancia crítica ya que este desorden representa un gran riesgo para la embarazada y el feto. El tratamiento recomendado para la trombosis venosa profunda (TVP) y la embolizacion pulmonar (EP) durante la gestación es la heparina intravenosa por cinco a diez días y esto ser continuado por inyecciones de heparina subcutánea por el resto del embarazo.

El bien conocido anticoagulante warfarina (coumadin), administrado por vía oral, es peligroso para el feto o sea no debe ser nunca usado en una mujer embarazada. Después del parto puede utilizarse junto con la heparina seguida por la administración de warfarina durante varios meses. Por cuánto tiempo se usan estas drogas, depende del juicio del médico.

Medidas profilácticas de anticoagulación para prevenir coágulos venosos en embarazos futuros deben implementarse

195- EMBOLIZACIÓN DE LÍQUIDO AMNIÓTICO

Es una emergencia médica. Afortunadamente es rara (un caso por 8.000-30.000 embarazos). Afecta igual a todas las razas y su incidencia es similar en todo el mundo. La enfermedad fue descubierta en 1941 cuando los doctores Steiner y Luschgaaugh practicaron la autopsia de una mujer que había muerto durante el parto y encontraron fragmentos de pelo y otros restos fetales en los pulmones, y específicamente, en las ramas de la arteria pulmonar.

Aún hoy, hay un aire de misterio que rodea a esta enfermedad. Inicialmente se pensó que el líquido amniótico y células fetales penetran en la circulación materna y viajan hacia los pulmones de la madre. Otra posibilidad pudiera ser anafilaxis o una reacción aguda de hipersensibilidad a material de origen fetal generando un tipo de alergia aguda.

La presentación usual de este desorden es un paro cardiaco agudo o una hemorragia severa, una convulsión, dificultad respiratoria, tos, y líquido en los pulmones (edema pulmonar) y estado mental alterado (confusión, agitación).

Nadie sabe cómo prevenir esta enfermedad. Alrededor del 40% de las pacientes padecen de distintas alergias. Los factores de riesgo asociados son la edad avanzada de la madre, embarazos múltiples previos, feto masculino, y un trauma.

TRATAMIENTO

Es de apoyo: oxígeno, resucitación cardiopulmonar cuando se requiera para un arresto cardiaco, transfusiones de sangre para anemia severa, transfusiones de plaquetas, y otras medidas heroicas tales como la hemodiálisis con plasmaféresis, en ocasiones han salvado la vida.

La palabra féresis deriva del griego y significa "qüitar or remover parte de su todo". Los Bancos de Sangre se encargan de la preparación básica para proceder con la plasmaferesis. El procedimiento es complejo. Al enfermo se le insertan catéteres venosos que provean muy buen flujo venoso. La sangre se anticoagula y atraviesa una máquina que depura la sangre de las impurezas que contiene. Hay máquinas que operan por un mecanismo de centrifugación o de filtración y retornan la sangre librada de sus componentes indeseables al sistema circulatorio del paciente.

Las madres que no responden a la resucitación cardiopulmonar deben ser sometidas a una cesárea de emergencia.

196- ENFERMEDAD CARDIACA CONGÉNITA (ECC) Y EL EMBARAZO

La incidencia de enfermedad cardiaca congénita en EE.UU. es de .5-.8% de la población o 32.000 nuevos casos cada año. Debido a los avances tecnológicos, 85% de los niños que nacen con estos trastornos sobreviven y se convierten en adultos. Esto ha resultado en un aumento de mujeres embarazadas con ECC.

La enfermedad cardiaca congénita es actualmente la dolencia cardiaca más frecuente durante el embarazo en los países desarrollados. Las consecuencias negativas para la mujer embarazada incluyen insuficiencia cardiaca, arritmias, accidentes cardiovasculares y la muerte de la madre y el feto.

Durante el embarazo el volumen sanguíneo aumenta y esto impone una sobrecarga al corazón. La cantidad que el corazón está obligado a enviar a la circulación con cada latido cardiaco es 80% más grande comparado con el corazón de una mujer no embarazada.

Hay enfermedades cardíacas congénitas que prohíben el embarazo por los peligros que representa, tales como la estenosis mitral o aórtica severa, la coartación de la aorta, la cardiomiopatía hipertrófica y la hipertensión pulmonar. Por otro lado los defectos interauriculares o interventriculares sin hipertensión pulmonar son usualmente bien tolerados.

Los riesgos que existen durante el embarazo para una mujer con una cardiomiopatía congénita idealmente deben ser estimados antes de la concepción. En general, el parto vaginal facilitado por un fórceps o mecanismo de extracción por vacío es la forma preferida de parto en estos enfermos.

La operación cesárea se indica cuando desde el punto de vista obstétrico debe ejecutarse, en pacientes medicados con el anticoagulante warfarina, la disección aórtica aguda, el síndrome de Marfán con la aorta dilatada, aquellos que tienen hipertensión pulmonar severa o válvulas cardiacas considerablemente obstruídas.

Muchos centros médicos recomiendan medidas profilácticas para la endocarditis en pacientes con ECC (el uso de antibióticos antes de la operación) antes del parto.

En general, la gestación es bien tolerada en pacientes con ECC. Sin embargo, hay pacientes que tienen riesgos altos con el embarazo, y uno de ellos puede ser la muerte. Esa es una de las razones que hacen mandatoria la evaluación de estos riesgos en mujeres que alcanzan una edad en la que pudieran quedar embarazadas.

Los riesgos están basados en:

- El tipo de enfermedad cardiaca congénita
- Síntomas
- Necesidad de tener que corregir quirúrgicamente la anomalía antes de la concepción
- Factores adicionales que pudieran complicar el embarazo tales como válvulas cardiacas artificiales (prótesis valvular), el uso necesario de anticoagulantes, arritmias, o el de inhibidores de la anhidrasa carbónica que pueden tener efectos adversos en el feto
- La capacidad de la madre de poder cuidar de su hijo/a
- El riesgo que el bebé pudiera heredar una seria enfermedad cardiaca congénita

197- INFARTO AGUDO DE MIOCARDIO Y RESUCITACIÓN CARDIOPULMONAR

Estos eventos tienden a ocurrir en mujeres de más de treinta y tres años de edad y que han tenido varios embarazos anteriores. En general suceden durante el último trimestre de la gestación.

Estudios en 125 pacientes han reportado una mortalidad materna de 21%. El deceso usualmente ocurre durante el infarto agudo de miocardio, durante el trabajo de parto, el parto, y en el período de posparto (de 24 horas a 3 meses después del parto). Muchas muertes fetales están relacionadas con estas complicaciones maternas.

Enfermedad de las arterias coronarias fue documentada en el 43% de los casos y arterias coronarias normales en un 29%. El resto de los casos mostraron arterias coronarias obstruídas por un coágulo (21%) o disección coronaria (16%).

Aunque el infarto agudo de miocardio durante el embarazo es raro, es una condición muy seria y de gran riesgo para la madre y el feto. Si la madre sobrevive, el feto usualmente sobrevive también. La mortalidad materna de un infarto agudo de miocardio es de 21%.

POSIBLES FACTORES QUE CONTRIBUYAN AL INFARTO EN LA MUJER EMBARAZADA

Algunos de los infartos de miocardio del embarazo o aquellos que ocurren después del parto están asociados con un historial familiar de enfermedad coronaria, bajos niveles del "buen" colesterol (lipoproteínas de alta densidad), elevados niveles del "mal" colesterol (lipoproteínas de baja densidad), diabetes, tabaquismo o el uso previo de contraceptivos orales.

Otros factores que contribuyen incluyen la formación de coágulos adentro de las arterias coronarias, espasmos de estas arterias, enfermedades del colágeno, la disección coronaria, el uso de cocaína, enfermedad de la válvula aórtica, la anemia de la célula de la hoz (sickle cell anemia), alteraciones profundas de la coagulación de la sangre incluyendo la disfunción de las plaquetas.

DIAGNÓSTICO

No es fácil reconocer la ocurrencia de un infarto agudo de miocardio durante el embarazo. La razón es que no se sospecha. Cuando una mujer embarazada o después del parto siente molestias en el pecho, debe ser evaluada rápidamente y eso incluye un inmediato electrocardiograma.

Los tests de esfuerzo nucleares y el cateterismo cardiaco liberan radiaciones que podrían ser dañinas para el feto y por lo tanto deben ser utilizados sólo cuando son absolutamente necesarios. La terminación provocada del embarazo no es generalmente recomendada cuando el feto ha recibido menos de 0.05 Gy pero puede ser considerada cuando la dosis recibida ha excedido la que mencionamos.

TRATAMIENTO

La presencia del bebé introduce variables y limitaciones importantes. El uso de agentes trombolíticos (drogas que disuelven los coágulos) se considera peligroso ya que puede provocar la muerte de la madre, el feto, o ambos. Sin embargo, en casos selectivos, su uso no debe descartarse totalmente.

Los nitratos y los compuestos de nitroglicerina deben ser utilizados con extremo cuidado ya que pueden precipitar una caída importante de la presión arterial en la madre. Los diuréticos también demandan muy cuidadosa aplicación por la misma razón.

En líneas generales, el tratamiento de un infarto de miocardio en una mujer embarazada requiere más precauciones y limitaciones que el tratamiento de un infarto en una mujer no embarazada. El manejo clínico es complejo y escapa la discusión en este libro. El paciente debe siempre ser tratado en una sala de cuidados intensivos y los servicios de anestesiología y obstetricia deben estar disponibles en cualquier momento.

TRABAJO DE PARTO

Con el fin de cicatrizar la herida del corazón causada por el infarto, idealmente el parto debería ser postergado por dos a tres semanas. Si la operación cesárea es preferible o lo es el parto por vía vaginal debe considerarse cada caso individualmente y es una decisión difícil que el obstetra y el cardiólogo deben enfrentar.

ASUNTOS RELACIONADOS CON LA RESUCITACIÓN CARDIOPULMONAR DURANTE EL EMBARAZO

El feto llega a ser viable más o menos durante la semana 24 del embarazo. Hasta esa fecha el tratamiento del infarto se guía casi exclusivamente considerando la situación de la madre. Después de la semana 24, la seguridad del feto adquiere seria importancia también.

La resucitación cardiopulmonar en una mujer embarazada tiene sus propios inconvenientes: el abdomen prominente hace que el tórax sea menos compresible y eso puede contribuir a que la cantidad que emite el corazón durante las compresiones torácicas sea menor.

Otro problema: el músculo diafragma separa la cavidad torácica de la abdominal y en el embarazo está más elevado de lo normal, lo que restringe el movimiento de los pulmones y el aire que les pueda llegar.

El metabolismo feto-placenta demanda aumentada consumición de oxígeno. Para incrementar el retorno venoso al corazón que está comprometido porque el útero grande por el embarazo comprime la vena cava inferior, una almohada debe ser ubicada debajo del flanco de la parte derecha del abdomen y de la cadera para desplazar el útero hacia el lado izquierdo. La persona que ejecuta la resucitación puede usar sus propios muslos mientras se arrodilla en el suelo con el mismo propósito.

La operación cesárea después de la semana 32 de embarazo debe ser considerada si la resucitación cardiopulmonar es inefectiva.

La sobrevida del infante es directamente proporcional al intervalo de tiempo que existe entre la muerte de la madre y su extracción del vientre materno. Si ésta tarda en ejecutarse más de 15 minutos después del fallecimiento de la madre, el feto rara vez sobrevive. Los que sobreviven muestran una variedad de daños neurológicos.

Los infantes nacidos antes de los 5 minutos del deceso materno son sanos.

Para lograr los máximos resultados en el proceso de sobrevida de la madre y su bebé, la operación cesárea ha sido recomendada a ejecutarse con la velocidad de un rayo y dentro de los 4 a 5 minutos después del paro cardiaco.

198- INFILTRACIÓN GRASA AGUDA DEL HÍGADO

Es una enfermedad rara pero seria y aparece durante el embarazo por una excesiva acumulación de grasa en el hígado. En realidad, la acumulación de ácidos grasos y triglicéridos es un fenómeno normal en los seres humanos. El problema es cuando su depósito es mucho más grande de lo que debe ser, lo que conduce al daño del hígado.

La causa se desconoce. Los riesgos son altos para la madre y el feto. El desorden amenaza la vida y actúa con rapidez. La madre experimenta falla hepática y renal, hemorragias aparecen por todo el cuerpo y la sangre contrae gérmenes en cantidades exorbitantes (septicemia).

Todo esto se observa sobre todo en el tercer trimestre del embarazo y se presenta con naúseas, vómitos, fatiga, dolor de cabeza, confusión mental e ictericia (color amarillo de las ojos y la piel).

El diagnóstico se establece por biopsia del hígado y observando la muestra con el microscopio. Se efectúa con una aguja larga lo que no es siempre factible en la mujer embarazada. El ultrasonido y la tomografía computarizada pueden ser también utilizadas para el diagnóstico.

El tratamiento vital de esta condición es el parto y la extracción del bebé del antro materno lo más rápidamente posible. La mayor parte de los casos reaccionan favorablemente.

199- ROTURA DE UN ANEURISMA CEREBRAL O MALFORMACIÓN ARTERIOVENOSA

La incidencia de accidentes cerebro vasculares está decididamente aumentada en las mujeres embarazadas. La hemorragia cerebral durante la gestación se debe a la rotura de un aneurisma cerebral o una malformación arteriovenosa y éstas son responsables por el 5-12% de todas las muertes maternas.

La incidencia de hemorragia intracerebral debido a la rotura de un aneurisma cerebral es de aproximadamente 1 en 1000 embarazos. Las pacientes a veces se quejan de dolor de cabeza pero también pueden presentarse directamente con daños neurológicos de un accidente cerebrovascular (parálisis de las extremidades superiores e inferiores, rápida pérdida de la consciencia).

La noción bastante difundida que el aneurisma cerebral de la mujer embarazada tiende a romperse durante el parto no ha sido confirmada. Se ha reportado que el 90% de las roturas ocurren durante el embarazo y el 8% durante el período de posparto.

Una hemorragia cerebral arrastra una alta mortalidad. El tratamiento es similar al de una mujer no embarazada y el neurocirujano generalmente procede con la operación. Algunas pacientes se recuperan pero otras muestran daños neurológicos permanentes.

Aquellas pacientes que han roto un aneurisma cerebral deben ser tratadas con un clip lo más rápidamente posible. Esto detiene la hemorragia. El embarazo continúa hasta llegar a término y el paciente puede tener el parto por vía vaginal si su estado neurológico lo permite.

El angiograma de sustracción digital es el método preferido para la detección de un aneurisma cerebral.

200- PRE-ECLAMPSIA

Esta condición aparece más frecuentemente durante la vigésima (número 20) semana de embarazo. Se presenta con presión arterial elevada y el pasaje de albúmina en la orina. El edema generalmente se añade a esta combinación pero no es un signo requerido para el diagnóstico de pre-eclampsia.

Eclampsia es lo que mencionamos más convulsiones.

El componente hipertensivo consiste en una presión sistólica más alta de 140 mmHg o una presión diastólica mayor de 90 mmHg cuando estos números son registrados dos veces con seis horas de diferencia en una mujer cuya presión arterial era normal antes del embarazo.

La proteinuria (presencia de proteína en la orina) existe cuando la concentración es mayor de 300 mg durante un periodo de 24 horas. Si no es posible obtener ese test, una concentración de 30 mg/dl en dos muestras de orina recogidas con seis horas de diferencia es útil también.

La pre-eclampsia puede ser leve o grave. Presiones arteriales sistólicas de más de 160 mm y diastólicas de más de 110 mm asociadas con alta cantidad de proteína en la orina significan una pre-eclampsia severa. A veces hay síntomas asociados de anormalidades de la función del hígado, dolores abdominales, insuficiencia cardiaca, nivel reducido de las plaquetas, trastornos visuales, y convulsiones.

La causa del desorden es desconocida y ocurre en aproximadamente el 7% de todos los embarazos. La eclampsia es menos frecuente (0.05%).

La pre-eclampsia es la segunda causa mas frecuente de mortalidad materna durante el embarazo representando el 12-18% de todas las muertes de las mujeres embarazadas. Las mujeres de la raza negra sufren la enfermedad dos veces más frecuentemente que las mujeres blancas. Las mujeres más jóvenes tienen tres veces más de riesgo de pre-eclampsia comparadas con mujeres de más edad.

El tratamiento es hospitalario. Deben administrarse medicinas para normalizar la presión arterial y evitar las convulsiones.

Si la paciente no responde al tratamiento con medicinas debe ejecutarse el parto por vía vaginal. Si hay signos de deterioro maternal o fetal, se ejecuta una cesárea de emergencia.

El único tratamiento definitivo de la pre-eclampsia es la terminación del embarazo con la salida del feto y la placenta del antro materno.

201- SEPTICEMIA EN EL EMBARAZO

La incidencia de mortalidad materna durante el embarazo debido a una septicemia ha disminuído durante las últimas dos décadas debido a la disponibilidad de una gran variedad de antibióticos y los notables avances tecnológicos logrados en el campo de la terapia intensiva-crítica. Aún así, cuando una septicemia ocurre, la vida está en peligro.

Las infecciones más comunes son la corioamnionitis (infección del fluido amniótico), endomiometritis (infección de la capa interna del útero que usualmente resulta de una operación cesárea), aborto séptico, neumonía, y pielonefritis (infección severa del riñón).

El reconocimiento temprano de una septicemia es crucial para prevenir un shock séptico y la muerte. Usualmente, las infecciones en las mujeres embarazadas responden bien a los antibióticos de amplio espectro.

En resumen: El diagnóstico precoz de septicemia con el reconocimiento del tipo de bacteria que la produjo, el tipo de antibiótico que debe utilizarse y su temprana administración, en dosis adecuadas y durante un tiempo suficiente (debe persistir por varias semanas), son esenciales para evitar resultados catastróficos.

EPÍLOGO

En el transcurso de este libro he discutido causas múltiples de muerte súbita o rápida de una manera breve. Mencioné muchas pero de ninguna forma las he mencionado todas. El terrorismo no fue tratado y uno ciertamente puede morir súbita o rápidamente por este mecanismo. Los homicidios y los accidentes fueron someramente mencionados. Han sido omisiones calculadas. También evité muchas enfermedades de origen genético. Lo propio hice con los envenenamientos. Tratar lo que no hemos tratado hubiera significado escribir una enciclopedia, pero nunca tuve esta intención.

Sobre todo, traté que usted adquiriera un estado de alerta y fuera advertido sobre los peligros potenciales que usted o cualquiera de sus seres queridos pudiera enfrentar en el curso de su vida. Aunque he descripto ciertas formas de tratamientos, mi objetivo primordial fue el recordarle la existencia de muchas de las causas que provocan una muerte súbita o rápida, cuán peligrosas son, cómo evitarlas y en muchas instancias, adquirir los conocimientos básicos para orientar el tratamiento.

Debo insistir en un punto muy importante: Nunca utilice este libro para tratarse o tratar a otra persona. Siempre busque el conocimiento de un profesional. El arte y la ciencia de la medicina son asuntos de gran complejidad y hay que dedicar muchos años de la vida no sólo para ser médico sino para ser uno muy bueno.

Aquellos que mueren súbita o rápidamente—así también como los que mueren más lentamente—no volverán. Su partida de este mundo deja un rastro de tristeza difícil de superar, pero también permanece entre nosotros la extraordinaria experiencia de sus sufrimientos y la vivencia que les vendió un ticket sin regreso al otro mundo.

Estoy seguro que muchos de ellos con gusto nos dirían: "*Ten cuidado, fíjate lo que me ha ocurrido. He muerto en el lugar equivocado y en el momento equivocado. ¡Si pudiera tener otra oportunidad, si hubiera leído y aprendido más sobre la manera que causó mi muerte, con seguridad hubiera vivido más tiempo! . . .*"

No puedo imaginar ningún individuo razonable de cualquier edad, nacionalidad, nivel educacional y socio-económico, religión y profesión que no tenga interés en evitar una muerte que podía haberse previsto.

Es mi deseo más profundo y también mi esperanza que usted encontrará esta guía útil.

Eduardo Chapunoff

RECURSOS

EDAD AVANZADA

National Institutes on Aging
Building 31 Room 5C27
31 Center Drive, MSC 2292
Bethesda, MD 20892

—*—

National Council on Aging
409 Third Street SW, Suite 200
Washington DC 20024
1-800-424-9046

—*—

ALCOHOL

1-800-ALCOHOL

Esta línea está abierta veinticuatro horas al día, siete días a la semana. Ofrecen consejos y también ayuda para localizar el domicilio de los centros para tratamiento

—*—

Alcoholics Anonymous, Inc.
General Service Office
PO Box 459
Grand Central Station

New York, NY 10163
212-8703400

—*—

Alcohol and Drug Abuse hotline 1-800-454-8966
Children of the Night
1-800-551-1300

CANCER

American Cancer Society
National Office
1599 Clifton Road NE
Atlanta, GA 30329

—*—

ENFERMEDADES CARDIOVASCULARES

American Heart Association
National Center
7272 Greenview Ave
Dallas, TX 75231-4596
1-800-242-8721

—*—

American Red Cross National Headquarters
2025 E. Street NW
Washington DC 20006
202-303-5000

—*—

National Heart, Lung, and Blood Institute
Information Center
PO Box 30105
Bethesda, MD 20824-0105

—*—

Sudden Arrhythmia Death Syndrome Foundation
PO Box 58767
Salt Lake City, UT 84158

—*—

National Institute of Neurological Disorders and Stroke
NINDS Information Service
Building 31, Room 8, AO6
Bethesda, MA 20892
201-496-5751

—*—

National Stroke Association
300 East Hampden Ave, Suite 200
Englewood, CO 80110-2622

—*—

American Stroke Association
1-888-478-7653

—*—

DIABETES

American Diabetes Association, Inc.
1660Duke Street
Alexandria, VA 22314
1-800-232-3472

—*—

National Diabetes Information Clearinghouse
One Information Way
Bethesda, MD 20892-3560

—*—

DROGAS

National Institute on Drug Abuse
1-800-662-4357

—*—

Narcotic Anonymous
www.na.org

—*—

SERVICIOS DE INFORMACIÓN PARA ASUNTOS DE SALUD EN GENERAL

National Library of Medicine
8600 Rockville Pike
Bethesda, MD 20894

1-800-272-4787

ORGANIZACIONES DE LA SALUD MENTAL

National Mental Health Association
www.nmha.org

—*—

Mental Health Net-Self Help Source Book mentalhelp.net/selfhelp

Si usted tiene pensamientos suicidas:

- Disque 911
- Disque 1-800-272-TALK
- Vaya a una sala de emergencia inmediatamente

Las páginas amarillas de la guía telefónica usualmente muestra la lista de números de teléfonos o centros especiales para atención de emergencias. El Trevor Project 866-488-7386 trata con la prevención de suicidas homosexuales y juveniles.

Girls and Boys Town Crisis Line, 24 horas por día, 7 días a la semana 1-800-448-3000.

—*—

OBESIDAD MÓRBIDA

Morbid Obesity: Will You Allow it to Kill You? 2010 Editora Xlibris.

(Este libro se publicará en español en la primera mitad de 2010): *La Obesidad Mórbida: ¿Permitirá Usted que le Quite la Vida?* (Xlibris)

Autor: Dr. Eduardo Chapunoff

—*—

VENENOS

National Capital Poison Center
1-8000-222-1222

—*—

American Association of Poison Control Center
www.aa[cc/org/DNN/

—*—

EL SEXO Y LA ENFERMEDAD CARDÍACA

Answering Your Questions about Heart Disease and Sex (Book 2007). Publicado por Hatherleigh, NY. Distribuidor: Random House.

Este libro se publicará en español en el año 2010: *Contestando Preguntas Sobre Padecimientos Cardiacos y el Sexo* (Xlibris)

Autor: Dr. Eduardo Chapunoff

—*—

ANEMIA DE LA CÉLULA DE LA HOZ (SICKLE CELL DISEASE)

Sickle Cell Association of America, Inc.
231 East Baltimore St. Suite 800
Baltimore, Maryland 21202
scdaa@sicklecelldisease.or

—*—

BUCEO O SCUBA DIVING

Información: Divers Alert Network
www.diversalertnetwork.org

—*—

National Oceanic and Atmospheric Administration
www.noaa.gov

—*—

Doc's Diving Machine (información medica sobre como se debe actuar durante un buceo)
http:/faculty.washington.edu/ekay

—*—

GLOSARIO

A

Ablación. Supresión de un área localizada del músculo cardiaco responsable por originar episodios de taquicardia severa. Una manera de llevarla a cabo es por la técnica conocida como ablación de radiofrecuencia. Se introducen catéteres (cables) en las cámaras cardiacas a través de los vasos sanguíneos de la ingle

Accidente cerebrovascular. Daño cerebral (infarto cerebral) que resulta de la obstrucción de la arteria carótida o una arteria cerebral. Cuando una arteria cerebral se rompe, la sangre invade el tejido cerebral (hemorragia cerebral)

Adrenalina. También conocida como epinefrina. Es una hormona producida por las glándulas adrenales que aumenta el ritmo cardiaco y mejora el espasmo de los bronquios

Amiloidosis. Es la deposición de un tipo especial de proteína en múltiples órganos que conduce a su deficiente funcionamiento

Anafilaxis. Es una reacción alérgica aguda y generalizada que requiere tratamiento de emergencia

Anemia hemolítica. Reducido número de células rojas de la sangre que resulta de la destrucción de muchas de estas células

Anestesia general e hipertensión maligna. Es infrecuente pero ocasionalmente puede ser fatal

Aneurisma. Dilatación focal de una arteria que resulta de una debilidad de la pared arterial

Aneurisma aórtico abdominal. (AAA). Dilatación focal de la aorta abdominal

Aneurisma cerebral. Dilatación focalizada de una arteria cerebral

Aneurisma del ventrículo izquierdo. Músculo cardiaco dañado por un infarto que se redujo a una cicatriz que no contribuye a la contracción del ventrículo izquierdo y puede generar complicaciones

Angina. También llamada "angina pectoris". Es un dolor o molestia generalmente—no siempre—localizado en la parte media anterior del pecho y que se debe a un insuficiente flujo sanguíneo en la arteria coronaria debido a una obstrucción de este vaso sanguíneo

Angiograma (angiografía). Fotos obtenidas por rayos X de las arterias después que el paciente ha sido inyectado con una substancia endovenosa de contraste, la cual es opaca a los rayos X y permite su visualización. Se llama angiografía coronaria o angiografía cerebral o de otra denominación de acuerdo a la zona del cuerpo que se ha inyectado

Angioplastia. Tratamiento de una placa aterosclerótica que bloquea severamente a una arteria y por el uso de un catéter que tiene un globito en su punta, se posiciona a la altura del bloqueo y cuando el globito es inflado, la obstrucción desaparece o mejora y el flujo sanguíneo es restaurado

Anorexia nervosa. Es un desorden alimenticio. El paciente tiene la percepción distorsionada de su cuerpo y cree que esta obeso aunque en realidad, es muy delgado/a

Anticoagulante. Droga que previene la formación de coágulos en la corriente sanguínea

Apendicitis. Inflamación aguda del apéndice

Arritmia. Cualquier ritmo cardiaco anormal

Apnea. Paro de la respiración por 10 minutos por lo menos

Arresto cardiaco. Cesación del latido cardiaco normal el cual es reemplazado por un ritmo caótico llamado "fibrilación ventricular" u otro conocido como "asistolia"

Asfixia. Deficiencia severa de oxígeno en la sangre y el cuerpo

Asfixia erótica. Desorden mental que busca el placer sexual induciendo por el/la paciente misma la asfixia

Asfixia posicional. Incapacidad de una persona para respirar cuando se la restringe con la cabeza apretada contra una superficie y hacia abajo y/o cuando se le comprime el tórax

Asintomático. Falta de síntomas

Asma. Enfermedad respiratoria que causa constricción de los bronquios, ruidos respiratorios como silbidos, tos, congestión del pecho, y dificultad para respirar

Arteriosclerosis. Endurecimiento de la arteria debido a ateroesclerosis

Aterosclerosis. Un proceso que afecta sobre todo a la capa interna de las arterias y que culmina en la formación de la placa aterosclerótica

Aurícula. Una de las dos pequeñas cámaras del corazón localizadas en su parte superior

B

Beta-bloqueador. Droga que trata la angina de pecho, hipertensión, insuficiencia cardiaca, arritmias, temblor familiar y migraña

Bradicardia. Ritmo cardiaco lento (menos de 60 pulsaciones por minuto)

Brugada. El síndrome de Brugada es una condición que muestra cambios electrocardiográficos característicos y está asociada con arritmias que ponen en peligro la vida

C

Cardiomiopatía. Enfermedad del músculo cardiaco que resulta en un debilitamiento de su contracción

Cardiomiopatía alcohólica. Corazón débil y dilatado debido al alcoholismo crónico

Cardiomiopatía inducida por la antraciclina. Corazón dilatado y débil por el uso de una droga empleada para el cáncer, la antraciclina

Cardiomiopatía hipertensiva. Engrosamiento del ventrículo izquierdo con o sin insuficiencia cardiaca en respuesta a una hipertensión crónica

Cardiomiopatía hipertrófica. Músculo cardiaco grueso que resulta de causas variadas que pueden engrosar al músculo del corazón

Cardiomiopatía hipertrófica obstructiva. Músculo cardiaco grueso que dificulta la salida de sangre del ventrículo izquierdo en el sistema circulatorio

Cardiomiopatía no compacta. Un desorden genético recientemente descripto caracterizado por el agrandamiento de las trabéculas del músculo cardiaco y su aspecto laxo

Cardiomiopatía relacionada con el embarazo y el parto. Su origen se desconoce pero afecta a la mujer en los últimos tres meses de la gestación o poco tiempo después del parto

Cardioversión. Técnica que aplica una corriente eléctrica en el pecho para corregir una arritmia. La cardioversión puede también ser efectuada por medio de drogas administradas por vía endovenosa

Cateterismo cardiaco. Procedimiento que consiste en la inserción de un catéter fino en el corazón a través de una arteria, generalmente la de la ingle y bajo anestesia local. Evalúa las válvulas, la función del músculo cardiaco y generalmente se complementa con la angiografía coronaria (la inyección de una substancia opaca a los rayos X) que muestra si las arterias coronarias están obstruidas o no y si lo están, que severidad y localización precisa tienen los bloqueos por placas ateroscleróticas

Colesterol. Una de muchas substancias grasas que circula en la sangre y que contribuye a la ateroesclerosis

Commotion Cordis. Contusión cardiaca. Resulta de una trauma relativamente trivial pero que actúa en un instante eléctrico vulnerable del ciclo cardiaco lo que conduce a un paro o arresto cardiaco

Complicaciones involuntarias de las radiaciones. Daño producido por dosis normales de radiaciones

D

Desfibrilador. Una máquina o equipo que produce una carga eléctrica que se aplica al tórax del paciente para la corrección de una taquicardia ventricular o fibrilación ventricular

Diástole. Parte del ciclo cardiaco en donde el corazón se distiende y expande

Disección aórtica. La sangre circulante penetra la capa media de la aorta debido a un desgarramiento que ocurre en la capa intima de esta arteria

Dislipidemia. Trastorno de los lípidos sanguíneos

Disnea. Dificultad para respirar

Distrofia muscular. Un grupo de desordenes genéticos. Algunos de ellos están asociados con falla cardiaca y arritmias

Droga pro-arrítmica. Cualquier medicina que cause una arritmia

E

Eclampsia. Hipertensión y proteína en la orina de la mujer embarazada más convulsiones

Embolización pulmonar. Coágulos liberados por las venas que alcanzan los pulmones

Encefalitis. Enfermedad aguda viral del cerebro

Endocarditis. Infección de una válvula cardiaca

Enfermedad coronaria. Síntomas y eventos que resultan de la aterosclerosis de las arterias coronarias

Enfermedad hipertensiva cardiovascular. Trastornos cardiovasculares que resultan de la hipertensión

Envenenamiento radioactivo. Uso intencional de material radioactivo con propósito criminal

Espasmo laríngeo. Constricción de la laringe que puede producir un ruido tipo ronquido y dificultad respiratoria

Esteroides anabólicos. Substancias que han sido usadas por atletas para inducir mejores resultados en sus ejercicios y desarrollar más masa muscular. A veces pueden ser peligrosos y afectar el corazón, hígado, y otros órganos. Atletas jóvenes han sufrido enfermedad coronaria prematura, infartos de miocardio y accidentes cerebrovasculares por su uso.

Eutanasia. Muerte por asistencia médica

F

Falla respiratoria aguda. Inhabilidad severa del sistema respiratorio para proveer adecuada oxigenación al cuerpo humano

Fibrilación ventricular. Ritmo cardiaco caótico y fatal a menos que se revierta inmediatamente

Fracción de eyección. El porcentaje de sangre que se emite del ventrículo izquierdo con cada contracción cardiaca. Refleja la fuerza—o debilidad—del corazón para cumplir su función de bomba propulsora enviando la sangre al sistema circulatorio

H

Heimlich. La maniobra de Heimlich es un método que todos deberían aprender para liberar un cuerpo extraño aspirado en las vías respiratorias. El aprendizaje de esta técnica puede salvar una vida y no hay que ser médico para saberla.

Hemocromatosis. Excesivo depósito de hierro en varios órganos, el corazón entre ellos

Hipercalcemia. Niveles anormalmente elevados de calcio en la sangre

Hiperkalemia. Niveles anormalmente altos de potasio en la sangre

Hipertensión. Alta presión arterial

Hipertensión pulmonar. Presión elevada en el territorio arterial de ambos pulmones

Hipertermia. Temperatura del cuerpo anormalmente alta

Hipertiroidismo. Producción excesiva de hormona tiroidea por una glándula tiroidea hiperactiva

Hipocalcemia. Niveles reducidos de calcio en la sangre

Hipoglucemia. Bajos niveles de glucosa en la sangre

Hipokalemia. Bajos niveles de potasio en la sangre

Hipomagnesemia. Bajos niveles de magnesio en la sangre

Hipotensión. Presión arterial más baja de lo normal

Hipotermia. Temperatura corporal más baja de lo normal

Hipotiroidismo. Deficiente producción de hormona tiroidea por la glándula tiroidea

Holter. Monitor para registrar el ritmo cardiaco, usualmente durante 24 horas para la detección de arritmias (Holter es el nombre del ingeniero que inventó la máquina monitora)

I

Iatrogenia. Errores médicos

Idiopática. Enfermedad de origen desconocido

Infarto. Daño causado a un órgano por la oclusión de la arteria que le provee sangre. Puede ocurrir en el músculo cardiaco (infarto de miocardio), el cerebro (infarto cerebral), el bazo (infarto esplénico), y otros órganos.

Infarto de miocardio no reconocido. Un infarto que ha causado síntomas diferentes de los típicos. En lugar de aparecer el dolor en el centro del pecho, este puede comenzar por o solamente afectar el lóbulo de la oreja, la mandíbula, el codo, brazo u hombro izquierdo, la espalda alta, el abdomen, o presentarse sin dolor alguno con un desmayo, profunda debilidad o dificultad respiratoria. El 33% de todos los infartos entran en esta categoría

Infarto de miocardio silencioso. Es un infarto sin síntomas. Ocurre en aproximadamente el 15% de todos los infartos

Insuficiencia cardiaca. Debilitamiento del músculo cardiaco que no puede evitar la congestión de los pulmones, el hígado, y otros órganos

Insuficiencia hepática, aguda y fulminante. Daño agudo critico del hígado. Una causa frecuente es el envenenamiento por acetominofen consumido con fines suicidas

Isquemia. Deficiente abastecimiento de sangre a un órgano

L

Lípidos. Colectivamente, el colesterol y sus fracciones, las proteínas lapidas de alta y baja densidad y los triglicéridos

Lipoproteínas. Son los vehículos que transportan el colesterol y otros lípidos en el torrente sanguíneo

M

Mal funcionamiento del marcapaso artificial. Ocurre ocasionalmente y se repara con aparatos de alta tecnología en la oficina del médico pero a veces es necesaria una intervención quirúrgica

Marcapaso artificial. Instrumento que estimula eléctricamente al músculo cardiaco cuando el paciente experimenta un enlentecimiento marcado de sus pulsaciones

Meningitis. Infección aguda de las meninges, las membranas que cubren al cerebro

Meningococcemia. Abundante cantidad de meningococos en la sangre

Mixoma. El tumor intracardiaco más frecuente. Es de naturaleza benigna pero puede causar la muerte debido a los problemas mecánicos que origina

Morbilidad. Complicaciones y discapacidad causadas por una enfermedad

Muerte súbita del infante. Es la causa más frecuente de muerte de los infantes que tienen de 1-12 meses de edad

P

Pericardio. Membrana que cubre al corazón

Pericarditis. Inflamación del pericardio

Peritonitis. Infección aguda y de gran riesgo de la cavidad peritoneal

Polifarmacia psiquiátrica. Uso de múltiples drogas anti-psicóticas en el mismo paciente

Pre-eclampsia. Hipertensión y proteína en la orina durante el embarazo

Prótesis valvular. Válvula cardiaca artificial. Puede ser mecánica o fabricada con un tejido

R

Rotura de cuerda tendinosa. Disrupción anatómica de las cuerditas que sostienen a la válvula mitral

S

Septicemia. Abundancia de gérmenes en la sangre

Síncope. Pérdida aguda del conocimiento

Síndrome de Reye. Enfermedad de origen desconocido que afecta niños y adultos y que característicamente, sigue un curso fatal. Aparece generalmente después de una infección viral tipo gripe

T

Taquicardia. Aceleración del latido cardiaco a más de 100 latidos por minuto

Tormenta tiroidea. Condición aguda que peligra la vida debido a una descarga exagerada de hormona tiroidea en la corriente sanguínea

Triglicéridos. Un grupo de lípidos sanguíneos asociados con enfermedad de las arterias coronarias cuando sus niveles son altos

Trombo. Coágulo adentro de una vena o arteria

V

Vasoconstricción. Angostamiento reversible de las venas o arterias

Vasodilatación. Dilatación reversible de las venas o arterias

W

Wolf-Parkinson-White. Es un trastorno que presenta peculiares elementos diagnósticos en el electrocardiograma. Resulta de la presencia de un cordoncito accesorio que conduce la corriente eléctrica del corazón por un costado en lugar de atravesar el nódulo aurículo-ventricular como es lo normal. A veces esta entrada anormal genera taquicardias severas pero con la disponible tecnología en el campo de la electrofisiología pueden tratarse con éxito.

ÍNDICE

B

C

F

G

H

I

EL AUTOR

El Dr. Eduardo Chapunoff es un diplomado de los Boards de Estados Unidos de Medicina Interna y Enfermedades Cardiovasculares, un "fellow" del American College of Physicians, y un "fellow" del American College of Cardiology. Fue profesor asociado de Medicina en la Universidad de Miami desde 1985 hasta el año 1997.

Fue el director médico de un instituto del hospital St. Francis, Miami Beach, y jefe actuante de la Clínica de Veteranos de Oakland Park, Florida.

El Dr. Chapunoff ha sido incluído en los registros biográficos de Marquis Quién es Quién Publication Board, Personalidades de Estados Unidos, Líderes Comunitarios de Estados Unidos (American Biographical Institute) y Quién es Quién entre los Intelectuales Internacionales (International Biographical Centre, Cambridge, England). Fue designado El Hombre Internacional del Año 1991-1992 (International Biographical Centre, Cambridge, England).

Es el autor de ***Sex and the Cardiac Patient*** (1991) y su versión en español, ***El Sexo y el Paciente Cardiaco*** 1992, publicado por la Editorial Lidiun y distribuído exclusivamente por El Ateneo, Buenos Aires, Argentina (1993).

En el año 2004 publicó ***Answering Your Questions about Heart Disease and Sex***. Este trabajo fue designado "La Elección del Editor" por iUniverse y fue Finalista para la revista ForeWord en el concurso de los libros premiados del año 2004. En octubre de 2007 fue publicado por Hatherleigh Press (distribuidor: Random House).

Sus últimos tres libros previamente publicados en inglés han sido traducidos al español y están siendo impresos. El primero de la serie es el presente trabajo sobre ***¡CÓMO EVITAR EL CAERSE MUERTO!*** *Los otros dos,* ***LA OBESIDAD MÓRBIDA: ¿Permitirá Usted que le Quite la Vida?*** y ***CONTESTANDO SUS PREGUNTAS SOBRE PADECIMIENTOS CARDIACOS Y EL SEXO*** están en proceso de publicación.

El Dr. Chapunoff es el jefe de cardiología del Doctor's Medical Center y sus seis institutos localizados en Miami, Florida.

El Customer's Research Council of América 2009 lo nombró uno de los "Cardiólogos Topes de los Estados Unidos".

Sus actividades extracurriculares incluyen la interpretación del violín y la pintura de óleo. Sus obras pictóricas han sido expuestas en galerías de arte un número de veces.

Su Website: www.dreduardochapunoff.com

www.ingramcontent.com/pod-product-compliance
Lightning Source LLC
Chambersburg PA
CBHW031816170526
45157CB00001B/77
9781450060561